泌尿系统肿瘤综合治疗

周睿 主编

中国纺织出版社有限公司

图书在版编目（CIP）数据

泌尿系统肿瘤综合治疗 / 周睿主编. -- 北京：中国纺织出版社有限公司, 2021.5

ISBN 978-7-5180-8476-0

Ⅰ . ①泌… Ⅱ . ①周… Ⅲ . ①泌尿系肿瘤—诊疗 Ⅳ . ①R737.1

中国版本图书馆CIP数据核字（2021）第063831号

责任编辑：樊雅莉　　责任校对：高　涵　　责任印制：王艳丽

中国纺织出版社有限公司出版发行

地址：北京市朝阳区百子湾东里A407号楼　邮政编码：100124

销售电话：010—67004422　传真：010—87155801

http://www.c-textilep.com

中国纺织出版社天猫旗舰店

官方微博 http://weibo.com/2119887771

唐山玺诚印务有限公司印刷　　各地新华书店经销

2021年5月第1版第1次印刷

开本：889×1194　1/16　印张：11.5

字数：348千字　定价：88.00元

编 委 会

前　言

　　随着科学技术的不断创新和发展，泌尿外科疾病的诊疗与研究也日渐活跃，各种新技术和新方法不断更新和完善，使疾病的诊治水平提高，也极大丰富了泌尿科相关内容。为此，编者们结合自身多年的临床经验，并参考大量近期相关文献，深入思考，并加以汇总提炼，编写了这部临床实用的泌尿外科学著作。

　　本书取材新颖，突出临床实用性和科学性，详细介绍了泌尿系统肿瘤的综合诊治，具体包括肾细胞癌、肾盂及输尿管肿瘤、膀胱癌、前列腺癌等泌尿系统常见肿瘤的诊断和治疗。希望本书能为泌尿外科及相关科室同仁处理相关问题提供参考，也可作为医学院校学生和基层医生学习之用。

　　在本书编写过程中，由于涉及内容广泛，疾病种类繁多，加之作者较多，写作方式和文笔风格不一，难免存在疏漏和不足之处，望广大读者提出宝贵意见和建议，谢谢！

编　者
2021 年 3 月

目　录

第一章

泌尿系统疾病诊断常用检查

第一节　泌尿系统体格检查

泌尿系统的体格检查是泌尿系统疾病基本诊断步骤中的重要组成部分，是医师取得最直接的第一手资料的重要步骤，应认真、仔细完成。

一、肾脏区检查

正常肾脏如人的拳头大小，位于腹膜后脊柱两侧，位置较高，不易触及。由于腹腔的右侧有肝脏，因此右肾的高度要略低于左肾。在儿童和较瘦女性，深吸气时检查者能触及肾下极，而触及成年男性的肾脏十分困难。

1. 望诊

注意观察两侧肾区是否对称，肋脊角、腰部或上腹部有无隆起。较大的肾积水、肾肿瘤及肾囊肿，可在患侧腰部或腹部发现圆形隆起。

2. 触诊

（1）受检者仰卧位，屈髋屈膝，使腹肌松弛。采用双合诊，检查者一只手在受检者相应侧背部肋脊角将肾脏托起，嘱受检者作深吸气动作，另一只手在前腹壁的肋下缘作深部触诊。正常肾脏一般不能触及，有时右肾下极在深呼吸时刚能触及。当肾脏肿大、下垂或异位时，则可被触及。

（2）儿童的腹部较薄，因此肾脏触诊相对容易。

（3）新生儿肾脏触诊时，检查者只要将拇指放在前腹壁的肋下，其他手指在后部将肋脊角托起，一只手检查就容易触及肾脏。

（4）疑有肾下垂时，应取立位或卧位检查。

3. 叩诊

肾区叩诊可了解有无叩击痛，以左手掌贴于肋脊角区，右拳叩击左手背，当肾区有叩击痛时表明该侧肾脏或肾周有炎症。输尿管结石在肾绞痛发作时，该侧肾区也有叩击痛。叩诊要尽量轻柔，因为有炎症的肾脏对叩击震动极为敏感。

4. 听诊

在两侧上腹部和腰部听诊，如有血管杂音，应想到肾动脉狭窄或动脉瘤等病变。有时大的肾动静脉瘘听诊也可闻及血管杂音。

二、输尿管区检查

沿输尿管走行进行深部触诊，观察有无触痛。输尿管在腹膜后脊柱两侧，由于位置深，一般不易触及。输尿管触痛，提示输尿管可能有病变。

三、膀胱区检查

1. 望诊

当膀胱内尿量达到 500 mL 以上时，在下腹部可看到充盈膀胱的轮廓。

2. 触诊

正常膀胱在不充盈时不能触及，在膀胱内尿量达到 150 mL 以上时方可触及。

3. 叩诊

比触诊更容易判断膀胱是否充盈。检查者的叩诊应从耻骨联合上缘开始，逐渐向上，直到叩诊音由浊音变为鼓音时，即为膀胱上缘。

4. 双合诊

可以用来确定膀胱肿瘤或盆腔肿瘤的范围。手法要轻柔，最好在麻醉下进行。女性的双合诊是在腹部和阴道之间进行，男性双合诊在腹部和直肠之间进行。双合诊除了了解肿物的大小、浸润范围，还可了解膀胱的活动度，以及判断手术切除病灶的可能性。双合诊检查时，还可以触及巨大的肿瘤或结石。

四、男性外生殖器检查

男性外生殖器包括阴茎、阴囊及其内容物。检查方法用视诊及触诊。

（一）阴茎检查

1. 检查要点

（1）首先观察阴茎发育和阴毛分布情况。

（2）翻开受检者包皮，检查有无肿瘤或阴茎头包皮炎。注意尿道外口有无脓性分泌物，阴茎头及包皮有无溃疡、疱疹、湿疣等。包皮不能翻开的患者有阴茎头血性分泌物时，应行包皮背侧切开或行包皮环切术，以便于检查阴茎头和尿道。

（3）应检查尿道口位置，检查有无尿道下裂和尿道上裂。

（4）触摸阴茎体部，注意有无硬结、压痛。

2. 异常发现

（1）小阴茎：即进入青春期阴茎仍呈儿童型，见于先天性睾丸发育不良、双侧隐睾、垂体功能低下等。阴茎增大，多由于青春期性早熟、先天性肾上腺皮质增生等。

（2）包茎：指包皮不能上翻至阴茎头冠状沟的近侧。4 岁以前小儿的包皮不能上翻尚属正常。嵌顿包茎，是指包皮上翻并紧箍阴茎头，导致阴茎头血管充血和水肿。

（3）阴茎纤维性海绵体炎：又称 Peyronie 病，主要病变在阴茎白膜，形成痛性纤维斑块，阴茎勃起后出现体部弯曲。查体在阴茎体部可触及纤维斑块，阴茎在松弛状态下时，表现不明显。

（4）阴茎异常勃起：指在没有进行性活动的情况下，阴茎出现长时间的痛性勃起。患者常述其勃起是自发、长时间、痛性的。查体可以发现患者阴茎比较僵硬，有轻微压痛，而阴茎头较软。

（5）尿道下裂或上裂：是一种先天性畸形，尿道下裂指尿道开口于阴茎体腹侧、阴囊或会阴部，最常见的形式是尿道开口于冠状沟或冠状沟附近；尿道上裂是指尿道开口于阴茎背侧，常合并膀胱外翻畸形。

（6）肿瘤：通常表现为阴茎头或包皮内板的天鹅绒样突起病变，也可为溃疡灶。一般易发生在包茎患者。

（二）阴囊及其内容物检查

1. 检查要点

（1）检查阴囊皮肤是否粗糙，有无渗出、糜烂及水肿，两侧是否对称。

（2）触诊睾丸时动作要轻柔。检查时用一只手或双手双侧同时比较触诊，注意睾丸是否缺如，其形状、大小、硬度、有无触痛。若疑有睾丸增大应做透光试验。方法是：以不透光的纸卷成筒状，一端置于肿大的部位，然后由对侧以手电筒照射。如阴囊呈红色均匀透亮，称透光试验阳性。睾丸鞘膜积液时呈阳性。睾丸肿瘤、疝、鞘膜积血等，呈不透明的阴性反应。

（3）检查附睾时最好用两只手的手指触摸，压力不宜过大，否则会有痛感。两侧对比注意有无肿大、结节、压痛。

（4）检查精索时，受检者应取直立位。精索静脉曲张时，在阴囊内可触及曲张的静脉如蚯蚓样的感觉，在患者作 Valsalva 动作时，即屏气增加腹压时更明显。附睾结核时，输精管可增粗呈串珠样。

2. 异常发现

（1）睾丸肿瘤：检查睾丸上是否有无痛性、实性、形态不规则的肿物。一般是患者洗澡或自己检查时发现，超声波和透光试验有助于鉴别诊断。

（2）睾丸扭转：指睾丸上精索扭转，导致睾丸缺血，甚至坏死。早期尚能触及睾丸和附睾的轮廓，附睾可转向前方或形成横位，后期因肿胀明显难以区分睾丸和附睾。由于精索扭转缩短，睾丸上提或横位。阴囊抬高试验（Prehn 征）阳性，即上提患侧睾丸，局部疼痛加重。

（3）急性附睾炎：查体时附睾肿大、触痛，炎症可波及睾丸，有时难以区分睾丸和附睾界限。

（4）睾丸鞘膜积液：指液体聚集在睾丸和鞘膜之间。患者一般主诉其患侧阴囊逐渐增大，查体时阴囊呈不对称肿大，表面光滑，睾丸触摸不清，透光试验阳性。

（5）精索静脉曲张：指精索的静脉发生迂曲和扩张，多发生在左侧。视诊时阴囊皮肤可见蚯蚓状曲张静脉，触诊时可触及蚯蚓状肿物，做 Valsalva 动作时明显，平卧后缩小或消失。以下情况应警惕腹膜后肿瘤的可能：①精索静脉曲张是突然出现的。②平卧后曲张的静脉不能消失。③右侧精索静脉曲张。

五、男性肛门和前列腺检查

1. 检查要点

（1）检查体位：可采用弯腰前俯位、膝胸卧位或侧卧位。弯腰前俯位时，受检者面向检查床站立，两脚分开一定距离，膝关节轻度弯曲，弯腰呈90°向前趴在检查床上。膝胸卧位时，受检者双膝跪于检查床前，双前臂屈曲于胸前，臀部抬高。侧卧位时，受检者面向检查者侧卧，双下肢屈曲贴近腹部。

（2）检查者应给受检者充分的时间准备以及放松，并与患者交谈，分散受检者注意力。检查者戴手套，并涂润滑剂。

（3）首先进行肛门视诊，观察有无痔疮、肛瘘、疣或肿瘤等。

（4）肛门指诊时，应先用食指在肛门口按压一会儿，然后放入一个指节，以使受检者放松，同时评估肛门括约肌的肌张力。待肛门松弛后，再进一步深入，对前列腺进行触诊，如受检者体位合适，可触及整个前列腺后壁。正常前列腺约栗子大小，质地似拇指抵紧小指时所收缩隆起的鱼际肌。检查时应注意前列腺大小、质地，有无硬结、压痛，中央沟是否变浅或消失。精囊一般不易触及。食指进入肛门要尽量深入，并探查直肠的四周，以期发现早期直肠癌。

（5）检查结束后，轻轻撤出食指，观察指套有无血迹，指套上粪便可作隐血检查。

（6）前列腺按摩：前列腺触诊结束后，如有必要可行前列腺按摩检查，收集流出的前列腺液进行检验。具体方法：自前列腺两侧向中央沟，自上而下纵向按摩 2～3 次，再按摩中央沟 1 次，将前列腺液挤入尿道，并由尿道口滴出，用玻片收集前列腺液送检。

2. 异常发现

（1）急性前列腺炎：指诊可发现前列腺温度稍高，质软且有波动感。如发现局限性波动伴触痛区域，提示前列腺脓肿形成可能，需手术切开引流。急性前列腺炎患者禁忌行前列腺按摩。

（2）良性前列腺增生：查体主要发现前列腺增大，大小可从正常栗子大小到柠檬大小，甚至橘子大小，增大的前列腺仍有一定弹性。前列腺大小与症状严重程度并非密切相关。

（3）前列腺腺癌：查体可发现前列腺内质硬结节或肿块，甚至硬如"石头"。早期前列腺腺癌指诊可无异常发现。

（4）其他：神经源性膀胱时，肛门括约肌张力可表现为松弛或痉挛状态。急性精囊炎时，可触及肿大精囊，有压痛。

六、女性盆腔检查

（1）男性泌尿外科医师为女性患者检查时应有女性医务人员陪同。

（2）受检者采取截石位，两腿分开。

（3）先检查外生殖器及阴道开口，注意有无萎缩性变化、分泌物、溃疡或疣等，所有这些均可导致排尿困难或盆底不适。检查尿道口有无黏膜增生、肉阜、肿瘤、囊肿等。

（4）嘱患者腹部加压，观察有无膀胱脱垂或直肠脱垂；嘱患者作咳嗽动作观察有无引发尿失禁。

（5）触诊尿道了解有无炎症或肿瘤结节，尿道口有无脓性分泌物溢出。如有脓性分泌物溢出，提示可能存在感染的尿道憩室。

（6）双合诊可用来检查膀胱、子宫和附件。

第二节　实验室检查

一、尿液检查

人体代谢与内分泌活动、泌尿系统病理改变，都能引起尿液成分与性状的改变，因此，尿液检查应用十分广泛。作尿液检查前，需明确作何种检查，以决定采取标本的方式。

（一）尿液常规检查

检查内容包括物理性状、化学定性、显微镜检查。物理性状指尿色、量、比重、透明度等。

1. 标本采集

尿液常规检查标本以新鲜尿液为佳。

2. 结果分析

正常尿液为淡黄色至深黄色，透明，尿比重 1.010 ~ 1.030，每天尿量 1 000 ~ 2 000 mL。尿呈红色者，有血尿可能，但要注意利福平、酚红等药物也可使尿呈红色。尿隐血、红细胞、白细胞（BLO、RBC、WBC）正常参考值：隐血为阴性，红细胞正常值 0，白细胞正常值 0。当泌尿系统受到细菌感染时，尿中往往出现白细胞和红细胞，尿液颜色或浊度也发生改变，亚硝酸盐有时也会为阳性。化学检测尿白细胞和隐血或红细胞只起过筛作用，临床诊断以镜检结果为准。血红蛋白尿的颜色为酱油色。化学定性指 pH、蛋白、糖等，正常 pH 为 5 ~ 7，正常昼夜尿蛋白排出量低于 150 mg，蛋白定性阴性，正常人空腹尿糖为阴性。正常情况下酮体为阴性。尿胆红素和尿胆原两项指标反映肝脏代谢血红素的能力和数量。正常情况下，尿胆红素为阴性，尿胆原为弱阳性。以上指标增高时，往往提示黄疸，尿液颜色呈黄绿色。

下面以表格来说明尿检化验单各指标的意义（表1-1）。

表1-1　常用尿检验指标的意义

名称	正常	异常
酸碱度（pH）	5 ~ 7（平均值6）	增高常见于频繁呕吐、呼吸性碱中毒等
		降低常见于酸中毒、慢性肾小球肾炎、糖尿病等
尿比重（SG）	1.010 ~ 1.030	增高多见于高热、心功能不全、糖尿病等
		降低多见于慢性肾小球肾炎和肾盂肾炎等
尿胆原（URO）	<16	超过此数值，说明有黄疸
隐血（BLO）	阴性（－）	阳性（＋）同时有蛋白者，要考虑肾脏病和出血
白细胞（WBC）	阴性（－）	超过5个，说明尿路感染

名称	正常	异常
尿蛋白（PRO）	阴性或仅有微量	阳性提示可能有急性肾小球肾炎、糖尿病肾性病变
尿糖（GLU）	阴性（-）	阳性提示可能有糖尿病、甲状腺功能亢进、肢端肥大症等
胆红素（BIL）	阴性（-）	阳性提示可能有肝细胞性或阻塞性黄疸
酮体（KET）	阴性（-）	阳性提示可能有酸中毒、糖尿病、呕吐、腹泻
尿红细胞（RBC）	阴性（-）	阳性提示可能有泌尿系肿瘤、肾炎、尿路感染等
尿液颜色（GOL）	浅黄色至深黄色	黄绿色、尿浑浊、血红色等就说明有问题

（二）尿三杯试验

根据排尿过程中红细胞或白细胞在尿中出现的时间不同，可判断泌尿系统疾病的病灶部位。

1. 标本采集

清洗尿道口后，将最初的 10~20 mL 尿留于第 1 杯，中间 30~40 mL 尿留于第 2 杯，终末 5~10 mL 留在第 3 杯。要求排尿过程是一个连续的过程，每次调换容器时排尿不能中断，依次序将 3 个容器内尿液分别离心后取其沉淀作显微镜检查。

2. 结果分析

若第 1 杯尿异常，并且程度最重，病变部位可能在前尿道；第 3 杯尿异常且程度最重，病变在膀胱颈或后尿道，三杯尿均异常，病变在上尿路或膀胱。必要时可按摩前列腺留取前列腺液检查。

（1）第 1 杯尿，排尿开始出现血尿或脓尿，后两杯清晰，提示病变在前尿道，如尿道炎等。

（2）第 1 杯尿和第 2 杯尿清晰，第 3 杯尿出现红细胞和脓细胞，排尿终末出现的血尿或脓尿，提示病变部位在膀胱底部、后尿道或前列腺部位，如前列腺炎、精囊炎等。

（3）三杯皆浑浊或出现血尿，提示病变部位在膀胱或膀胱以上部位，如肾盂肾炎、肾小球肾炎等。

（4）血尿。如三杯尿呈均匀血色，镜检都有大量红细胞，多见于肾结核、肾结石、肾炎等；仅有前段血尿者，见于尿道损伤、肿瘤、前列腺炎以及肉阜等；仅有后段（第 3 杯）血尿者，见于急性膀胱炎、膀胱结石或肿瘤、前列腺病变等。

（5）脓尿。如三杯尿均呈浑浊，镜下全程有大量脓细胞，多见于输尿管炎、肾盂肾炎、肾脓肿、肾积脓、肾肿瘤合并感染、泌尿生殖系邻近器官或组织的脓肿向尿路穿破等；脓尿仅见于第 1 杯者，见于急性、慢性前尿道炎；仅有终末脓尿者，见于前列腺炎、精囊炎、后尿道炎等。

（三）尿沉渣镜检

尿沉渣就是尿液中的有形成分，是晨尿经过离心后形成的沉渣。其是尿液有形成分质和量的组合，包括细胞、管型、结晶、细菌、精子等各种病理成分。

1. 标本采集

新鲜尿液需离心分离，取尿沉渣后计数尿中有形成分。

2. 结果分析

正常人 12 h 透明管型 5 000 个以下，白细胞及上皮管型 100 万个以下，红细胞管型 50 万个以下。如红细胞管型增多且多为异常细胞形态时，表示可能为肾小球病变，如为正常形态，可能为肾实质或尿集合系统等病变。

（四）尿液细菌检查

尿液细菌检查用于明确泌尿系感染的病原菌类型及感染部位。

1. 标本采集

以用药前或停药 2 d 后留取尿液送检为佳。留取尿液的容器必须无菌且无化学药物和消毒剂，留取前要消毒并清洗尿道外口或外阴，尿液采集方法主要有中段尿采集法、肾盂导尿法、三次导尿法及膀胱穿刺采集法等。中段尿采集法最常用；肾盂导尿法采用膀胱镜下双侧肾盂插管收集肾盂尿；三次导尿法用于鉴别菌尿来源于肾盂或膀胱，方法为膀胱内留置导尿管，立即引出尿液作第 1 次培养，以 1：5 000 呋喃西林或其他抗生素溶液 200～500 mL 多次冲洗膀胱，最后再用生理盐水冲洗，冲洗后立即留尿液作第 2 次培养，冲洗后半小时后留尿作第 3 次培养；膀胱耻骨上穿刺采集法用于厌氧菌培养。

2. 结果分析

检查方法包括尿液涂片镜检、普通培养法、细菌定量培养法、高渗培养法、特殊培养法等，根据不同检查方法进行结果分析。

（五）尿找抗酸杆菌

尿中找到抗酸杆菌有助于泌尿系统结核的诊断。

标本采集：留取清晨第 1 次全部尿液，离心后作涂片找抗酸杆菌，连续查 3 d；也可留取 12 h 或 24 h 全部尿液，离心作涂片找抗酸杆菌。必要时取新鲜尿液 15 mL，离心后取沉渣作结核分枝杆菌培养或动物接种，此种方法可靠，但时间长，临床较少使用。

（六）尿脱落细胞学检查

用于尿路上皮系统肿瘤的早期诊断、疗效观察和防癌普查等。对于高级别尿路上皮肿瘤和原位癌的准确率较高，对于低级别尿路上皮癌的准确率较低。尿脱落细胞学检查常用于憩室内癌、原位癌和无乳头癌的诊断，尤其当 X 线和膀胱镜不易发现或与膀胱炎无法区别以及上尿路肿瘤时，更宜作此项检查。

1. 标本采集

留取清晨第 2 次新鲜尿液 30 mL 以上，离心沉淀后立即涂片用苏木精—伊红（H-E）染色后找肿瘤细胞。

2. 结果分析

尿脱落细胞的判断标准一般采用巴氏 5 级分类法。

Ⅰ级：未见非典型或异常细胞。

Ⅱ级：有非典型细胞，但无恶性征象。

Ⅲ级：有可疑恶性细胞。

Ⅳ级：有癌细胞。

Ⅴ级：有癌细胞，形态典型。

（七）尿液生化检查

测定尿液中的代谢产物和电解质是检查肾功能的一种重要方法。测定成分包括肌酐、尿素氮、肌酸、钾、钠、钙、磷等。

1. 标本采集

留取 24 h 尿液，混匀后送检一部分尿液。

2. 结果分析

尿肌酐正常值为 0.7～1.5 g/24 h，急性肾炎和肾功能不全时，尿肌酐降低。尿素氮正常值为 9.5 g/24 h，增高表示体内组织分解代谢增加，降低见于肾功能不全、肝实质病变。尿肌酸正常值为 0.1～0.2 g/24 h，增高见于痛风。尿钾正常值为 2～4 g/24 h，增高见于肾上腺皮质功能亢进、急性肾衰竭及肾移植术后利尿期；降低见于严重失水、失钠而有肾前性氮质血症及失盐综合征、尿毒症及肾上腺皮质功能减退等。尿钠正常值为 3～6 g/24 h，增高见于肾上腺皮质功能减退、急性肾衰竭及肾移植术后利尿期；降低见于长期禁食钠盐、肾上腺皮质功能亢进等。尿钙正常值为 0.1～0.3 g/24 h，尿磷为 1.1～1.7 g/24 h。尿钙、尿磷排出量增高主要见于甲状旁腺功能亢进，可引起多发性尿路结石。

（八）尿激素测定

1. 尿游离皮质醇测定

用于肾上腺皮质功能亢进或低下的诊断和鉴别诊断。

（1）标本采集：留 24 h 尿液，用麝香草酚防腐，取部分尿液送检。

（2）结果分析：尿游离皮质醇的正常值为 12.3～103.5 μg/24 h，增高见于肾上腺皮质功能亢进

（腺瘤、癌及增生）、异位促肾上腺皮质激素综合征（ACTH）、甲状腺功能亢进、应激状态、肥胖症及心肌梗死等。降低见于原发性慢性肾上腺皮质功能减退症（Addison）病、急性肾衰竭、先天性肾上腺皮质增生、腺垂体功能减退、甲状腺功能减退、慢性肝病等。

2. 尿儿茶酚胺测定

儿茶酚胺是肾上腺髓质分泌的肾上腺素的代谢产物，测定其在尿中的含量可作为肾上腺髓质功能的指标。

（1）标本采集：收集 24 h 尿液，用浓盐酸 5～10 mL 防腐，取部分尿液送检。也可留取症状发作 4 h 的尿液。收集尿液前 2 d，患者应控制饮食，禁食咖啡、巧克力等。测定儿茶酚胺时还应停止给患者任何药物。

（2）结果分析：肾上腺素正常值为 1.74～6.42 μg/24 h，去甲肾上腺素正常值为（16.69～40.65）μg/24 h，多巴胺正常值为（120.93～330.59）μg/24 h。尿儿茶酚胺明显增高，表示有嗜铬细胞瘤或肾上腺髓质增生。

二、尿道分泌物检查

尿道脓性分泌物是化脓性尿道炎的主要表现，分泌物的直接涂片检查对确定病原菌具有重要意义。尿道分泌物可用消毒棉签采取，立即作直接涂片及细菌培养。

1. 标本采集

取尿道分泌物，涂片镜检。

2. 结果分析

尿道分泌物涂片镜检，观察有无白细胞、脓细胞、红细胞、滴虫、精子、真菌及其他有形成分。然后，进行革兰染色、观察。淋病奈瑟菌革兰染色阴性，常存在于白细胞中。标本也可立即接种于巧克力或增菌肉汤培养基中，37 ℃二氧化碳环境培养。支原体呈革兰染色阴性，呈球形、棒形等多形态表现。繁殖后聚集成堆，长 15～60 μm 不等。接种于 25% 马血清的酵母牛心浸膏培养基中，7 d 至 1 个月后呈 100～500 μm 大小的"油煎蛋状"菌落。

三、精液检查

精液检查常用于检查不育的原因或观察输精管结扎后的效果。

1. 标本采集

要求检查前 1 周停止排精。通常采用手淫法取精或性交时将精液射入干燥清洁的玻璃瓶内，取得标本应立即送检，最好不超过 1 h，冷天注意保暖，以免影响精子活力。

2. 结果分析

（1）精液常规检查：包括精液外观、液化情况、精子数量、死精子及畸形百分比、精子活动度等，主要用于了解男性生殖能力。正常精液为乳白色不透明液体，久未排精者呈淡黄色，中等黏稠，平均 1～6 mL，20～30 min 自行液化，pH 为 7.2～7.8，精子密度为 $\geq 20 \times 10^6/mL$，总精子数 $\geq 40 \times 10^6/$次，活动精子占 60% 以上，畸形精子不超过 20%。精子活动度良好，向前运动活跃，在 28～34 ℃条件下，精子速度为（12～55）μm/s。

（2）精液生化检查：果糖的正常值为（850～5 730）mg/L，果糖主要由精囊产生，是精子能量代谢的主要来源，与精子运动有关。精囊炎、雄激素不足及老年人精液果糖下降。酸性磷酸酶正常值为（470～1 300）U/L，酸性磷酸酶与精子活动力有关。慢性前列腺炎及雄激素缺乏时含量降低。

（3）精液细菌学检查：当附睾、精囊、前列腺和尿道有细菌性炎症时，精液可查出病原菌，生殖系统结核有时可查出抗酸杆菌。必要时可作细菌培养和药物敏感试验。

四、前列腺液检查

对慢性前列腺炎患者，可行前列腺液检查。

1. 标本采集

采用前列腺按摩法取得前列腺液。

2. 结果分析

正常前列腺液较稀薄，为淡乳白色，镜检可见较多的卵磷脂体，每高倍视野含白细胞 1~5 个，如每高倍视野中白细胞在 10 个以上或成堆出现，卵磷脂体减少或消失，表示有炎症存在。必要时可染色作细菌检查或作细菌培养，涂片可做特殊染色找抗酸杆菌、滴虫等。

五、肿瘤标记物检查

肿瘤标记物是指在血液或其他体液中能指示肿瘤存在的生化物质。理想的肿瘤标记物是一个抽象概念，目前还未发现。而只是根据统计学确定某一个标记物最有价值的阈值，作为目前使用该肿瘤标记物的定量标准。尽管肿瘤标记物尚缺乏 100% 的敏感性与特异性，然而在肿瘤诊断、疗效观察、评估预后等方面对临床有肯定意义。

（一）前列腺特异性抗原（PSA）

前列腺特异性抗原是前列腺上皮细胞产生的糖蛋白，相对分子质量为 3.4×10^5，血清中正常值 <4 ng/mL（酶免疫法）。PSA 是目前前列腺腺癌最敏感的肿瘤标记物，是前列腺腺癌诊断、疗效观察、追踪复发的最佳指标。但在临床中要注意，前列腺增生患者的 PSA 与前列腺腺癌的 PSA 有部分重叠区。

前列腺腺泡内容物（富含 PSA）与淋巴系统之间存在由内皮层、基底细胞层和基底膜构成的屏障相隔，当肿瘤或其他病变破坏这道屏障时，腺泡内容物即可漏入淋巴系统，并随之进入血循环，导致外周血 PSA 水平升高。PSA 在血清中主要有两种存在形式：一种是游离型的 PSA（f-PSA），占血清 PSA 总浓度的 10%~30%；另一种是与 α_1 抗糜蛋白酶（ACT）结合的 PSA（PSA-ACT），占血清 PSA 总浓度的 70%~90%。对于健康男性，释放入血中的 PSA 浓度很低，为 <4 ng/mL。但是，在前列腺腺癌患者血清中，PSA 会出现另外的组合形式，例如 PSA 与蛋白 C 抑制剂的组合等。

1. 标本采集

清晨空腹取血 3 mL 送检。

2. 结果分析

T-PSA 正常值 <4 ng/mL。当 T-PSA 为（4~10）ng/mL 时，f/T <0.16 前列腺腺癌可能性大。

（二）前列腺特异酸性磷酸酶（PAP）

酸性磷酸酶广泛存在于前列腺、肝、脾等组织中。在前列腺中酸性磷酸酶的活力是其他组织的 1 000 倍，男性血清中的酸性磷酸主要来源于前列腺，PAP 是酸性磷酸酶同工酶，器官特异性高于酸性磷酸酶（总酸酶）。PAP 相对分子质量为 1×10^6，对温度、pH 极敏感，采血后，需立即测定或用醋酸、枸橼酸或其他保存剂将血 pH 调到 5~6，冰箱保存。PAP 可用于前列腺腺癌的检测，文献报道 PAP 的特异性达 96.1%~100%，敏感性较 PSA 低，同时测定 PAP 与 PSA 可提高前列腺腺癌的检出率。

1. 标本采集

清晨空腹取血 3 mL 送检。

2. 结果分析

正常值 <4.7 U/L（男）。

（三）甲胎蛋白（AFP）

甲胎蛋白相对分子质量为 7×10^5，胚胎期由卵黄囊、肝、胃肠上皮产生，睾丸生殖细胞肿瘤可产生 AFP，进展的非精原细胞瘤患者血中 AFP 阳性率达 80%~90%。

1. 标本采集

清晨空腹取血 2 mL 送检。

2. 结果分析

正常值（0~20）ng/mL。

（四）绒毛膜促性腺激素 β（β-hCG）

绒毛膜促性腺激素 β 相对分子质量 4.5×10^5，由胎盘合体滋养层细胞产生，β 亚单位具有特异性，睾丸肿瘤中绒毛膜上皮癌患者中 hCG 100% 阳性，非精原细胞瘤阳性率 66.6%～90%，胚胎性肿瘤阳性率 60%，精原细胞瘤阳性率 7.6%～10%，用于睾丸生殖性肿瘤的诊断、疗效判定、随诊观察。

1. 标本采集

清晨空腹取血 3 mL 送检。

2. 结果分析

正常值 <5 mU/L。

（五）膀胱肿瘤抗原（BTA）

膀胱肿瘤抗原测定是一种快速诊断膀胱肿瘤的方法，其原理是应用单克隆抗体与膀胱肿瘤抗原结合胶体金技术。结果形象，直接和灵敏度高，可重复性强，操作简单，有助于膀胱肿瘤的早期诊断与治疗。

1. 标本采集

留取上午的新鲜尿液 10 mL 送检。

2. 结果分析

采用 BTA 检测盒，在检测窗内加入数滴晨尿或新鲜尿，等待 5 min，在结果窗中出现两条红色条线指示为阳性。若仅出现一条标准红色条线则为阴性。

（六）核基质蛋白-22（NMP-22）

核基质蛋白-22 是一种新的肿瘤标记物，适用于泌尿系统移行上皮肿瘤，具有高敏感性及特异性，常采用酶联免疫定量测定法。

1. 标本采集

留取上午的新鲜尿液 10 mL 送检。

2. 结果分析

正常值 <10 U/mL。

第三节 普通 X 线检查

肾脏在普通 X 线检查时缺乏自然对比，因此常规 X 线检查——腹部平片难以显示其结构及病理改变。腹部平片主要用于泌尿系结石、钙化的诊断及肾脏大小、位置、轮廓改变的观察。肾具有排泄含碘对比剂的能力，尿道又与外界相通，因而适于排泄性和逆行性等泌尿系统碘剂造影检查。造影前必须根据临床提出的要求，熟悉患者的临床资料，特别注意有无造影禁忌证，出、凝血时间是否正常，严格进行造影剂及麻醉剂过敏试验，并注意局部血管、皮肤等情况。造影前 3～4 d 禁用金属药物、钡剂等，造影前 6～8 h 禁食。并取得患者配合。

一、腹部平片

腹部平片（KUB）是泌尿系统结石常用的初查方法，目前其在诊断泌尿系统复杂疾病时作用有限，已被其他影像学检查技术替代。

1. 检查方法

常规摄取仰卧前后位片，照片应包括上至双肾上腺区，下至膀胱和前列腺。摄片前一天晚上服缓泻剂番泻叶 9 g 清洁肠道。

2. 正常表现

前后位片上，于脊柱两侧可见双侧肾轮廓。正常肾边缘光滑，密度均匀。肾影长 12～13 cm，宽 5～6 cm，位于第 12 胸椎至第 3 腰椎之间，一般右肾略低于左肾。

KUB 在发现泌尿系结石方面有帮助，而且是一经济的随访方法。假阴性结果是有可能的，特别是结石与骶骨和髂骨翼重叠，或者结石是透 X 线的。存在血管钙化和静脉石时可能出现假阳性结果。体外震波碎石前 KUB 检查尤为重要，如果看不到结石，则不应选择用 X 线定位的碎石机行体外震波碎石。KUB 对碎石前后结石粉碎情况也可对比观察。腹部平片在判断肾引流管、输尿管支架、导管方面也有一定价值。

3. 异常表现

包括肾区内高密度结石、钙化影及肾轮廓的改变。前者主要为肾盂结石，后者见于肾结核、肾癌或肾囊肿。肾轮廓改变包括：肾影增大或部分增大并局部外突，主要见于肾盂积水、肾肿瘤或肾囊肿；肾轮廓局部凹陷，常为瘢痕所致；肾影消失，见于肾周病变，例如肾周脓肿或血肿。

二、静脉肾盂造影

静脉性肾盂造影（IVU）又称排泄性尿路造影，其应用依据是有机碘化物的水溶液（如非离子型造影剂）注入肾静脉后，几乎全部由肾小球滤过而排入肾盏和肾盂内，如此不但能显示肾盏、肾盂、输尿管及膀胱内腔，且可大致了解两肾的排泄功能。

IVU 检查前首先应行碘过敏试验，过敏试验阴性者方可考虑该项检查，并于检查过程中及检查完毕后注意过敏反应的表现并做出处理。对造影剂存在风险的患者应该很好地水化，可以使用低渗非离子型造影剂（LOCM），并避免大剂量应用造影剂。与高渗造影剂（HOCM）相比，LOCM 发生心血管毒性、肾毒性反应的风险低。

1. 造影剂反应及处理

（1）造影剂反应发生的高危因素：①甲状腺功能亢进患者。②心肺功能不全的患者。③有过敏倾向者，如哮喘、荨麻疹、花粉症患者和有药物及食物过敏史者。④肝肾功能损害，尤其是中度损害以上者。⑤急性尿路感染。⑥有造影剂过敏史者。⑦妊娠、骨髓瘤、糖尿病患者。⑧各种因素导致的体质严重虚弱、脱水者。

（2）造影剂反应的临床表现：较轻的有全身或局部发热、局部疼痛、喷嚏、恶心、呕吐、头痛、腹痛、荨麻疹、流泪、结膜充血等；严重的有喉头水肿、支气管痉挛、肺水肿、抽搐、血压下降、休克、昏迷甚至呼吸心跳停止。

（3）造影剂反应的预防：①检查室必须装备必要的各种抢救用药品，同时配备氧气瓶（或管道）、吸痰器随时备用。如遇严重反应，在自己抢救的同时要尽快通知有关科室医师前来协助抢救。②造影前准备工作要做好，首先详细了解有关病史、药物过敏史，及早发现造影剂反应的高危因素，采取对应措施。③应用造影剂前一定要做碘过敏试验，以静脉法为宜。需要注意的是部分患者在做过敏试验时即可发生严重不良反应，要有充分准备。

（4）造影剂反应的处理：发生造影剂反应后的处理原则如下。①轻度反应不必采取措施，但要留患者观察 10 余分钟，以免反应加重，便于及时处理。②中度反应及重度反应要立即停止对比剂的注射，保持静脉通道，并首先静脉注射地塞米松 10 ~ 30 mg，同时根据不同形式的反应立即采取必要的抢救措施，抢救措施的原则基本是对症治疗。

2. 检查方法

（1）首先了解有无应用造影剂的禁忌证，检查前还需行碘过敏试验并备好急救药物。

（2）清除肠管内气体和粪便，并限制饮水。

（3）取仰卧位，先摄取腹部平片。

（4）下腹部应用压迫带，暂时阻断输尿管后，于静脉内注入 60% 泛影葡胺。对比剂 60% 泛影葡胺用量：成人 20 mL，体重过重者可用 40 mL，儿童剂量以（0.5 ~ 1）mL/kg 体重计算。必要时可采用非离子型造影剂，如碘普胺等。

（5）注入对比剂后 5 ~ 7 min、15 min、25 ~ 30 min 分别摄取双肾至膀胱区影像（一般共 3 张）。

特殊情况下需要加拍更多的片子。侧位片能够帮助鉴别在常规前后位片上重叠的肾盏系统充盈缺损。俯卧位可以使输尿管位置相对固定，有助于使输尿管扩张后充分显示。立位片能够发现肾下垂，严重肾积水还能显示造影剂的分层。

如果常规法即静脉注入法显影不满意可采取静脉滴注法，其主要优点是尿路显影清楚，肾盂、肾盏显影时间长，方法是用60%泛影葡胺 2 mL/kg 的剂量加等体积5%葡萄糖注射液或生理盐水，5 ~ 10 min 滴完。

3. 正常表现

注入对比剂后 1 ~ 2 min，肾实质显影，密度均匀；3 ~ 5 min 后肾盏和肾盂开始显影；15 ~ 30 min 肾盏和肾盂显影最浓。静脉肾盂造影时肾实质首先显影，肾小盏、肾大盏、肾盂相继显影。一般每侧肾有 7 ~ 8 个肾小盏，2 ~ 3 个肾小盏合并形成 1 个肾大盏，2 ~ 3 个肾大盏合并形成肾盂。肾盂一般呈三角形或漏斗形，有时呈分支型，肾盂上缘外凸、下缘内凹，肾盂向内下方变细移行于输尿管上端，也可见壶腹型肾盂，表现为肾盂呈壶腹形扩大，但肾盏形态正常，此点与肾积水鉴别。

4. 异常表现

（1）肾盂和肾盏受压、变形、移位，凡肾实质内肿物如肾囊肿、肿瘤、血肿或脓肿等均可引起这种改变。

（2）肾盂、肾盏破坏，表现为肾盂、肾盏边缘不规整乃至正常结构完全消去，主要见于肾结核、肾盂癌和侵犯肾盂肾盏的肾癌。

（3）肾盂、肾盏或输尿管内充盈缺损，显示病变区内无对比剂充盈，为突入腔内病变或腔内病变所致，包括肾盂、肾盏或输尿管肿瘤，肾实质肿瘤、结石、血块和气泡等。

（4）肾盂、肾盏和输尿管扩张积水，常为梗阻所致，原因多而复杂，包括肿瘤、结石、血块、先天性狭窄、外在性压迫等。

三、逆行性尿路造影

逆行性尿路造影也称逆行肾盂造影（RP），是在行膀胱镜检查时，将导管插入输尿管并经导管注入造影剂使上尿路显影的侵袭性检查方法。插入导管一般用 4 ~ 5 F 导管。此法不受肾功能影响，用于不适合行静脉肾盂造影（IVP）的患者，如心、肝、肾功能差或 IVP 显示肾盂、肾盏不满意者。在行膀胱镜检查时，有时会根据病情需要而行 RP，而不是再单独采用 IVU 检查，这样经济、省时。逆行肾盂造影作为集合系统的解剖指引，也可与肾、输尿管腔镜操作联合进行。

但对下尿路感染者不宜行此检查。

1. 禁忌证

尿道狭窄及其他不宜膀胱镜检查者；肾绞痛及严重血尿；泌尿系感染；一般情况差。

2. 造影剂

每侧肾盂常用 10% ~ 30% 泛影葡胺 5 ~ 10 mL。

3. 造影前准备

摄尿路平片。不必做碘过敏试验。

正常肾盏、肾盂表现同排泄性尿路造影。肾实质不显影。逆行或排泄造影时由于肾盂、肾盏内压力过高可发生造影剂反流入管腔及肾组织，常见有肾盂肾窦反流、淋巴管反流、静脉周围反流、肾小管反流及肾反流。

四、顺行性尿路造影

顺行性尿路造影包括经皮穿刺肾盂造影、经肾造瘘管造影等。经皮穿刺肾盂造影是指经皮直接穿刺至肾盂内注入造影剂显示肾集合系统的方法。主要适用于急性尿路梗阻和肾盂积水，IVP 显影不良或因输尿管狭窄、膀胱镜检查失败等原因而不能进行逆行性尿路造影检查的患者。可选择在超声引导下或 CT 引导下进行经皮穿刺肾盂造影。常用造影剂为泛影葡胺，浓度常用 10% ~ 30%，剂量以满意显示肾盏肾盂而定。经皮肾镜取石术后可经肾造瘘管造影检查有无残留结石。经肾造瘘管造影还可帮助确认输尿管梗阻、输尿管瘘的情况，以决定是否可以拔除肾造瘘管。

五、血管造影

1. 腹主动脉造影与选择性肾动脉造影

腹主动脉造影多数在选择性肾动脉造影前进行，有助于大动脉及肾血管病变的诊断。但由于 CT 血管成像（CTA）及磁共振血管成像（MRA）的应用，这两种检查在单纯肾脏实质及血管疾病诊断方面已很少采用，在行肾动脉栓塞或成形等介入性治疗时需行选择性肾动能脉造影。

腹主动脉造影一般采用经皮股动脉穿刺插管的技术，将"猪尾"导管头置于腹腔动脉开口下方，用高压注射器快速注射 40～50 mL 的 76% 泛影葡胺或其他非离子造影剂并连续摄片。选择性肾动脉造影时，将导管插入肾动脉后，快速注入 10～15 mL 的 76% 泛影葡胺或其他非离子造影剂并连续摄片。

肾动脉造影正常表现：两侧肾动脉起自腹主动脉，一般左侧稍高，约平第 1 腰椎下缘至第 2 腰椎上缘，右肾动脉起点低约半个椎体。正常肾动脉平均直径约 6 mm，范围为 4.6～9.7 mm。肾动脉在肾门处或进入肾实质分为前后两支，后支较细，供应肾的后段与部分下段，前段较粗，分为上段、上前段、下前段与下段动脉，供应相应区域。肾段动脉的分支穿行于肾柱内称叶间动脉，叶间动脉在皮髓交界再分为弓形动脉，向皮质发出放射状小叶间动脉，小叶间动脉发出输入动脉进入肾小球。

腹主动脉造影与选择性肾动脉造影主要用于检查肾血管病变，特别是各种原因造成的肾动脉狭窄与闭塞，确定其部位和范围并行介入性治疗。造影检查也可发现肾动脉瘤和肾动静脉畸形。此外，还用于观察肾肿瘤的血供情况及行化疗和（或）栓塞等介入性治疗。

2. 下腔静脉造影与肾静脉造影

由于 CT 及 MRI 的广泛应用，下腔静脉造影与肾静脉造影已很少应用。

（1）下腔静脉造影：用于肾癌向下腔静脉浸润，下腔静脉受到肿瘤外压、浸润及下腔静脉后输尿管的诊断。下腔静脉内肿瘤血栓时，显示下腔静脉充盈缺损像。如果完全闭塞，可看到奇静脉等侧支循环。诊断下腔静脉后输尿管时，需同时在右输尿管留置导管，可见导管前行横过下腔静脉左侧，再通向右肾。

（2）肾静脉造影：用于对肾细胞癌肾静脉浸润的判断，以及对肾静脉瘤、肾静脉血栓症、肾静脉畸形的诊断。肾细胞癌时，可见静脉阻断、挤压、充盈缺损像、侧支循环的增生。肾静脉血栓症时，可看到肾静脉的闭塞像和肾肿大。

肾静脉造影是为弥补肾动脉造影的不足所选择的造影方法。一般方法是经皮穿刺股静脉或大隐静脉将导管进入肾静脉后固定并连接高压注射器，快速注入 76% 泛影葡胺 30 mL 并连续摄片。此外，经过大隐静脉将导管插入下腔静脉作腔静脉造影，对腹膜后肿瘤、腔静脉内癌栓等也有诊断价值。

第四节　超声检查

一、肾、输尿管超声检查

1. 正常表现

正常肾二维声像图从外向内包括有周边的肾轮廓线、肾实质和中央的肾窦回声。周边的肾包膜光滑、清晰，呈高回声。肾窦回声位于肾中央，它包括肾盂、肾盏、血管、脂肪等组织，呈高回声甚至强回声，当大量饮水或膀胱过度充盈时，可略增宽，中间可出现无回声暗区，但前后径小于 1.0 cm，排尿后此种现象可消失。肾包膜和肾窦之间为肾实质回声，呈低回声，包含肾皮质和肾锥体回声，肾锥体回声较肾皮质回声更低。

正常情况下彩色多普勒诊断仪能清晰显示主肾动脉、段动脉、叶间动脉、弓状动脉直至小叶间动脉及各段伴行静脉。正常肾在呼吸时能随呼吸活动，肾脏活动度大于 3 cm 是诊断肾下垂的依据。

正常输尿管腹部超声较难显示，但当大量饮水或膀胱充盈时，盆段输尿管及输尿管出口可显示且有蠕动，正常输尿管回声分离一般为 1~3 mm。彩色超声可显示输尿管开口处喷尿的彩色信号。

2. 肾肿瘤

（1）肾癌：超声对肾癌普查有较大的价值，尤其是对小肾癌可做出较准确的诊断。肾癌的典型声像图表现为：肾内出现占位性病变；与肾窦回声比较，肿瘤多呈低回声，内部可呈结节状。2~3 cm 大小的肿块也可呈高回声，如果肿块内部出血坏死，则会形成无回声的液性区，而肿块钙化则会出现强回声。肿块呈膨胀性生长，常见向表面凸起，向内生长可压迫肾窦回声；肿块较小时边界较清楚，较大时可呈分叶状。肾癌的彩色血流信号可呈多种类型，但一般可分为 4 种不同类型：抱球型、星点型、少血流型和血流丰富型。

肿瘤累及肾静脉、下腔静脉时超声表现为管腔增粗，内有低回声癌栓。转移至肾门、腹主动脉旁淋巴结时，肿大淋巴结内部回声往往不均匀。肾癌向外生长突破肾包膜，可表现为肾包膜连续性中断，肾轮廓不完整甚至肾形态失常，肾活动度受限。肾癌向内侵犯肾盂肾盏可造成肾盂积水。

（2）肾盂肿瘤：肾盂肿瘤最常见的病理类型是移行上皮乳头状癌，病变位于肾窦回声之间，如果肾盂内有积水，肿瘤在无回声的液性区衬托下易于发现，但如果没有肾盂积水、肿瘤较小或肿瘤沿着肾盂呈地毯状浸润性生长时，较难被经腹体表超声发现。随着肿瘤的生长发展，肿块体积越大，越容易被超声发现。肿瘤的超声表现为正常肾窦回声被破坏，肾窦内出现异常肿块回声，可呈乳头形、平坦形、椭圆形等，有时可伴肾盂积水。肿块内彩色血流信号常呈少血流型。随着肿瘤侵犯输尿管和膀胱，会出现肾盂、输尿管扩张，膀胱肿块等表现。微探头腔内导管超声对发现早期肾盂肿瘤有较大价值。

（3）肾血管平滑肌脂肪瘤：肾血管平滑肌脂肪瘤是肾良性肿瘤中最多见的一种，超声表现为肾实质内强回声肿块，后方无回声衰减，肿块形态规则、边界清晰，内部回声分布均匀，当肿块较大且发生出血时，内部回声会不均匀，高回声与低回声层层交错，呈洋葱样。肿块内多没有明显的血流信号。对小的肾血管平滑肌脂肪瘤，因其 CT 值接近液性，X 线、CT 较难与肾囊肿进行鉴别，而超声则不会混淆。

3. 肾血管病变

（1）肾动静脉瘘和肾动脉瘤：彩色超声对肾动静脉瘘和肾动脉瘤具有较高的诊断价值。肾动静脉瘘超声表现为肾实质内或肿瘤内无回声区，彩色血流图可见其内充满血流信号，频谱多普勒探测可发现动脉和静脉血流信号。肾动脉瘤超声表现为肾动脉瘤样扩张，或肾内出现囊性区，彩色血流图呈现杂色血流，频谱多普勒发现湍流信号。

以上病变由于二维超声都表现为肾内无回声区，故易与肾囊肿或肿瘤内液化相混淆，所以超声发现肾囊性肿块时应进一步作彩色血流图检查，以排除该病。

（2）肾动脉狭窄：超声表现为肾动脉内腔改变，内径尤其是起始部变窄；狭窄部位彩色血流充盈度变窄，色彩变亮；动脉流速发生特征性改变，即狭窄处峰速加快，大于邻近腹主动脉流速 3.5 倍以上，狭窄后动脉血流频谱收缩期形态圆钝，加速度明显减低，与狭窄处收缩峰形态形成明显的对照；患肾长径较健侧肾明显缩小，肾结构未见明显改变。

4. 输尿管囊肿

输尿管囊肿超声表现为膀胱三角区圆形或类圆形无回声区，壁纤薄光滑，大小随喷尿有周期性的改变。囊肿可以单侧发病，也可以双侧发病，大小也有差异，较大的囊肿可在 4 cm 以上，较小的囊肿可小于 1 cm。当囊肿内合并结石时，无回声区内可见强回声伴声影。

二、膀胱超声检查

1. 正常表现

超声探测膀胱多采用经腹部探测，膀胱内尿液呈无回声，膀胱壁呈光滑带状回声，厚度 1~3 mm。膀胱形态随尿液充盈情况变化，充盈少时呈钝三角形或四方形，充盈多时呈圆形或椭圆形。

2. 膀胱肿瘤

膀胱原发性肿瘤最常见的是移行上皮乳头状癌。超声表现为膀胱腔内菜花状或乳头状肿块，血流图可显示滋养血管从其基底进入肿瘤。观察肿瘤部位、基底大小、附着处膀胱壁层次、形态，是否累及输尿管出口及髂血管旁有无肿大淋巴结等有助于肿瘤的分期和治疗方案的制订。T_1 期肿瘤有蒂、基底小、附着处膀胱壁层次清楚。T_3 期肿瘤基底宽、附着处充盈期膀胱壁向外膨出，但外界膜显示尚清楚，或累及同侧输尿管出口。T_2 期介于两者之间。

（1）腺癌：常见于膀胱三角区或顶部附近，基底较宽，分期较高。

（2）膀胱平滑肌瘤：超声表现为来源于膀胱肌层的肿瘤，多呈球形或椭圆形，向膀胱腔凸起部分由于表面有黏膜覆盖，故较光滑，有别于膀胱上皮肿瘤。

三、肾上腺超声检查

1. 正常表现

肾上腺超声多采用经腹部探测，正常肾上腺儿童显示率高于成人，这是因为儿童的肾上腺占肾脏大小的 1/3，而成人的肾上腺只占肾脏大小的 1/13，而且儿童肾周脂肪远少于成人，故易显示。成人肾上腺右侧可以肝为声窗，而左侧由于胃肠积气等原因相对较难显示。成人肾上腺声像图多呈三角形或带状低回声，外围则是较低的皮质回声，中央为较强的髓质回声。

2. 肾上腺皮质增生

声像图往往较难显示增厚的肾上腺，多数病例超声图像无明显改变，仅在皮质明显增厚或有局灶性增生时才被发现，肾上腺局灶性增生表现为肾上腺区结节，无包膜。肾上腺皮质增生在肾上腺外的超声改变为皮下脂肪层增厚，肾周脂肪层或肾上腺周围脂肪回声也明显增厚。

3. 醛固酮瘤、库欣瘤、嗜铬细胞瘤

声像图的共同特点是形态呈圆形或椭圆性，包膜完整明亮。肾上腺库欣瘤一般大小在 2～3 cm，而醛固酮瘤要小一些，为 1～2 cm，嗜铬细胞瘤一般在 3～5 cm。嗜铬细胞瘤内部回声不均匀，出现囊性变是其特征性改变，此外嗜铬细胞瘤内多可见星点状血流信号。由于嗜铬细胞瘤可发生在肾上腺外，故应将其探测范围扩大到腹主动脉及其分支旁、盆腔、膀胱等区域。

4. 无内分泌功能的皮质腺瘤

发现时瘤体一般较大，声像图呈圆形或类圆形肿块，边界清楚，内部回声均匀。

5. 皮质腺癌

大小往往有 6～8 cm，肿块呈圆形或椭圆形，也可为分叶状，内部回声不均匀，彩色多普勒（CDFI）可发现肿瘤内部血流信号较丰富。当肿瘤出现肝转移时，肝内可见圆形或类圆形低回声肿块。

6. 肾上腺母细胞瘤

发生于婴幼儿，超声表现为体积较大的实质性肿块，形态不规则，可呈分叶状，肿块内部回声不均匀，内部如有出血或坏死则可形成斑片状强回声伴声影。

7. 神经节细胞瘤

声像图呈圆形或类圆形肿块，内部回声较低，边界清楚，肿瘤可同时出现在脊柱旁。

8. 肾上腺囊肿

声像图表现为肾上腺区圆形或类圆形无回声区。

9. 肾上腺髓样脂肪瘤

声像图表现为肾上腺区高回声或强回声肿块，与肾周脂肪相似，内部回声细密均匀，质地较软。超声有较大的诊断价值。

10. 肾上腺转移瘤

声像图表现为肾上腺区低回声肿块，呈圆形或椭圆形，也可呈分叶状，边界不清楚，内部回声均匀，常为双侧性，如果肿瘤内出血或坏死，可有无回声液性区。

四、腔内超声检查

（一）前列腺、精囊经直肠腔内超声

前列腺、精囊位于盆腔深部，且有周围肠道气体的干扰，使经腹超声探测存在明显的不足，高分辨

力的直肠探头近距离探测前列腺可获得较清晰的图像。经直肠超声不但能够用于前列腺疾病的检测、分期，还能够用于引导前列腺的穿刺活检、冷热源消融治疗、放射性种子植入和药物的导入，对于精囊疾病的诊断和介入治疗也有很好的效果。

1. 正常表现

正常前列腺横切图呈钝三角形，两侧对称，后缘中央微凹，包膜完整。纵切图可显示膀胱颈部，前列腺底部、体部、尖部，前列腺部尿道和射精管。尿道内口距精阜的距离可在超声图像上测量。以射精管、尿道、膀胱颈部为标志，可较明确定位中叶、后叶和侧叶。两侧精囊在横切图上呈"八"字形，对称分布于前列腺底部上方，形态自然，底部较大，颈部较小，精囊内可见纤细扭曲的条状回声，囊壁厚度 <1 mm。

（1）前列腺测量：包括对整个腺体的测量和腺体局部分区的测量。临床上习惯使用长径、宽径和厚径的测值判断前列腺的大小。不同的探测径路获得的测量值大致与前列腺解剖测值相近，即宽径 4 cm，长径 3 cm，厚径 2 cm。

（2）前列腺体积的计算：通常使用椭球体公式计算，即 $V = 0.523 \times d_1 \times d_2 \times d_3$。$d_1$、$d_2$、$d_3$ 为前列腺的 3 个径线。前列腺形态越接近椭球体则计算值越精确。由于前列腺的比重接近 1.05，所以体积数大致等于重量的数值。正常前列腺重量随年龄变化，儿童期前列腺在 10 g 以下，青春期前列腺开始迅速增大，20 岁后达到 20 g，当前列腺增生时体积增大。

2. 前列腺腺癌

近年来我国前列腺腺癌的发病率有成倍上升之势，值得重视。以往发现的前列腺腺癌多数已属晚期，前列腺腺癌的肿瘤标志物"前列腺特异抗原（PSA）"的发现，使前列腺腺癌的早期诊断和治疗成为可能。但多种前列腺疾病都可使血清 PSA 增高，因此当 PSA 增高时，需对前列腺疾病做出鉴别诊断，经直肠超声探测能清晰显示前列腺及周围邻近组织的受侵情况，对不能明确的病变还可在超声引导下进行穿刺活检。

（1）局部结节型：多数在前列腺后叶（或周缘区）出现低回声结节，邻近的前列腺包膜隆起，结节边界可清楚，也可不清楚，可突破前列腺包膜。

（2）弥漫分布型：前列腺体积明显增大，形态不规则，包膜不完整。整个前列腺回声杂乱，呈点状或斑片状强回声，也可能为多处片状低回声，分布不均。前列腺旁可出现异常肿块，膀胱颈部、精囊可能受侵犯。

（3）无明显异常回声型：前列腺内未发现明显异常回声或仅表现为前列腺增生图像，二维图像较难判断是否有肿瘤，有些病例穿刺活检后才能发现癌肿。彩色血流图此时可能提高病灶的检出率，表现为局部血流分布异常。

3. 前列腺穿刺活检技术

超声引导下前列腺穿刺活检技术包括经会阴前列腺穿刺术和经直肠前列腺穿刺术两种。经会阴前列腺穿刺术前一般不需要灌肠。穿刺前对会阴部进行消毒和局部麻醉，在直肠超声引导下对前列腺穿刺目标进行穿刺。经直肠前列腺穿刺术前患者需灌肠，用端射式直肠超声探头扫描前列腺，找到可疑目标后将电子穿刺引导线对准穿刺目标，穿刺后需服用抗生素以防感染。

比较通行的穿刺点数有经典常规 6 针点位穿刺、8 针点位穿刺等。前列腺穿刺点数增加能够增加穿刺的覆盖面积，减少漏诊率，但穿刺点数增加也增加了创伤和并发症的概率，故选择哪种穿刺点数，需根据患者不同的情况决定，一般在经典 6 点穿刺法的基础上首先保证前列腺腺癌好发区即周缘区病变不被遗漏，同时最好也覆盖到内腺区，如果前列腺体积较大，可相应扩大穿刺点数；如果指检触及硬结、二维超声发现结节或彩色血流图上发现局部异常血流信号增多，则可在怀疑目标处增加 1~3 针，并标明穿刺病灶的方位是靠近内侧还是外侧。

（二）微探头导管超声

1. 仪器设备

微探头导管超声由微探头和导管两大部分组成。微探头可分为机械旋转式和多晶片电子相控阵扫描式两种。机械旋转式探头多为单晶片探头，通过机械马达驱动旋转产生实时二维声像图，而多晶片电子相控阵探头不但可以显示灰阶实时图像还能显示彩色血流图像。导管部分的外径在 3.5～8F，长度 95～200 cm。

微探头导管超声的探测方法包括导丝引导和直接插入两种。对于尿道膀胱可以采用直接插入法，将导管直接从尿道外口插入，进行探测，而肾盂、输尿管的探测可借助膀胱镜用导丝导引插入或直接插入。探头插入后对尿路进行逐层横断面扫描。

2. 正常表现

正常肾盂、肾盏内腔面光滑，肾盂腔呈无回声液性区，黏膜层呈带状高回声，黏膜下层呈带状低回声，黏膜及黏膜下层连续完整。肾锥体呈三角形低回声，肾实质呈中等偏低回声，肾包膜呈带状高回声。肾盂与输尿管连接部是一个重要的解剖标志，声像图表现为输尿管腔突然增大变为肾盂腔的部位。

3. 上尿路肿瘤

尤其是肾盂肿瘤早期不易被发现，微探头导管超声具有近距离高频率精细探测的优势，能够发现上尿路早期的微小肿瘤。肾盂移行上皮肿瘤声像图表现为肾盂内形态不规则的低回声病灶，肿块固定，肾盂肿瘤侵犯肾盂与肾癌累及肾盂的鉴别要点是肾盂肿瘤大部仍位于肾盂而肾癌主要位于肾实质。肿瘤声像图表现为输尿管管壁乳头状低回声或管壁不规则增厚，肿块向外侵犯时外壁可显示不光整，肿块可累及输尿管旁血管，声像图上还可以显示输尿管旁淋巴结肿大的低回声结构。

4. 膀胱肿瘤

多表现为膀胱壁偏低回声肿块，周边回声偏高，微探头导管超声能够清晰显示膀胱壁的三层结构，确定肿瘤与膀胱壁层的关系以及肿瘤与输尿管出口的精确距离，微探头超声与膀胱镜联合使用对膀胱肿瘤的术前分期有很大的帮助。

五、尿道超声检查

1. 正常表现

男性前尿道静止期超声不易显示，但可清楚显示尿道海绵体和其两侧阴茎海绵体。前列腺部尿道常呈线状回声，与直肠前壁基本呈平行走向。膜部尿道位于前列腺尖部与球海绵体之间的低回声结构内。该低回声结构上下径 0.8～1.9 cm，平均 1.2 cm；前后径 0.6～1.1 cm，平均 0.8 cm；左右径 0.8～1.0 cm，平均 0.9 cm。男性尿道充盈期显示较清楚，尿道腔面光滑。前后尿道起始部均呈特定的形态：开放的膀胱颈部和前列腺部近段尿道呈漏斗状；充盈的球部尿道近段呈平滑鸟嘴状。各段尿道内径测值：前列腺部 6～10 mm，平均 8 mm；膜部 2～5 mm，平均 3 mm；球部 8～13 mm，平均 10 mm；阴茎中部 5～9 mm，平均 7 mm。

女性尿道静止期呈低回声，基本与位于其后的阴道呈平行走向，闭合的尿道腔穿行于其中，多呈线状回声。水平切面时可见尿道呈圆形，边界清楚，其后的阴道呈横置香蕉形贴于尿道后壁。排尿期首先见膀胱基底部肌肉向上提升，尿道内口与近段尿道开放呈漏斗状，尿道壁渐变薄，尿道腔呈无回声区，但尿道壁并未消失，仍可见很薄的低回声带存在。

2. 尿道肿瘤

声像图上可分为 3 种类型。

（1）腔内乳头状型：主要特点如下。①形态：在后尿道者颇似膀胱乳头状肿瘤表现。②附着部位：后尿道近段肿瘤在静止期肿瘤可被挤入膀胱，易疑为膀胱肿瘤，寻找瘤蒂部位可明确诊断。前尿道肿瘤多位于球部。③大小及基底：位于球部尿道者可长至较大，移行上皮乳头状瘤。通常有蒂，活动度较大。乳头状癌基底可细可宽，近期随访观察其演变有助于诊断。该类部分病例可行经尿道内切治疗。

（2）尿道肿块包绕型：多见于女性，以尿道壁实质性肿块表现为特征。鳞癌内部回声呈强弱不等；而移行上皮癌和腺癌内部回声较低，内部分布可较均匀。由于病变累及尿道范围较广，需手术切除治疗。

（3）尿道局部受浸型：为尿道邻近部位肿瘤浸润所致。声像图上具原发病变的声像图表现。超声探测有助于评价原发肿瘤的分期。

（4）超声检测尿道赘生物的主要优点在于：①显示病灶的基底部、周围情况以及内部结构，对肿瘤的分期有价值。②可明确内视镜拟诊的尿道赘生物是属于尿道腔内来源抑或腔外病变压迫、浸润所致，从而为临床进一步治疗提供依据。③检查不受尿道狭窄或尿道出血的影响；无痛苦，更适于尿道赘生物的随访观察，因而是内视镜检查法的重要补充。

第五节　CT 检查

一、检查方法

1. CT 平扫

注意平扫时不要做对比剂试验，以免把肾盂内的对比剂误认为是结石，扫描层厚不宜超过 5 mm。非增强期扫描可用于评估尿石症、显示肾实质和血管钙化，能对肾轮廓进行总体观察。

2. 增强扫描

肾脏增强 CT 扫描对确定肾肿物的位置很有意义，因为肾脏病变不可能出现在某一特定时相，所以需要多时相扫描。增强扫描是指通过静脉血管内注射碘对比剂后进行的扫描，在肾动脉供血时相内的扫描称为肾动脉期扫描。在肾静脉供血时相内的扫描称为肾静脉期扫描。延迟扫描是指肾盏及肾盂内充盈对比剂后进行的 CT 扫描，常可检出肾盂内小的病灶，并可在此期进行三维重建。非增强期（造影前期）、皮髓质期、肾实质显像期和肾盂显像期的肾脏造影可以充分观察、发现肾脏病变。注射造影剂后约 30 秒进入皮髓质期，可以区分肾脏皮质和髓质。大约 100 秒后进入肾实质显像期，此期肾实质均匀增强，肾脏肿瘤在肾实质显像期更容易发现。当造影剂充盈集合系统时则进入肾盂显像期或称排泄期。

肾静脉容易显影，肾动脉位于肾静脉后方且较细，有时难以看到。CT 检查还可以显示肾毗邻的器官，了解肾与它们的关系。

3. CT 尿路成像（CTU）

即 CT 泌尿系造影，是对 CT 强化后延迟扫描的轴位图像利用 CT 后处理软件进行三维重建的泌尿系检查方法。能立体直观地显示泌尿系腔道的整体，有利于诊查泌尿系积水的原因，常用于输尿管疾病的诊断。检查时要求在排泄晚期从螺旋扫描仪中截获传统的断层图像，将这些图像重建就可以得到 CT 尿路成像。CT 尿路成像可以通过造影剂增强重建输尿管图像。在评估血尿方面，CTU 可以取代 IVU 和超声。

4. CT 血管造影（CTA）

是一种显示血管的微创方法，不需要采取直接穿刺大血管的方式，通过快速注入造影剂在动脉期行螺旋 CT 扫描成像。需避免口服造影剂。获得图像后用工作站将软组织和骨骼图像清除，然后进行三维重建。适用范围包括诊断肾动脉狭窄、准备供肾切除前评估肾血管及确定肾盂输尿管连接部狭窄患者有无迷走血管。

5. 三维重建

图像后处理技术包括再现技术获得的三维立体图像和仿真内镜显示技术。常用的三维重建方法包括表面遮蔽显示（SSD）、最大密度投影（MIP）和容积重建（VR）。

（1）表面遮蔽显示（SSD）是将像素值大于某个确定域值的所有像素连接起来的一个三维的表面数学模型，然后用一个电子模拟光源在三维图像上发光，通过阴影体现深度关系。SSD 图像能较好地描绘出复杂的三维结构，尤其是在有重叠结构的区域。此重建方法是 CTU 常用的重建方法之一。

（2）最大密度投影（MIP）是把扫描后的若干层图像叠加起来，把其中的高密度部分做一投影，低密度部分则删掉，形成这些高密度部分三维结构的二维投影。可从任意角度做投影，也可做连续角度的多幅图像在监视器上连续放送，给视者以立体感。

（3）容积重建（VR）也是三维重建技术之一，首先确定扫描容积内的像素密度直方图，以直方图的不同峰值代表不同组织，然后计算每个像素中的不同组织百分比，继而换算成不同的灰阶，以不同的灰阶（或色彩）及不同的透明度三维显示扫描容积内的各种结构。现在已经设计出智能化的 VR 软件，操作者只需选择不同例图，就可以自动重建出需要显示的图像。此重建方法也是 CTU 常用的重建方法之一。

二、肾癌

CT 平扫较小肾癌多呈圆形或椭圆形，病灶区呈低密度或略低密度改变，较大肿瘤形态多不规则，边界模糊不清，内部呈高低混杂密度，密度不均。部分病灶可见假包膜影，此时边界清楚。当肿瘤液化坏死时，病灶内可见更低密度区，合并出血时可出现高密度。病灶内偶尔可见高密度钙化影。肾癌压迫或侵及肾窦时可导致肾窦形态改变，并导致肾积水。增强后，早期病灶多呈不均匀明显强化，其强化密度高于或等于肾皮质密度。实质期病灶密度降低，而周围正常肾实质密度较高，因此此时肿瘤呈低密度改变，病灶边界和范围显示更清楚。少血供肾癌增强后密度升高幅度小，实质期病灶仍呈低密度改变。晚期患者可见肾静脉、下腔静脉增粗，管腔内可见充盈缺损等静脉癌栓形成表现。腹膜后大血管周围可见转移肿大淋巴结影。

三、肾错构瘤

可分为单发和多发，CT 平扫表现为肾实质内见大小不等、类圆形或不规则形混杂密度肿块影，以其内含脂肪的多少，分为多脂肪、少脂肪和无脂肪肾错构瘤。多脂肪和少脂肪错构瘤病灶内可见脂肪密度区，病灶边界清楚，增强扫描示肿瘤呈不均质强化，脂肪组织和坏死组织不强化。无脂肪错构瘤常呈不均质强化，常很难与肾癌相鉴别。

四、肾盂癌

CT 平扫肿瘤较小时，肾大小形态无明显变化，于肾窦内可见分叶状或不规则形软组织密度肿块影，内部密度均匀或不均匀，CT 值 30~40 Hu，病灶周围肾窦脂肪受压变薄或消失。增强扫描示病灶呈轻度强化，由于周围正常肾实质明显强化，病灶显示更明显，边缘更清楚。延迟扫描时，对比剂进入肾集合系统，此时可见病灶区肾盂或肾盏出现充盈缺损改变。较大肿瘤可侵犯肾实质，此时表现与肾癌类似，肾体积明显增大。也可侵犯肾周围组织和邻近器官，此时可出现相应改变。

第六节　MRI 检查

核磁共振成像（MRI）是一种依赖于成像范围内磁场特性变化的断层成像技术，与 CT 不同，它没有放射性损伤，还可以得到多平面的图像。此外，它不需要使用碘化造影剂，因此这项检查对肾功能不全患者更为安全，并且 MRI 的软组织分辨率也优于 CT。MRI 图像是通过人体内的氢质子在外加磁场的作用下重新排列，然后通过射频脉冲放射到组织上导致其能量产生差异，这种差异通过扫描器检测到，从而形成图像。T_1 加权像产生于 Z 轴上磁化恢复至平衡矢量的时间；T_2 加权像产生于 XY 轴上磁化衰减至平衡矢量所需时间。一般来说，T_1 加权像上液体显示黑色，脂肪显示白色，肾实质呈现低信号强度；而在 T_2 加权像上液体显示白色，脂肪也显示白色，肾实质呈现高信号强度。正常肾 MRI 解剖上能够区分肾皮质和髓质，皮质在 T_1 加权像上显示的信号稍高。注射造影剂后，根据成像时间，钆增强图像显示有时相特点。

肾 MRI 的适应证包括任何情况下需要行肾断层扫描检查，以及因肾功能不全而无法行增强 CT 检查时。当患者对碘对比剂过敏时也可以行 MRI 检查。因 MRI 对钙化不敏感，故对尿石症的诊断 MRI 不是一种好的检查方法，但 MRI 检查可发现尿路结石所致梗阻上方的肾盏、肾盂及输尿管扩张积水情况。MRI 在确定下腔静脉瘤栓大小、位置时十分准确。

一、普通 MRI 检查

（一）优势

（1）MRI 能清楚地显示肾形态和结构，清楚区别肾皮质、肾髓质、肾窦结构以及肾血管。

（2）MRI 能查明肿块的位置、大小、形态、侵犯范围；在鉴别肿块为囊性、实质性、脂肪性等方面，比 CT 敏感，定性较准确，但对钙化性病变与结石诊断不及 CT。

（3）对肾结核的诊断优于 CT，有助于定性诊断，可确定是炎症性病变还是肿瘤性病变；可确定病变的范围和有助于临床分期。

（4）能较好地鉴别肾周脓肿、含尿囊肿、淋巴囊肿等。

（5）可判定肾损伤的部位、范围，肾周血肿或尿液外渗以及术后并发症。

（6）无创性观察肾移植后有无排异反应，MRI 优于肾动脉造影和增强 CT 扫描。

（二）检查方法

1. 检查前准备

（1）患者带有心脏起搏器、体内动脉夹和其他金属置入物时均禁止行 MRI 检查，因为磁场可能导致这些置入物发生位置偏移。

（2）检查前应将各种金属物包括假牙、磁卡、手表、发卡、首饰、手机等去除。

（3）检查前 20 min 可口服 5% 甘露醇 800 ~ 1 000 mL，提高胃肠道和实质性脏器的对比。

2. 检查方法

肾磁共振成像选用体线圈，患者仰卧位，常规做横断 T_1 加权和 T_2 加权扫描，层厚为 8 mm，层间距 1.6 mm，视野 30 ~ 38 cm，必要时可做冠状、矢状方位扫描，这样对确定病变的位置以及周围脏器、大血管等结构的关系有很大帮助。快速成像序列可很好地区别皮质、髓质和肾盂。另外，必要时可加扫脂肪抑制序列，对某些疾病的显示及鉴别诊断有很大的帮助。

肾增强扫描磁共振对比剂选用钆喷替酸葡甲胺（Gd-DTPA），经肘正中静脉团注，剂量为 0.1 mmol/kg，团注对比剂后迅速用 10 mL 生理盐水冲洗，随后行横轴位扫描，辅以冠状位和矢状位。另外还可进行对比剂动态增强扫描（CE-dMRI），即在团注开始时即开始扫描，连续扫描 20 ~ 30 次，每次成像为屏气扫描 6 秒，间隔 4 秒，故 10 秒得到一组图像。动态扫描时间为 3 ~ 4 min，以此观察肾和病灶在注入对比剂后的动态变化情况。根据对比剂在肾不同时间的强化表现不同，可分为 4 期：①皮质期。在对比剂注射后早期可见肾皮质信号强度快速升高，髓质未见明显增强；在注射 Gd-DTPA 后 20 ~ 30 秒内。②皮髓质分界（CMD）期。皮质明显增强，髓质信号开始缓慢升高，形成较平扫更明显的造影剂介导的 CMD；在注射 Gd-DTPA 后 30 ~ 70 秒。③髓质期。髓质明显增强，皮质信号强度有所下降，CMD 变模糊至分辨不清；在注射 Gd-DTPA 后 60 ~ 80 秒以后。④肾盂期。肾盏及肾盂内可见明显信号升高；在注射 Gd-DTPA 后 110 ~ 150 秒以后。

二、磁共振尿路成像 (MRU)

磁共振尿路成像（MRU）是一种显示集合系统和输尿管的技术，适用于肾功能不全、碘过敏患者及孕妇。作为诊断泌尿系疾病的一种无放射性损害检查方法，尤其对尿路梗阻性病变如肾盂、输尿管积水、梗阻等疾病的检查，MRU 已广泛应用于临床。使用快速 T_2 加权序列成像，液体显示高信号而其他组织显示为低信号。尽管 MRU 可替代 IVU 或 CTU，但 MRU 在直接显示尿路结石方面仍有困难，很难将结石与肿瘤或血凝块区分开。

1. MRU 成像原理和成像序列

MRU 的基本原理是利用肾盂、输尿管及膀胱内所含液体具有长 T_2 值呈高信号，以及周围组织 T_2 值较短呈低信号的特性进行成像的。白色高信号的液体在黑色低信号背景的衬托下形成鲜明对比，原始图像采用最大信号强度投影（MIP）法重建，产生类似于静脉肾盂及逆行尿路造影一样的影像。因此

MRU 与磁共振胰胆管成像（MRCP）及磁共振脊髓造影（MRM）统称为磁共振水成像技术。早期 MRU 采取快速采集弛豫增强序列（RARE），由于该序列对物理性运动十分敏感，扫描过程中常因心跳、呼吸等运动造成信号丢失降低影像质量。随后用于 MRU 检查的快速自旋回波（FSE）序列克服了 RARE 序列的缺点，具有信噪比及对比噪声比较高、对运动敏感度低等特点，患者可在不屏气平静呼吸状态下采集信号。还有学者采用半傅立叶采集单次激发涡流自旋回波（HASTE）序列进行 MRU 检查，HASTE 序列的特点是在一次激励中采用半数 K 空间填充，成像时间大为缩短，患者一次屏气（约 18 秒）完成全部扫描。

2. MRU 与其他影像学检查方法比较

目前，B 超、X 线平片、静脉肾盂造影、逆行尿路造影及 CT 等仍然是诊断泌尿系疾病的常用方法。B 超安全、简便、迅速，是尿路梗阻性疾病的首选检查方法，但它对病变的定位和定性诊断常因胃肠道气体重叠而受影响。X 线平片在诊断泌尿系结石中占主导地位，有资料认为，有 80% ~ 90% 的泌尿系结石可在 X 线平片上显示。但 X 线平片对肾功能情况、阴性结石、肿瘤及炎性狭窄等难于显示。静脉肾盂造影（IVP）能弥补 X 线平片的不足，但检查时需对患者行腹部加压，常因压力或压迫部位不当，患者难以忍受，甚至产生不良反应，不能完成检查。对肾功能差、输尿管狭窄或梗阻的患者，IVP 常因摄片时间难于掌握，出现肾、输尿管显影较差，不能显示输尿管全长及狭窄梗阻部位，有的甚至不显影。大剂量快速注射、无压迫电视透视下尿路造影，克服了加压法 IVP 的缺点。但该方法检查时间长，患者接受的射线量大，同时还有造影剂过敏的危险。CT 检查由于受扫描方式的限制，不能显示尿路全程，难于确定梗阻部位。与 X 线平片、IVP 及 CT 比较，MRU 无创伤、无电离辐射、无须注射造影剂，患者无须做特殊准备，在平静呼吸下即可完成检查，特别适合年龄大、身体条件差及对碘剂过敏的患者。

3. 检查方法

患者在检查前 12 h 禁食，扫描前 40 min 饮温开水 200 ~ 300 mL，扫描前 20 min 口服呋塞米 20 mg。扫描过程中要求患者平静呼吸，腹部活动度尽可能小，必要时束腹带，以限制腹式呼吸产生的运动伪影。MRU 采用 TPSE 等重度 T_2WI 序列扫描，体部线圈。扫描参数：TR/TE：8 000/160 毫秒，矩阵 234 × 256，层厚 3 mm，层距 0 mm；观察野：350 ~ 450 mm，信号采集次数 2 次。在矢状面定位像上，做连续冠状扫描 20 ~ 24 层，成像平面与输尿管走向一致，成像区域包括肾、输尿管及膀胱，在成像区域前加预饱和脉冲，以消除肠蠕动造成的伪影，扫描时间需 10 min 左右。对所获得的原始图像用 MIP 行三维重建，每旋转 10°得到一幅投影像，共 18 幅。MRU 扫描后，在病变部位加作常规磁共振成像 T_1WI 轴位、冠状位，扫描参数 TR/TE：（500 ~ 700/15）毫秒，矩阵 256 × 256，层厚 5 ~ 8 mm，层距 2 mm，观察野 350 ~ 450 mm，信号采集次数 2 次。T_2WI 轴位，扫描参数 TR/TE：（3 000 ~ 4 500）/90 毫秒，其他成像参数与 T_2WI 轴位相同。

三、正常表现

MRI 可清楚地显示肾脏，不用对比剂就能区别肾皮质与肾髓质，两侧肾在冠状位成像时，由于周围脂肪的衬托，肾轮廓、外形及肾实质，肾盂和肾门显示很清晰，外形状如"蚕豆"，两肾位于脊柱两侧呈"八"字形，上极向脊柱靠拢，两下极向外分开。肾长 12 ~ 13 cm，宽 5 ~ 6 cm，其上缘约在第 12 胸椎上缘，下缘在第 3 腰椎上缘水平。一般右肾略低于左肾。肾有一定的移动度，但不超过一个椎体的高度。肾轴自内上行向外下，与脊柱纵轴形成一定的角度，称为倾斜角或肾脊角，正常为 15° ~ 25°。肾小盏分为体部及穹隆部。顶端由于乳头的突入而呈杯口状凹陷，边缘整齐，杯口的两缘为尖锐的小盏穹隆。肾大盏边缘光滑整齐，略成长管状，可分为三部：①顶端或尖部，与数个肾小盏相连。②峡部或颈部，即为长管状部。③基底部，与肾盂相连。肾大小盏的形状和数目变异较多，有的粗短，有的细长，两侧肾盏的形状、数目也常不同。但一般肾大盏常为 3 个。肾盂多位于第 2 腰椎水平，略呈三角形，上缘隆凸，下缘微凹，均光滑整齐。肾盂开头也有较大变异，多呈喇叭状，少数可呈分支状，即肾盂几乎被两个长形肾大盏所代替。有的肾盂呈壶腹形，直接与肾小盏相连而没有肾大盏。这种肾盂勿误诊为肾盂扩大。肾血管有时也在肾盏或肾盂边缘造成小的压迹，均属正常。

在 T_1 加权像上（反转恢复序列或短 TR/TE 的 SE 序列），肾皮质表现为中等信号强度，较肌肉信号强度高，但较脂肪信号强度低。肾髓质的信号低于肾皮质，它们之间信号强度的差异即形成皮髓质分界（CMD）。CMD 的产生主要是由于髓质含有较多自由水的缘故。自由水增多则 T_1 加权像上信号强度较低。受检者体内的含水量影响 CMD 的显示，正常人较脱水患者的 CMD 更加明显。在 T_2 加权像上，肾的信号强度有较大变化，即 CMD 不清楚，整个肾实质呈高信号，比肝实质信号强度高，但低于脂肪信号。

由于肾窦内脂肪信号的衬托，肾盂、肾盏结构容易显示，呈长 T_1 长 T_2 信号（与尿液相同），在冠状位上显示较好。

正常人肾包膜不易显示。肾周脂肪和肾皮质之间常有一些因化学位移伪影所致的条状低信号与高信号，它们分别居左右肾周围，不要误认为肾包膜。肾筋膜在肾脂肪囊和肾旁脂肪之间，表现为条状低信号，当有炎症或肿瘤侵犯时，该筋膜增厚并有信号改变。

肾血管在 MRI 上由于流空效应表现为无信号的管状结构，因此从形态和信号上不易区分肾动脉和肾静脉，需借助其各自的解剖关系来加以识别。

四、肾恶性肿瘤

1. 肾细胞癌

肿瘤边缘光滑或不整，与肾实质分界不清，CMD 消失，可突出于肾外，邻近肾盂、肾盏受压推移或受侵。肿瘤周围可出现假包膜征象，其病理基础是由受压的肾实质和（或）血管、纤维等成分所构成，当假包膜厚度达 2 mm 以上时形成 MRI 上的低信号环。假包膜在 T_2 加权像上较 T_1 加权像的出现率高且更为清楚。肿瘤信号不均，T_2WI 上肿瘤呈高信号，T_1WI 加权像上呈低信号，少数肾癌恰好相反。脂肪抑制像上，大多数肾癌都呈高信号。瘤内有钙化时 T_1 及 T_2 加权像均呈低信号。肿瘤有液化坏死时囊变区呈长 T_1、长 T_2 异常信号改变，周围瘤组织信号不均。瘤内出血中游离的高铁血红蛋白（MHB）在 T_1 及 T_2 加权像均呈高信号。肿瘤血管结构丰富，有时可见流空的瘤内黑色血管影，且迂曲扩张。肾静脉癌栓示肾静脉流空效应消失，增粗的肾静脉内见与肿瘤一致的等 T_1 长 T_2 信号软组织肿块，侵及下腔静脉时，冠、矢状位可充分显示瘤栓的范围。注射 Gd-DTPA 后病灶有不同程度增强，但不如肾实质明显，肾癌的增强高峰在注药后 2 min 左右。增强有三种基本类型：①不规则边缘增强，伴有轻度不均匀中心增强。②不均匀斑片状增强。③轻微均匀性增强。肾癌的同侧肾内可出现转移灶。瘤体较大时可穿破肾包膜进入肾周间隙，病灶常位于肾筋膜内，肿瘤可侵及肾筋膜并可直接侵犯邻近组织器官。肾门、腹主动脉、下腔静脉旁可出现肿大淋巴结，并可有远处转移。囊性肾癌表现为不规则增厚的囊壁及出现壁内结节，或囊内分隔粗大，也可有囊内出血。

MRI 对判定肾癌的细胞学类型有一定帮助。透明细胞癌的癌细胞内含有较多的脂类、糖原和中性脂肪，故 T_1 值较短 T_2 值较长，MRI 信号较高；颗粒细胞癌含脂类物质少，可呈等、低或高信号。

2. 肾母细胞瘤

儿童期单侧肾脏类圆形实质性肿瘤，边缘清晰、光滑。通常肿瘤信号均匀，T_1 加权像呈等或低信号，T_2 加权像呈高信号。少数信号不均，在 T_1WI 上呈不均匀低信号为主，部分见有囊变呈斑片状更低信号，部分见有出血呈斑片状高信号。在 T_2WI 上多呈不均匀等信号并间有斑片高信号为主，少数以囊性变坏死为主的呈极不均匀高信号并间有更高信号，部分可见低信号的分隔。瘤体的假包膜在 T_2WI 多呈边界清楚的完整环状低信号，少数假包膜被破坏呈不全的环状低信号。增强后瘤体边缘部与假包膜明显强化，实质部呈不均匀斑片状中度强化或不规则的网隔状强化。肾窦受累时可见肾盂肾盏变形、移位、扩张或消失。

3. 肾脏肉瘤

瘤体边界大部分不清，在 T_2WI 小部分有假包膜呈线环状低信号。瘤内 T_1WI 呈不均匀等信号、略高信号为主，间有略低片状信号，T_2WI 呈不均匀略低或等信号为主，间有低信号与小斑片高信号。增强后瘤体轻度斑片状强化，程度低于肾组织，瘤内信号更显示不均匀，与肾癌增强后改变相仿，说明血供丰富。肾窦受侵时，上部肾盂肾盏扩张、变形、移位。

4. 肾盂癌

可分为局限型和浸润型两种，局限型表现为肾盂或肾盏扩大，肾盂（盏）中出现与尿液不一致的无蒂肿块影，T_1WI 可见肿块信号较尿液稍高，T_2WI 可见与皮质信号相等或呈略高信号。在注射 Gd-DTPA 后，尿液呈高信号，肿块显示更清楚。其周围脂肪信号有不同程度移位。浸润型表现为肿瘤向肾实质内呈偏心样浸润，侵及程度不一。T_1 加权像表现为 CMD 的局限性消失，可呈等信号或略低信号。肿块侵及肾盂和输尿管交界处可出现肾盂积水，但其信号较高，为等或短 T_1 信号，可能与局部蛋白增高或出血有关。肾门、腔静脉周围可出现肿大淋巴结，血管受侵可形成瘤栓。MRU 可显示肾盂输尿管积水程度，并显示肿瘤位置、大小及形态。

MRI 对肾盂肿瘤的主要诊断作用在于：MRI 可以判断常规的肾盂造影及增强 CT 出现的充盈缺损的性质，由于 MRI 的软组织分辨能力高于 CT，可发现 CT 上不易显示的等密度及低密度影；在肾癌分期方面 MRI 除可用于了解有无癌栓形成之外，由于其具有多平面直接成像的优点，对于了解肾癌与周围器官和结构的关系也有较大帮助。

5. 肾转移瘤

肾转移瘤常为多发性和双侧性，病变多位于肾皮质，常在包膜下，单肾髓质也可发生转移。瘤体多呈球形、椭圆形或不规则形。肾外形增大，表面可呈分叶状，瘤体类圆形，体积大小不等，多表现为等或长 T_1、长 T_2 信号结节影，局部 CMD 消失。

五、肾良性肿瘤

1. 肾血管平滑肌脂肪瘤

肾血管平滑肌脂肪瘤（AML）主要由平滑肌、血管和成熟脂肪组织构成，MRI 对脂肪组织敏感，AML 中脂肪组织在 T_1WI 呈明显高信号，T_2WI 呈中等或较高信号。在脂肪抑制扫描中，脂肪信号明显衰减，易于与其他短 T_1 病变如出血、黑色素瘤及小肾癌坏死区等鉴别。增强扫描肿瘤内血管平滑肌组织可明显强化，脂肪组织无强化。肾不典型血管平滑肌脂肪瘤的 MRI 表现具有多样性，无明显脂肪成分，病灶边界光整，T_2WI 病灶内可见与肌肉相似的稍低信号影，推测其病理基础可能是病灶内富含多核细胞或细胞分布密集。若 MR 梯度回波同反相位序列能检测到病灶内少量的脂质成分，可能有助于病变的定性诊断。肿块的囊变坏死区在 T_2WI 上为明显高信号，而在 T_1WI 上呈等、略低信号而非低信号，可能与肿块坏死后崩解的蛋白成分较多、水分较少有关。

2. 肾脏炎性假瘤

肾脏炎性假瘤是一种肾实质非特异性增生性炎性病变，MRI 显示肾实质内类圆形占位，边界清楚，突出肾轮廓外，T_1 加权像上呈混杂低信号，T_2 加权像上周围呈等信号，中央呈低信号，增强扫描不均匀强化，较正常肾组织信号稍低。

3. 肾脏血管瘤

肾脏血管瘤为先天性良性肿瘤。真性肾血管瘤多为海绵状，起源于血管内膜，呈芽状生长，将周围组织挤压成假性包膜，与外周血管没有支干相连。MRI 表现为长 T_1 等或略高质子密度、长 T_2 信号肿块，三者呈阶梯样改变，T_2 加权像常需调宽窗位观察。

4. 肾脏腺瘤

肾脏腺瘤可单发或多发，可发生在双侧，与肾细胞癌并存。一些腺瘤有中心瘢痕，组织学上为白色纤维组织。有人提出腺瘤诊断标准：有完整包膜；肿瘤直径 <3 cm；无坏死、出血及细胞蜕变；肿瘤局限于肾皮质，无转移。MRI 表现为 T_1 加权像为等信号，T_2 加权像为低信号。

5. 肾脏脂肪瘤

肾脏脂肪瘤起源于肾内的脂肪细胞，常有完整包膜。MRI 表现与血管平滑肌脂肪瘤类似，多为单侧，边界清晰，呈与脂肪一致的短 T_1 略长 T_2 信号，信号强度均匀，脂肪压缩序列呈低信号。分化好的脂肪肉瘤直径常大于 5 cm，分化差的脂肪瘤或肉瘤可表现为不规则的软组织肿块，无脂肪信号，脂肪抑制像为略高信号。

第二章

肾细胞癌

第一节　肾细胞癌的流行病学和病因学

一、流行病学

肾细胞癌（RCC）简称肾癌，是起源于肾实质泌尿小管上皮系统的恶性肿瘤，又称肾腺癌，简称为肾癌，占肾脏恶性肿瘤的80%~90%。RCC占成人恶性肿瘤的2%~3%。肾癌的组织病理类型最常见的为透明细胞癌，其次为乳头状肾细胞癌及嫌色细胞癌。在泌尿系统肿瘤中肾癌发病率仅次于前列腺腺癌和膀胱癌，占第三位。

世界范围内各国或各地区的发病率各不相同，总体上发达国家发病率高于发展中国家，城市地区高于农村地区，男性多于女性，男女患者比例约为2∶1，发病年龄可见于各年龄段，发病高峰在60~70岁。近几十年来，在大多数国家和地区肾癌的发病率都呈现持续增长趋势，包括北美、部分欧洲、亚洲、大洋洲及部分拉丁美洲，但肾癌的死亡率在发达国家趋于稳定或下降。

中国肿瘤登记年报的资料显示，从1988年至2014年我国肾癌的发病率为上升趋势。人口结构老龄化、生活方式西方化及早期筛查的推广可能是发病率增高的原因。2005年至2009年肾癌的发病率分别为3.96/10万、4.44/10万、4.64/10万、5.08/10万、4.5/10万。2018年2月，国家癌症中心发布了最新癌症数据，汇总了339家癌症登记点的数据，共覆盖中国2.8亿人群。数据显示，2014年中国肾癌发病率为4.99/10万，其中男性肾癌发病率为6.09/10万，女性肾癌发病率为3.84/10万。

综上所述，RCC流行病学具有以下特点：①发病率在各个国家及地区间存在巨大差异，发达国家的发病率普遍高于发展中国家。②男性发病率、死亡率明显高于女性，男女比例约为2∶1。③发病率、死亡率以及治疗后的生存率具有逐年增高的趋势，但以发病率的增高最明显，死亡率增加较缓慢，治疗后生存率稍有提高。④城市的发病率、死亡率明显高于农村地区。

二、病因学

肾癌的病因不清楚，大量的流行病学调查研究发现以下因素可能与肾癌发病有关。

（一）吸烟

多年的研究已证明吸烟是肾癌发病的高危因素。根据美国癌症研究学会（AACR）的统计，吸烟量越大，吸烟时间越长，肾癌发病风险越高，患病风险比值比（OR）= 1.4~2.4。调查研究发现，不仅吸烟增加肾癌发病风险（$OR = 1.35$），环境吸烟，尤其是在家或工作环境中被动吸烟同样增加肾癌发病风险。有20年以上家庭环境被动吸烟史与无家庭环境被动吸烟史比较，肾癌发病风险增加2.18倍；一生中有30 000 h以上暴露于环境吸烟，肾癌患病风险增加2.37倍。吸烟的肾癌患者与不吸烟的肾癌患者比死亡风险增加31%，与曾有吸烟史或不吸烟的肾癌患者比更易发生进展期肾癌。

（二）职业

一些职业，包括石油化工业工人、石棉工人、钢铁工人、印刷工人等长期暴露在工业环境，接触一些化学致癌物质，增加了肾癌患病的危险性。

（三）肥胖

越来越多的研究发现肥胖是肾癌的危险因素。肥胖程度一般用体重指数（BMI）来表示，体重指数增加，则患肾癌的危险性增加。肥胖增加肾癌风险的具体机制还未明，可能和肥胖增加雄性激素及雌性激素释放或脂肪细胞释放的一些细胞因子相关。

（四）遗传

肾癌分为散发性和家族性，与遗传相关的属家族性肾癌。家族性肾癌发病年龄早，易多发或为双侧肾癌。家族性肾癌分为三类：①常染色体显性型，染色体 3q 缺失、易位的非乳头状肾细胞癌。②林岛综合征（von Hippel-Lindau，VHL），肾癌占该病 28% ~45%。③常染色体显性型乳头状肾细胞癌。

VHL 基因位于 3 号染色体，它的突变和功能缺失导致体内多处发生良性和恶性肿瘤，包括肾细胞癌、肾囊肿、胰腺癌和囊肿、视网膜血管瘤、嗜铬细胞瘤、小脑和附睾等病变。

（五）高血压

近年来越来越多的研究发现高血压与肾癌的关系。高血压患者的肾癌相关风险在男性是 1.42 倍，女性为 1.58 倍。另外治疗高血压用药与肾癌发病密切相关，其中主要是利尿剂。

（六）其他

某些水中微量元素的含量过高可能与肾癌相关，早年报道（Berg，1972）水中铅含量与肾癌死亡率相关。Yuan Y（2010）报道水中砷含量过高与肾癌明显相关。在智利某地区饮水中砷含量明显过高，称为暴露区，与非暴露区比较，暴露区的肾癌发病率高 3.4 倍（1981—1985），饮水治理后降至 1.6 倍（1996—2000）。在暴露区出生或早年接触的年轻人（30 ~39 岁）肾癌风险明显增高（$RR = 7.1$）。有报道认为中药与肾脏慢性疾病和泌尿系肿瘤相关。Yang HY（2009 年）对台湾 1985—2004 年间所有中药工作者进行了随访研究，发现泌尿系肿瘤发病率显著高于其他人群，这可能与中药中含的某种成分相关，如马兜铃酸导致尿路上皮癌。

第二节　肾细胞癌的病理学

一、肾细胞癌的起源和分类

从定义上来说，所有的肾细胞癌均起源于肾小管上皮细胞。大多数肾细胞癌具有与正常近曲小管相同的超微特征如表面微绒毛、复杂细胞内连接等特征及相同的免疫表型如外源凝集素及其他细胞表面抗原阳性，尤其是透明细胞及乳头状肾细胞癌，其他组织学亚型的肾细胞癌可能起源于肾单位更远的部分。

2004 年版世界卫生组织（WHO）肾脏肿瘤病理分类在既往两版基础上增加了分子遗传学内容，提供了每类肾细胞癌的流行病学特点、临床特点和影像学情况、大体检查情况、组织病理学表现、免疫表型、分子遗传学和预后等相关信息，强调临床与病理的联系。取消了一些肾肿瘤的组织学类型如颗粒细胞癌和肉瘤样癌，因为根据组织学及超微结构的表现，颗粒细胞癌不是一个独立的类型，实际上可能是透明细胞肾细胞癌或乳头状肾细胞癌、集合管癌或嫌色细胞肾细胞癌的嗜酸性亚型；肉瘤样癌则为各类肾细胞癌分化差的表现。将组织学形态不能归入任何一种肾细胞癌的肿瘤称为未分类的肾细胞癌。根据肿瘤细胞形态的不同将乳头状肾细胞癌分为 1 型和 2 型二类，2 型预后较 1 型差。将集合管癌进一步分为 Bellini 集合管癌和肾髓质癌。增加了一些新的肾肿瘤组织学类型如多房囊性肾细胞癌、Xp11.2 易位/TFE3 基因融合性肾细胞癌、神经母细胞瘤相关性肾细胞癌、黏液小管状及梭形细胞癌等。单独描述了家族性肾细胞癌。

文献中不断有一些新的肾细胞癌类型出现，下面介绍 WHO 分类中各种肾细胞癌及一些新的肾细胞癌的组织学特点。

（一）常见的肾细胞癌

1. 透明细胞肾细胞癌

透明细胞肾细胞癌是肾细胞癌中最常见的类型，占所有肾细胞癌的60%～70%。以前曾因肿瘤细胞胞质丰富嗜酸而称为"肾颗粒细胞癌"，后来发现在其他类型的肾细胞癌中也能见到胞质丰富嗜酸的肿瘤细胞，因此现在认为过去诊断为"肾颗粒细胞癌"中大多数为Fuhrman分级较高的透明细胞肾细胞癌。

透明细胞肾细胞癌可发生于任何年龄的患者，且随着年龄增加发病率升高，高发年龄为50～70岁（中位55岁）。男女发病比为（1.5～2）∶1，在肥胖者、吸烟者及高血压性肾病者中发病率高。无症状肾细胞癌占33%～50%，10%～40%的患者出现副肿瘤综合征。

透明细胞肾细胞癌在双侧肾脏的发病率相等，<5%的病例可呈多中心性发生或累及双侧肾脏。病变多中心性、双侧发生且发病年龄小者应考虑可能为遗传性癌症综合征如VHL综合征。透明细胞肾细胞癌的细胞遗传学异常包括 $3p^-$、7^+、14^-、8^-、$5q^+$、12^+、13^-、$10q^+$，3号染色体的改变（$3p^-$）及VHL基因突变在散发性透明细胞肾细胞癌的病例中常见，大多数透明细胞肾细胞癌与VHL综合征无关。

肉眼观，透明细胞肾细胞癌主要位于肾皮质内，为孤立性球形结节，边缘圆凸，与周围肾组织界限清楚，推压肾组织形成假包膜，弥漫浸润肾脏者少见；切面实性，因癌细胞内富含脂质如胆固醇、中性脂肪及磷脂类而呈金黄色，常见坏死、出血及囊性变，所以常表现为金黄、黯红、灰黄等多种颜色，即"点彩状"，偶见钙化或骨化。肿瘤易侵犯肾静脉甚至下腔静脉。

显微镜下，癌细胞呈圆形或多角形，胞膜清楚，胞质丰富，胞质透明或呈嗜酸性颗粒状。如胞质内富含糖原或脂类，这些物质在常规制片过程中易被有机溶剂溶解，因此胞质透明；如胞质内含有丰富线粒体则呈嗜酸性颗粒状。肿瘤细胞的核圆形，大小一致，染色质细颗粒状，均匀分布。一般根据肿瘤细胞核的改变进行组织学分级。肿瘤细胞排列成密集的巢状和管囊状结构，其间为纤细的薄壁血管构成的网状间隔，这是透明细胞肾细胞癌的特征之一。2%～5%的透明细胞肾细胞癌可呈肉瘤样改变，此时癌细胞呈梭形，异型明显，核分裂象多见，可见瘤巨细胞，提示预后不良。肿瘤内可见大片出血坏死，间质内可见钙化、骨化或呈纤维黏液样。

一般来说，透明细胞肾细胞癌患者的预后较乳头状肾细胞癌或嫌色细胞肾细胞癌的预后差，5年、10年及15年生存率分别为68%、60%及54%。

2. 乳头状肾细胞癌

乳头状肾细胞癌（PRCC）约占肾细胞癌的15%，乳头状肾细胞癌患者可发生于任何年龄，多见于52～66岁，男女发病比约2∶1。就诊时约70%的病例处于Ⅰ期。

肉眼观，乳头状肾细胞癌为境界清楚的肿块，大小为2～18 cm（中位7 cm），常有假包膜，多位于肾两极。与其他类型的肾细胞癌相比，乳头状肾细胞癌累及双肾及多灶性发生更多见，约40%为多灶性。切面多呈灰红色，实性，出血、坏死、囊性变较常见。

显微镜下，乳头状肾细胞癌的肿瘤细胞排列成乳头状或小管状结构，乳头轴心为纤细血管组织，常见泡沫状组织细胞和胆固醇结晶。根据其细胞的形态，有两种组织学类型：①1型，肿瘤细胞较小，胞质稀少，核小，核仁不清楚，形态较一致。②2型，肿瘤细胞大，胞质丰富，嗜酸性，呈假复层排列，细胞核大，可见大核仁，核级高。

乳头状肾细胞癌预后较透明细胞肾细胞癌好，尤其是1型者，其5年、10年及15年生存率分别为88%、81%及80%。肿瘤中出现大片坏死及大量泡沫细胞提示预后较好；5%乳头状肾细胞癌有肉瘤样区域，提示预后不良。

3. 嫌色细胞肾细胞癌

嫌色细胞肾细胞癌（CRCC）约占肾细胞癌的5%。患者发病年龄27～86岁（平均60岁）。男女发病比大致相等，无特殊的症状和体征。

肉眼观，嫌色细胞肾细胞癌表现为肾皮质内界限清楚的实性肿块，大小不等，肿瘤最大径4～20 cm，表面略呈分叶状。新鲜标本切面褐色或淡棕色，甲醛溶液固定后呈浅灰色，质地均匀，可见坏死，但出血灶少见。

显微镜下，肿瘤细胞排列较紧密，呈实性片状，大片状的肿瘤细胞似 Mosaic 样结构。肿瘤细胞大，呈多角形，胞质丰富，苍白透明略呈网状，细胞膜非常清晰，似植物细胞（嫌色细胞），混杂有嗜酸性颗粒状胞质的较小的瘤细胞，肿瘤组织几乎为嗜酸细胞时称嗜酸性嫌色细胞肾细胞癌；细胞核染色深，核形不规则，常有皱褶，可见核周空晕，该表现为此型的特征之一，并可见双核细胞，核仁小；有时可见肉瘤样改变。间质内可出现灶性钙化，肿瘤细胞团间见宽厚的纤维间隔，间质血管大多为厚壁血管伴偏心性透明变性。

对于嫌色细胞肾细胞癌手术标本缺少上述特征的患者，辅助治疗是有效的，可成为治疗的对象。出现肉瘤样结构的肿瘤具有侵袭性，可发生转移。少数病例可出现淋巴结和远处转移（如肺、胰腺）。

（二）少见的肾细胞癌

1. Bellini 集合管癌

Bellini 集合管癌是指来源于 Bellini 集合管的恶性上皮性肿瘤。该肿瘤罕见，约占肾细胞癌的 1%。男女发病比约 2 : 1，中青年患者常见，发病年龄 13 ~ 83 岁（平均 55 岁）。患者多有症状，常表现为血尿、腹部肿块或间歇性季肋部/背部疼痛，也可出现低热、消瘦等。这些症状的出现是肿瘤生长快、早期出现转移的表现，就诊时 33% ~ 83% 有淋巴或远处转移，常转移至区域淋巴结、肺、肝、骨和肾上腺，14% ~ 33% 侵犯肾静脉或下腔静脉。

肉眼观，Bellini 集合管癌的肿块位于肾中心部分，肿块小则局限于肾髓质，肿块大则累及肾皮、髓质。肿瘤最大径 2.5 ~ 12 cm（平均约 5 cm）。切面实性，灰白色，质硬，常见坏死，出血少见，边界不规则，常侵犯肾周、肾窦脂肪组织及肾盂，有时肉眼即可见肿瘤侵犯肾静脉。

显微镜下，肿瘤由浸润性生长的不规则小管状及小管乳头状结构构成，也可出现紧密排列的乳头状、实性片状、微囊性和肉瘤样结构。肿瘤内常见明显的促结缔组织生成的间质反应及大量炎症细胞尤其是粒细胞的浸润。肿瘤细胞呈单层或多层覆于小管和乳头上，异型明显，胞质嗜酸，界限不清，可见鞋钉样细胞；核圆形，中央有一嗜酸性大核仁，核分级高，常为 Fuhrman 3 级及 4 级，常见核分裂象。肿瘤周围肾组织的集合管上皮细胞存在异型增生。

Bellini 集合管癌病程短、进展快、预后差，约 2/3 病例在诊断后 2 年内死亡。目前尚无标准的治疗措施，治疗仍以根治性肾切除为主，免疫治疗、化疗未发现有明显效果，因此对术后的辅助治疗尚无统一意见。

2. 肾髓质癌

肾髓质癌是罕见的肾恶性肿瘤，肿瘤位于肾髓质，几乎均伴有镰状红细胞，患者几乎均有临床症状，常见的是肉眼血尿，季肋部或腹部疼痛，肿块，体重下降，排尿困难；部分患者以转移癌如颈部或脑的肿块为第一表现就诊。

肾髓质癌大部分发生于右肾（>75%），位于肾中央，孤立性肿块，大小为 4 ~ 12 cm（平均 7 cm），边界不清。切面实性，灰白色，常伴出血、坏死。

显微镜下，浸润性生长的低分化肿瘤细胞呈实性片状分布，也可排列成条索状、网状、微囊、腺样囊性、肉瘤样及类似于卵黄囊瘤的结构，伴有明显的促结缔组织反应及慢性活动性炎症细胞浸润如较多的中性粒细胞、淋巴细胞、单核细胞浸润。肿瘤细胞胞质呈嗜酸性颗粒状，可见横纹肌样肿瘤细胞，细胞核多形性明显，可见突出的核仁。常见坏死。肿瘤内及邻近肾组织中镰状红细胞的存在是诊断该类肾癌的重要线索及依据。

目前认为其属于高侵袭性的肿瘤，95% 的患者诊断时已有转移，如转移到淋巴结（腹膜后及纵隔）、肺、肝、肾上腺、乳腺、骨及对侧肾脏，预后差，手术后的生存时间为 1 天 ~ 68 周（平均 18 周）。术后的辅助治疗方法疗效有限，总结文献中报道的 17 例肾髓质癌患者，化疗、生物治疗、放疗方案均不能改变肿瘤的总体进程，患者存活时间以周计算，生存期为 4 ~ 96 周。

3. Xp11.2 易位/TFE3 基因融合相关性肾癌

Xp11.2 易位/TFE3 基因融合相关性肾癌是一类具有染色体 Xp11.2 的不同易位、均产生 TFE3 基因融合的肾细胞癌，细胞遗传学的改变对诊断至关重要。

该肿瘤主要见于儿童和年轻人，约占儿童及年轻人肾细胞癌的1/3，年长者少见，男女发病比为1：2.5。但最近报道发病年龄可为22~78岁，女性占绝对多数（女：男＝22：6），临床意义不明，可能在成人中侵袭性高。多数患者出现血尿、腹痛、腹部肿块或发热，1/3患者无症状。目前尚无特异性影像学特征的报道。

肉眼观，Xp11.2易位/TFE3基因融合相关性肾癌位于肾实质内，多为单灶性肿块，较大，肿瘤最大径平均6~7 cm，切面边界清楚，可有纤维性假包膜，黄褐色或多彩状，类似于透明细胞肾细胞癌，常伴有出血、坏死及钙化。有时可见肾外浸润，甚至累及区域淋巴结。

显微镜下，肿瘤细胞呈乳头状、巢团状、腺泡状、小管状及实性片状排列，部分小管状结构中有嗜酸性浆液或红细胞；间质为纤维血管网，可见纤维化、透明变性、砂粒体、坏死及出血。肿瘤细胞大，胞质透明或呈嗜酸性颗粒状，可见胞质内透明小滴；核大，空泡状，核仁明显，核分裂象易见；部分肿瘤细胞胞质较少，透明或嗜酸性颗粒状，核染色均质。因染色体易位的不同，其显微镜下表现也有一定差异。

4. 神经母细胞瘤相关性肾细胞癌

文献报道儿童期（多<2岁）患有神经母细胞瘤，在经放疗和（或）化疗或少数未经治疗的患者，存活较长时间后发生肾细胞癌。据报道，这些患儿发生肾癌的风险可升高329倍。针对神经母细胞瘤的治疗可能是引起神经母细胞瘤相关性肾细胞癌的原因，但也有神经母细胞瘤患者未经治疗而发生肾细胞癌，或二者同时发生，提示其发病可能有更为复杂的机制。

发生肾细胞癌与神经母细胞瘤的间隔期为3~11.5年（平均9年），男女发病比相同，发病年龄5~14岁。

神经母细胞瘤相关性肾细胞癌常表现为双肾多灶性病灶，大小为3.5~8 cm。显微镜下肿瘤细胞呈乳头状、实性巢状或片状排列，多数肿瘤细胞大，胞质丰富，嗜酸或透明，少数胞质呈网状；细胞核不规则，大小不等，轻至中度异型，核仁易见，核分裂象可见。

本病文献报道较少，迄今为止，发现其预后与肿瘤分期和分级相关，可发生转移，如转移至肝、淋巴结、甲状腺、肾上腺和骨。

5. 黏液样小管状和梭形细胞癌

黏液样小管状和梭形细胞癌由Ordonez等于1996年首先报道，WHO分类中将其列为肾细胞癌的新亚型，目前的命名是一个描述性的诊断，即该肿瘤是一种具有黏液样间质、小管状结构和梭形细胞形态的肾细胞癌。以往曾将这种肿瘤诊断为低级别集合管癌、具有明显梭形细胞改变与Henle环相关的特殊的肾细胞癌、具有远端肾单位分化的低级别黏液样肾上皮肿瘤、低级别小管状黏液性肾肿瘤、梭形和立方形肾细胞癌等。其发病可能与肾结石相关。

黏液样小管状和梭形细胞癌发病年龄为17~82岁（平均53岁），男女发病比为1：40。临床上症状多不明显，常为偶然发现，少部分患者可有血尿、腰痛和腹部肿块等症状。

肉眼观，黏液样小管状和梭形细胞癌的肿块多局限于肾皮质或中央，大小为1~18 cm（多数2~4 cm），边界清楚，切面实性，灰白、灰褐或浅褐色，质地均匀，略有黏滑感，出血、坏死及囊性变很少见。

显微镜下，特征性的表现为具有小管状结构、梭形细胞和丰富的黏液样间质，即为其名称的再现。肿瘤细胞呈立方形及梭形，立方形细胞排列成紧密的小而狭长的小管状结构，这些小管可呈现弯曲及拉长的表现，其间为淡染黏液样间质；梭形细胞排列成条索状、束状、编织状，似间叶源性肿瘤如平滑肌肿瘤。肿瘤细胞核大小较一致，核级低。可见泡沫样组织细胞、淋巴细胞浸润及小的砂粒体，偶见坏死、实性小管状生长及高核级的区域。最近文献报道非经典型的黏液样小管状和梭形细胞癌，其间质黏液少，出现灶性乳头状结构；也可出现神经内分泌分化及肉瘤样变。

多数文献认为该肿瘤为低级别多形性肾上皮肿瘤，但近年来的报道中提及黏液样小管状和梭形细胞癌也有肉瘤样改变，提示其具有侵袭性的生物学行为，预后不佳。

6. 未分类的肾细胞癌

不属于前述各种亚型的肾细胞癌归为未分类的肾细胞癌，占肾细胞癌的3%~6%。由于这一类型的肿瘤表现和遗传学特点多样，因此不能有一个明确的定义，有时将无上皮成分的肉瘤样结构、产生黏液、混合性上皮和间质成分，以及不能识别组织学类型的肾细胞癌归入未分类的肾细胞癌。

（三）新的肾细胞癌

1. 管状囊性癌

WHO 肾肿瘤分类系统将 Bellini 集合管癌作为肾细胞癌的亚型，但因缺少分子和生化研究的有力支持，Bellini 集合管癌的存在仍存在争议。最初，集合管癌分为高级别和低级别肿瘤，肾髓质癌被认为是高级别集合管癌的特殊亚型（现被认为是肾细胞癌的特殊亚型）。低级别集合管癌包括黏液管状型和管状囊性型，目前黏液管状型被认为是黏液小管状和梭形细胞癌，成为肾细胞癌的一个亚型。2004 年的WHO 分类中没有单独列出管状囊性癌，而是将其归入未分类的肾细胞癌。

管状囊性癌发生于成人，发病年龄 30 ~ 94 岁，男女发病比为 7：10。患者多无症状，50% 为偶然发现。

肉眼观，管状囊性癌常为孤立性肿块，界限清楚，常无包膜，大小为 0.5 ~ 17 cm 不等（平均约4 cm）。切面呈灰白色海绵样。

显微镜下，管状囊性癌具有典型的组织学表现，所有肿瘤均由大小不等的密集小管和囊腔组成，囊腔最大径可达数毫米，纤维血管间质分隔囊腔及小管。小管和囊腔内衬的上皮细胞呈立方状到柱状，胞质嗜酸性或嗜双色性，核大，可见明显的核仁，常见鞋钉样细胞。肿瘤细胞无实性结构的区域，肿瘤内无促结缔组织增生或细胞丰富的卵巢样间质，无泡沫细胞、钙化球或含铁血黄素。

肾管状囊性癌的生物学行为尚不完全清楚，多数研究发现其为惰性肿瘤，但目前生物学行为不能完全预测，尤其是肿瘤内出现灶性透明细胞或乳头状改变时。

2. 与终末期肾病相关的肾癌

文献报道终末期肾病与肾肿瘤的发生有关，这些患者的肾细胞癌发生率高约 1.64%。与终末期肾病相关的肾肿瘤谱较广，透明细胞肾细胞癌、乳头状肾细胞癌、嫌色细胞肾细胞癌、集合管癌、管状囊性癌、血管平滑肌脂肪瘤、嗜酸细胞腺瘤及上皮间质混合性肿瘤均有报道，> 70% 患者一侧肾中出现多个肿瘤。

最近有研究报道两种与终末期肾病相关的肾癌：①与获得性囊性疾病相关的肾细胞癌，这种肿瘤细胞呈实性、腺泡样、囊性及乳头状排列，多量不规则的腔隙形成筛状结构，胞质丰富，嗜酸性，核圆形，有大核仁。②乳头状透明细胞肾细胞癌，这种肿瘤也可发生于相对正常的肾脏中，瘤细胞胞质丰富透明，核多形性小，多位于细胞的表面而不是基底。尚无与终末期肾病相关的乳头状透明细胞肾细胞癌的死亡病例报道；在相对正常的肾脏中的乳头状透明细胞肾细胞癌的患者报道较少，所有报道的病例均无复发或转移。

3. 滤泡性肾癌

滤泡性肾癌因具有类似于甲状腺滤泡性癌的滤泡性结构而得名。所有肿瘤均为偶然发现。肉眼观，肿瘤呈褐色，大小为 1.9 ~ 11.8 cm（中位 3 cm），有明显的假包膜，边界清楚，无肾外侵犯。显微镜下，肿瘤细胞呈微滤泡及大滤泡排列，每个肿瘤中 > 50% 的滤泡中有胶质样蛋白液体，细胞多形性小，可见核沟及核内假包涵体。肿瘤内无乳头结构或透明细胞成分。报道的所有病例仍在随访中，无瘤生存 6 ~ 84 个月。

4. 嗜酸细胞性乳头状肾细胞癌

大多数乳头状肾细胞癌根据细胞核有无假复层排列及胞质的嗜酸性而分为 1 型和 2 型，但有些乳头状肾细胞癌的肿瘤细胞胞质非常丰富，呈强嗜酸性，被称为嗜酸细胞性乳头状肾细胞癌。

肉眼观，肿瘤大小为 0.8 ~ 27 cm（平均 4.9 cm，中位 3 cm），边界清楚，切面棕色，常见出血。显微镜下，肿瘤细胞排列成乳头状及梁状，细胞胞质丰富强嗜酸性，核浆比小。核圆形，少数呈多形性，单层排列，无或偶见假复层排列，核多数位于腔侧，少数位于基底。核分级可为 1 级、2 级及 3级。可见泡沫样组织细胞、坏死及砂粒体。若肿瘤细胞呈实性结构，则根据泡沫样组织细胞、"流产型"乳头、坏死的存在及免疫组化特征而诊断该肿瘤。迄今为止对其预后所知有限，几乎所有报道的肿瘤诊断时均局限于肾内，29 例患者随访时间 3.5～144 个月，仅 2 例死亡，1 例复发。

（四）家族性肾细胞癌

多种家族性遗传性综合征可累及肾脏而发生肾细胞癌，其中大多数为癌基因的激活、抑癌基因的失活或基因的突变。家族性肾细胞癌的组织学形态与散发性肾细胞癌的各亚型相似，最终确诊需要基因检测。与散发性肾细胞癌相比，家族性肾细胞有以下特点：①比散发性病例的发病年龄小，甚至发生于婴幼儿期。②常双肾多灶性发生。③有各种综合征的其他表现。④有/无家族史。

二、病理分级

肾细胞癌的预后因素包括原发肿瘤的病理分期、淋巴结受累情况、核分级和组织学类型。核分级是肾细胞癌最重要预后因素之一，Fuhrman 分级法是最常用的分级方法，其 3 级和 4 级分级系统均被广泛应用。经典的 Fuhrman 分级为 4 级分级系统，1997 年 WHO 推荐将 Fuhrman 分级中的 1 级、2 级合并为 1 级即高分化、3 级为中分化、4 级为低分化或未分化。Fuhrman 分级系统对不同类型的肾细胞癌的预后价值不一，对透明细胞肾细胞癌的价值最高，Fuhrman 分级的 4 级或 3 级系统中不同级别之间的透明细胞肾细胞癌患者生存明显不同，但对其他类型肾细胞癌的预后价值仍有争议。

虽然文献介绍了各个级别核的大小标准，但在实际工作中不便测量，通常可通过观察 10 倍物镜下核的形态特征予以分级。

1 级：细胞核小（<10 μm），大小如成熟的淋巴细胞，深染，染色质增多，无核仁，染色质微细结构不清。

2 级：细胞核大小约 15 μm，"开放"染色质，细颗粒状，核仁不明显。

3 级：细胞核大小约 20 μm，"开放"染色质，粗颗粒，核仁易见。

4 级：细胞核 >20 μm，具有多形性，核染色质增多，有 1 个或多个大的核仁。

肿瘤分级应由肿瘤中细胞核最高分级决定，如果核级别高的细胞散在分布，可以忽略不计，但是如果每个高倍视野有几个高级别的核，则肿瘤的分级应按此分级。

在病理报告中，建议提供预后因子、组织学分级、淋巴管及血管的癌栓、残余肿瘤等内容。预后因子（部位特异性因子）包括浸润超过包膜进入脂肪或肾窦周围组织、静脉侵犯、肾上腺侵犯、Fuhrman 分级、肉瘤样变特征、组织学上肿瘤坏死；组织学分级要注明采用何种分级方法的肿瘤级别；有无淋巴管及血管的癌栓；治疗后有无残留肿瘤。为提供这些内容，病理科医师在取材时应注意以下内容：将肾脏对切固定一夜，然后切成 5～10 mm 的薄片以检测有无多灶肿瘤；不要在切开肿瘤前剥离包膜；将肿瘤与肾周脂肪一起取材以便发现小的包膜穿透灶；对部分肾切除标本取材时，至少对每一肾实质切缘取两块组织；对中央型肿瘤，至少取一块邻近的肾窦组织。

第三节　肾细胞癌的诊断与分期

一、临床表现

早期肾细胞癌（RCC）常无临床症状，常因健康查体或因其他疾病检查时经 B 超或 CT 而发现。因此在早期 RCC 的诊断上，体格检查十分重要。

既往将 RCC 患者出现的血尿、腰部或上腹部肿块和腰痛统称为"肾癌三联症"，曾被认为是 RCC 的典型临床表现。但有"肾癌三联症"表现的 RCC 患者不到 RCC 患者总数的 15%，这些患者诊断时往往为晚期。因由临床表现而就诊的 RCC 患者常常仅表现有其中的一个或两个症状，其中以血尿最为常见。

1. 血尿

临床上表现为肉眼全程血尿，可反复发作及自行缓解，初次血尿时患者常被忽视，但当间歇数天或数月后再次出现血尿，从而引起注意。血尿时可无其他不适，但血尿伴随血块引起输尿管梗阻时可出现腰部剧痛，或者出血量多时可伴有细长形的血条。RCC 出现血尿表明肿瘤已侵犯肾盏或肾盂，往往不是早期 RCC 的信号。

2. 腰部或上腹部肿块

腰部或上腹部肿块是 RCC 的另一常见症状，往往代表肾脏肿瘤较大或为巨大，但当患者体瘦时，部分肾下极肿瘤虽不大时但也可扪及。患者体检时腰部或上腹部肿块一般无压痛，质硬，表面尚光滑，可随呼吸活动，但当肿瘤固定，意味着肿瘤已侵犯邻近脏器或组织。

3. 腰部疼痛

较血尿和腰部或上腹部肿块少见，常为钝痛或坠痛，局限于上腹部或肾区，一般是由于肿瘤牵连肾被膜或瘤内出血所致，当肿瘤侵犯周围组织时常表现持续性疼痛，而侵犯腰椎或神经根时常为剧痛。

少部分患者临床上可有下肢水肿或男性左侧精索静脉曲张的表现，往往与上述症状伴随，是肾血管或腔静脉中瘤栓或肿瘤压迫左肾血管所致。

10%～40% 的 RCC 患者会出现副瘤综合征。副瘤综合征可能是 RCC 的早期表现或者是癌症复发的预兆。副瘤综合征的产生是由于肿瘤组织分泌的物质，或是体液因子在应答 RCC 时产生的物质或免疫系统的反应产物等。肾癌副瘤综合征可涉及几乎全身所有的器官系统，临床表现多样，主要表现为高血压、贫血、体重减轻、恶病质、发热、红细胞增多症、肝功能异常、高钙血症、高血糖、红细胞沉降率增快、神经肌肉病变、淀粉样变性、溢乳症、凝血机制异常等改变。

在 RCC 患者中，多达 1/3 病例其首发症状为发热、体重减轻和易疲劳，其中 20%～30% 患者的出现发热，而接近 2% 的 RCC 患者中发热是唯一的主诉。高钙血症是最常见的副瘤综合征之一，13%～20% 的患者会出现高钙血症，但高钙血症的出现和程度与肿瘤的级别和存活率没有明显的关系。临床上，高钙血症具有广泛的征兆和多器官系统受累的症状。患者的主诉可以是昏睡无力、恶心、疲劳、虚弱和便秘等。RCC 患者另外一个常见的副瘤综合征就是高血压。在年龄相关对照组高血压的发病率接近 20%，而在肾细胞癌患者中其发病率接近 40%，该高血压往往与低度恶性的透明细胞癌相关。

另外，在初诊的 RCC 患者中，大约有 30% 为转移性 RCC，其中部分患者的转移灶引起的症状是最初症状，通过检查后而发现是 RCC 转移。如骨转移引起疼痛、活动障碍或病理性骨折；肺转移后的咳嗽、咯血；脑转移的头痛、呕吐及视物模糊；皮下转移性结节等。而追问患者病史，肾脏局部可无明显症状。

二、影像学诊断

各种影像学检查可为肾肿瘤的临床诊断、评价 RCC 的临床分期、判断是否可选择手术治疗、决定手术方式及手术入路等提供重要的参考依据。中华泌尿外科学会制定的《肾细胞癌诊治指南》中推荐对怀疑有肾肿瘤的患者影像学诊断必须包括的检查项目有腹部超声波检查、胸部 X 线片、腹部 CT 平扫和增强扫描，其中腹部 CT 平扫和增强扫描及胸部 X 线片是术前临床分期的主要依据。其他影像学检查项目可根据医院的医疗设备条件、患者的临床表现和经济状况、RCC 的临床分期以及拟实施的术式等选择进行：①腹部 X 线平片（KUB）检查可显示腹部及盆腔一些实质性脏器的轮廓、肾脏及肋骨的位置等，可为开放性手术选择手术切口提供帮助。②对未行 CT 增强扫描，无法评价对侧肾功能者需进行核素肾图或静脉尿路造影（IVU）检查。③对碱性磷酸酶升高或有相应骨症状者需进行核素骨扫描检查。④对胸部 X 线片有可疑结节、临床分期 ≥Ⅲ期的 RCC 患者需进行胸部 CT 扫描检查。⑤对有头痛或相应神经系统症状患者需进行头部 CT、磁共振成像（MRI）扫描检查。⑥对肾功能不全、超声波检查或 CT 检查提示下腔静脉瘤栓患者需进行腹部 MRI 扫描检查。超声造影、多层螺旋 CT（MSCT）及 MRI 扫描主要用于肾肿瘤的诊断和鉴别诊断，对具备这些检查设备的医院以及具有良好经济条件的患者可选择这些检查项目。由于费用昂贵，正电子发射断层扫描（PET）检查主要用于发现远处转移病灶以及评定化疗或放疗的效果。

（一）超声检查

超声检查在健康人群查体中是发现肾脏肿瘤的主要手段，也是诊断肾肿瘤最常用的检查方法。传统的灰阶超声的回声可笼统反映出肿瘤内的组织学特点，大部分 RCC 的超声影像表现为低回声或等回声，少部分表现为高回声；肿瘤内有无回声区及周边有低回声声晕也被认为是判断恶性的指征。但有部分 RCC 不具备这些特点，需借助 CT 或 MRI 等进行鉴别诊断。超声检查诊断 RCC 的敏感性及特异性与肾肿瘤的大小密切相关，对 0~5 mm、5~10 mm、10~15 mm、15~20 mm、20~25 mm 与 25~30 mm 的肾肿瘤，超声与 CT 检出敏感性分别为 0% 与 47%、21% 与 60%、28% 与 75%、58% 与 100%、79% 与 100%、100% 与 100%。常规超声检查对肾脏小肿瘤的检出不如 CT 敏感，但在 10~35 mm 的病变中，超声与 CT 检查鉴别肿物为囊性或实性的准确率分别为 82% 与 80%。

良性肿瘤血管分支规则，排列有序，动脉分支由粗到细，有完整的内皮和肌层结构；而恶性肿瘤血管有大量不规则的分支，血管排列紊乱，呈放射状穿入肿瘤内，易成角，通常可见邻近血管间的连通。在血流动力学方面，恶性肿瘤血管存在动静脉交通；肿瘤内缝隙间压力可引起低速血流；动脉末端常常不是毛细血管网，而是畸形的盲端袋；内皮细胞间的缺口造成异常的渗出；血管壁的肌层发育不良，造成的血管收缩不良而形成不规则血流等也构成恶性肿瘤血流的特点。

近年来超声造影剂的研究取得进展，静脉内注射超声造影剂能提高血流的回声，增强多普勒信号，提高低速细小血流的检出，同时，谐波超声造影能显示肿瘤的微血管，进行肿瘤微血管的实时成像，为肾脏肿瘤的评估提供了新的平台。超声造影能够很好显示肾脏内各级血管分支、肾组织及其肿瘤外周或内部微小血管灌注情况，提高了肾脏肿块的良恶性鉴别诊断率，尤其对于囊性肾癌或囊肿内壁结节或囊肿恶变，其可明显改善普通彩超偏低的血流显示率，从而明确诊断，并增加了超声与病理诊断的符合率。

注射超声造影剂后，良、恶性肿瘤内血流显示都相应增强，但增强程度和持续时间有显著差异，恶性肿瘤血流显像增强程度明显高于良性肿瘤，造影剂廓清也较良性肿瘤快，可根据这些特点来判断肿物的良恶性。超声造影在肾囊肿、脓肿等良性病灶中无血流信号增强；在胚胎性肾腺瘤、错构瘤表现为在动脉相明显增强，延迟相明显消退。RCC 和肾错构瘤彩色血流都可增强，但 RCC 增强程度较肾错构瘤高，且消退快。RCC 假包膜在灰阶超声上显示为肿瘤周围的低回声晕，而在谐波超声造影后显示为肿瘤周围的缓慢增强带。对碘过敏及肾功能不全的患者也可通过超声造影检查获得满意的肾脏增强扫描结果。

（二）腹部 CT 检查

腹部 CT 平扫加增强扫描检查对肾肿瘤诊断的准确率及对分期判定的准确率达 90%~95%，是最主要的诊断手段。典型肾肿瘤位于肾实质内，呈局限外凸性生长，绝大部分呈圆形，椭圆形、可有分叶，增强前呈等密度、高密度或低密度，边缘不清楚；肿块较小时密度均匀，肿块大时常伴出血、坏死，密度不均匀。增强后，在动脉早期肿瘤周围及边缘可见迂曲的肿瘤血管，呈结节、弧状或条状；在实质期大部分肿瘤有中至高度强化，密度不均匀增高。少部分肿瘤可增强不明显或不增强。

多层螺旋 CT（MSCT）可在不影响影图像质量的前提下在任意平面重组图像，且通过多平面重建（MPR）、最大密度投影（MIP）及容积重建（VR）技术等重建方式清楚显示肾脏动脉及其分支、肾静脉及下腔静脉的情况，可增加囊性肾癌的分隔、结节的强化等恶性特征的检出率。

（三）磁共振成像

磁共振成像（MRI）检查对肾肿瘤分期的判定的准确性略优于 CT，特别在静脉瘤栓大小、范围的判定方面。MRI 的对比分辨力高于 CT，不需对比剂即可将血液与栓子区分开来。超高场强（大于 2.0T）磁共振设备的应用，使图像信噪比及成像速度有了很大提高。梯度回波（GRE）、平面回波成像（EPI）技术的发展及新的快速扫描序列的开发应用，使 MRI 图像单层成像时间甚至达亚秒级水平（10~50 帧图像/秒），大大减少了脏器的运动伪影。并行采集技术的开发和多通道线圈的应用，大幅度缩短了 MRI 扫描时间，而且没有降低其图像空间分辨能力。扫描时大矩阵和小视野相结合，并薄层采样，使 MRI 图像的空间分辨率有相当的改善。

1. 磁共振血管成像

随着新的磁共振血管成像（MRA）专用快速成像序列的开发，数据采集填充方式的改进及半自动、自动探测血管峰药浓度软件的出现，使简单、准确、有效地获得高质量的肾血管影像成为可能。有研究显示 MRA 与数字减影血管造影（DSA）对肾动脉主干的显示无差异，与手术所见符合率为 92.5%，有很好的一致性，对肾动脉分支显示的特异性为 100%，对肾动脉狭窄、肾动脉瘤及肾动静脉畸形的诊断及肾功能的评价都有重要作用。

2. 弥散加权成像

弥散是指分子的不规则随机运动，弥散加权成像（DWI）主要是检测分子的随机微小运动，在临床应用中，它主要反映组织内水分子的运动，是目前唯一能在活体上进行水分子扩散测量的成像方法。病理状态下，病变组织中水分子弥散发生改变，DWI 表现为信号异常。因为 DWI 受很多因素的影响，实际工作中常用表观扩散系数（ADC）值来量化 DWI 上观察到的组织扩散情况。肾脏是人体最重要的器官之一，水的转运是肾脏的主要功能，因而它是 DWI 研究价值较大的脏器。DWI 及 ADC 值能评价肾功能，可以鉴别结核性脓肾与肾积水，还可在合并肾积水的结核性脓肾中较为准确地分辨积脓灶与积水灶，对临床治疗方案的选择有很大的价值。

3. 磁共振灌注成像

组织或器官的微循环血流动力学状态称为灌注，反映灌注状态的成像称为灌注成像。磁共振灌注成像（PWI）是将组织毛细血管水平的血流灌注情况，通过磁共振成像方式显示出来，从磁共振的角度评估组织或器官的活力及功能。目前研究肾脏灌注的方法根据对比剂的来源不同分为两类：外源性对比剂灌注成像和内源性对比剂灌注成像。前者是将顺磁性对比剂注入体内产生对比成像，而后者是利用体内自身物质通过特殊序列成像产生对比，以前者常用。PWI 对肾血管性疾病，尿路梗阻及肾移植供体肾和移植前、后受体的肾功能评价，小肾癌的检出和定性及对囊性肾癌、RCC 伴出血病例与良性囊性病变、多房囊性肾瘤的鉴别有较大价值。

4. 磁共振波谱分析

磁共振波谱分析（MRS）是在 20 世纪 80 年代初期发展起来的一种利用磁共振现象和化学位移作用对一系列特定原子核及其化合物进行分析的方法。能够从生化代谢水平反映组织和器官的功能信息。

5. 新型对比剂

由于常用的 MRI 对比剂为低分子量对比剂，通过肾脏时既不被肾小管分泌又不被重吸收，完全由肾小球滤过，而且颗粒小，易扩散入组织间隙，浓度与测得的信号强度之间关系复杂，对提供的肾脏功能信息有限。新一代的大分子 MRI 对比剂及氧化铁颗粒则能提供更多的肾脏功能信息。

钆连接的白蛋白能发现肾移植后蛋白尿的起源及周期性蛋白尿的发生位置；钆连接的枝状晶体的摄取能反映外髓部近曲小管的损伤；超小顺磁性氧化铁颗粒（USPIO）则能显示出肾脏内炎性改变的位置。目前，此类对比剂尚未广泛应用于人体，研究数据大部分来自动物实验，但随着此类对比剂临床上的广泛应用，对肾脏功能及器质性疾病的评价将提供更多有益的帮助。

6. 介入磁共振成像技术

随着开放式 MR 设备和特殊线圈的开发及应用，融合介入治疗与 MR 技术为一体的介入 MRI，可在任意平面显示病变，软组织分辨率高且对患者及医生均无 X 线辐射危害。其内容主要包括 MR 引导下非血管介入（经皮活检、肿瘤消融等）、血管介入以及微创术中 MR 导航系统等方面的应用。目前，介入 MR 在肾脏病变诊断及治疗中的文献报道逐渐增多，临床应用主要集中在 MR 引导的经皮射频消融、冷冻治疗、激光消融及 MR 引导的肾动脉栓塞等研究中。

MSCT 和 MRI 在 RCC 临床分期中的价值相似。MSCT 具有高的空间分辨力，显示静脉内微小癌栓时，其敏感度高于 MRI。但 MSCT 平扫无法区分血液和栓子的密度差别，对栓子的显示需行增强扫描。当癌栓阻塞、肿瘤或淋巴结增大压迫阻碍了对比剂流入时，MSCT 无法准确显示腔静脉癌栓的上缘范围，影响了分期的准确性。多层螺旋 CT 血管造影（MSCTA）和对比剂增强磁共振血管成像（CE-MRA）可以准确评价肾血管的数目、走行以及肿瘤与其周围动脉分支的毗邻关系。MSCT 尿路成像能够获得类似于逆行肾盂造影的影像，可更加直观地显示肿瘤与集合系统的关系。

（四）正电子发射断层扫描

正电子发射断层扫描（PET）和 PET/CT 也可用于 RCC 的诊断、分期和鉴别诊断。但由于 RCC 血运较丰富，肿瘤组织缺氧较轻，细胞膜葡萄糖转运体-1（GLUT-1）表达较低，线粒体内己糖激酶活性较低，肿瘤组织葡萄糖代谢水平相对较低。此外肾细胞癌组织内 6-PO4-脱氧葡萄糖（FDG-6-PO4）分解酶过高，可导致肿瘤组织摄取 FDG 较低或不摄取，加之静脉注射[18]氟（[18]F）标记脱氧葡萄糖（[18]F-FDG）后约 50% 未经代谢直接由肾脏排泄，FDG 不被肾小管重吸收，放射性药物浓聚在肾集合系统，影响肾脏病变的显示。因此多组研究表明[18]F-FDG PET 对肾脏原发肿瘤的诊断准确度不如 CT，但对 RCC 的淋巴结转移和远处转移要优于 CT、MRI、超声、X 线片及骨显像等其他传统影像检查方法，且转移淋巴结很少出现假阴性。

（五）肾动脉造影

肾动脉造影在无 CT、MRI 设备时对 RCC 的诊断帮助较大，可反映肿瘤血管的分布情况，帮助肾肿瘤的诊断和鉴别诊断，但 20%～25% 的 RCC 在肾血管造影中无肿瘤血管显像，不能依据血管显像结果诊断为 RCC，其中有一部分 RCC 病例在肾血管造影中无肿瘤血管显像，但在 CT 增强扫描中仍有肿瘤强化现象。与 B 超、CT 和 MRI 相比，目前肾血管造影检查诊断 RCC 的准确性并无明显优势，故认为肾血管造影检查诊断肾肿瘤的价值有限。而且肾血管造影为有创检查，有一定的并发症发生率，所以中华泌尿外科学会制定的《肾细胞癌诊治指南》中不推荐血管造影检查作为 RCC 诊断的常规检查项目。但对须行姑息性肾动脉栓塞治疗或保留肾单位手术前需了解肾血管分布及肿瘤血管情况者可选择肾血管造影检查。

三、穿刺细胞学及病理诊断

在肾肿瘤的诊断中，穿刺活检行细胞学或病理检查的假阴性率为 15%，假阳性率 2.5%。穿刺活检的并发症发生率 < 5%，包括出血、感染、动静脉瘘和气胸，此外穿刺针道肿瘤种植率 <0.01%，穿刺活检死亡率 < 0.031%。CT 和 MRI 诊断肾肿瘤的准确性高达 95% 以上，而穿刺活检的敏感性及特异性为 80%～95%，穿刺活检约有 17.5% 的误诊率（假阴性和假阳性率），此外须考虑穿刺活检可能带来的并发症，甚至是严重并发症等问题。CT 和 MRI 诊断肾肿瘤存在较大困难的往往是小肿瘤，而对此类患者可以考虑选择保留肾单位的手术或定期随诊观察，通过保留肾单位手术即可达到明确诊断目的，也可通过外科手术达到治疗目的，通过定期随访，对比影像学检查的结果也可以帮助明确诊断。所以中华医学会泌尿外科学分会制定的《肾细胞癌诊治指南》中认为肾穿刺活检对 RCC 的诊断价值有限，不推荐作为 RCC 患者的常规检查项目。对影像学诊断难以判定性质的小肿瘤患者，可以选择行保留肾单位手术或定期（1～3 个月）随诊检查。对不能手术治疗的晚期肾肿瘤须行化疗或其他治疗的患者，治疗前为明确诊断，可选择肾穿刺活检获取病理诊断。

四、鉴别诊断

1. 肾囊肿

在 RCC 的诊断当中，需要注意跟一些肾脏占位性病变进行鉴别，最常见的为肾囊肿。单纯的肾囊肿在临床上常见，其诊断并不难，最敏感的手段是 B 超检测，可以清晰显示肾脏无回声的肿物，肿物壁薄光滑，内部回声均匀。但当囊液不均匀或囊壁不光滑时，需要 CT 或 MRI 等检查。

2. 肾嗜酸细胞瘤

肾嗜酸细胞瘤是比较罕见的肾脏良性肿瘤，常无明显症状。临床上肿瘤往往较大，CT 上能够看到肿瘤内部有星状的瘢痕，是其典型的特征，该肿瘤常无明显的出血和坏死，可作为鉴别诊断的依据。

3. 肾血管平滑肌脂肪瘤

肾血管平滑肌脂肪瘤是临床上最为常见的肾脏良性肿瘤。肾血管平滑肌脂肪瘤的典型特点是 B 超表现为肾脏强回声的肿物，CT 上为低密度肿瘤，CT 密度为负值，可通过这些特点而作出诊断。但有少部分血管平滑肌脂肪瘤，含脂肪成分很少，在 B 超或者 CT 上的特点不明，易误诊为 RCC，其诊断上存在困难，往往需要结合 B 超、CT 及核磁等来综合分析。

五、临床及病理分期

（一）2002 年美国癌症联合委员会（AJCC）TNM 分期

RCC 的临床分期主要依赖于体格检查和影像学诊断。其临床分期推荐采用 2002 年 AJCC 的 TNM 分期。病理分期中评价 N 分期时，要求所检测淋巴结数目至少应包括 8 个被切除的淋巴结，如果淋巴结病理检查结果均为阴性或仅有 1 个阳性，被检测淋巴结数目 <8 个，则不能评价为 N_0 或 N_1。但如果病理确定淋巴结转移数目 ≥2 个，N 分期不受检测淋巴结数目的影响，确定为 N_2。

（二）2010 年 AJCC TNM 分期

病理分期是肾细胞癌最重要的预后指标，也是临床制订术后治疗方案的重要依据，目前由 WHO、AJCC 和国际抗癌协会（UICC）推荐使用的是 TNM 分期（T 代表肿瘤，N 代表淋巴结，M 代表转移），2009 年修订成第 7 版，2010 年 1 月 1 日开始使用。与 2002 年第 6 版分期相比，有一些改动，包括：①T_2 病变分为 T_{2a}（ >7 cm 但≤10 cm）及 T_{2b}（ >10 cm）。②肿瘤直接连续侵犯同侧肾上腺归为 T_4，如肿瘤非直接连续侵犯同侧肾上腺则归为 M_1。③淋巴结的侵犯简化为 N_0 及 N_1。

根据原发肿瘤的大小及侵犯范围、有无区域淋巴结受累、有无远处转移进行如下分期：

T（原发肿瘤）

T_x：原发肿瘤无法评估

T_0：无原发肿瘤的证据

T_1：肿瘤局限于肾脏内，最大径≤7 cm

T_{1a}：肿瘤局限于肾脏内，最大径≤4 cm

T_{1b}：肿瘤局限于肾脏内，最大径 >4 cm≤7 cm

T_2：肿瘤局限于肾脏内，最大径 >7 cm

T_{2a}：肿瘤局限于肾脏内，最大径 >7 cm≤10 cm

T_{2b}：肿瘤局限于肾脏内，最大径 >10 cm

T_3：肿瘤侵入大静脉或肾周组织但未侵入同侧肾上腺，未超过杰氏（Gerota）筋膜

T_{3a}：肿瘤大体上侵入肾静脉或其分支（静脉壁有平滑肌的分支），或肿瘤浸润肾周及（或）肾窦脂肪但未超过 Gerota 筋膜

T_{3b}：肿瘤大体上侵入横膈下的腔静脉

T_{3c}：肿瘤大体上侵入横膈上的腔静脉或侵犯腔静脉的管壁

T_4：肿瘤侵犯超过 Gerota 筋膜（包括连续地浸润同侧肾上腺）

N（区域淋巴结）：指肾门、腔静脉、主动脉腔静脉间、主动脉等部位淋巴结

N_x：区域淋巴结无法评估

N_0：无区域淋巴结转移

N_1：区域淋巴结转移

M（远处转移）：包括骨、肝、肺、脑及远处淋巴结等部位的转移

M_0：无远处转移（如无病理 M_0，则用临床 M 来完成分期组）

M_1：远处转移

（三）静脉瘤栓分型

RCC 侵入肾静脉并延伸至下腔静脉在临床上并不少见。RCC 下腔静脉瘤栓的发生率为 4%~19%，其中 0.3%~1.0% 的瘤栓可扩展至右心房。

根据静脉瘤栓的长度范围将静脉瘤栓分为不同级别或类型，目前尚无统一的分类方法。美国 Mayo 医学中心将其分为五级：0 级，瘤栓局限在肾静脉内；Ⅰ级，瘤栓顶端距肾静脉开口处≤2 cm；Ⅱ级，

瘤栓位于肝静脉水平以下的下腔静脉内，瘤栓顶端距肾静脉开口处 >2 cm；Ⅲ级，瘤栓在肝内下腔静脉，膈肌以下；Ⅳ级（肝上型），瘤栓位于膈肌以上下腔静脉内。中华医学会泌尿外科学分会制定的《肾细胞癌诊治指南》推荐采用美国 Mayo 医学中心的五级分类法。

随着瘤栓分级的提高，手术难度及手术危险性、死亡率明显上升。但下腔静脉瘤栓最有效的方法是手术切除，手术方式应根据分级的不同选择下腔静脉壁切开取栓、下腔静脉部分切除及体外循环下行下腔静脉瘤栓取出术。文献报道手术死亡率为 6%~9%。对于仅表现为肾或下腔静脉瘤栓、无淋巴结转移和全身转移的 RCC 患者，在根治性肾切除术的同时行下腔静脉瘤栓取出术后 5 年生存率可达 54%~68%。

第四节　肾细胞癌外科治疗

一、开放性手术治疗

（一）概述

在肾癌患者的治疗中，手术切除仍是治疗临床局限性肾细胞癌唯一有效的治疗手段。手术的选择包括根治性肾切除术和保留肾单位手术等。经典根治性肾切除术的范围包括肾脏及肾周筋膜、肾周脂肪、区域淋巴结及同侧肾上腺。现在认为根治性肾癌手术中进行淋巴结清扫并不具有治疗意义，也就是说它并不能够提高肾癌患者手术后的生存率，但能够对患者手术治疗后的预后提供确切而重要的信息。因为肾脏有丰富的动静脉血供和淋巴系统，目前的检查手段没有发现有局部或远处转移的肾脏肿瘤患者，有的实际上已经有了一些微小的肿瘤细胞经血运和淋巴途径发生了转移，所以即便对这些患者进行淋巴结清扫，最终仍会发生肿瘤远处转移。

在进行根治性肾切除术时，同侧肾上腺仅在肾上极巨大肿瘤或 CT 显示肾上腺异常时才需要进行切除。当肿瘤侵犯至下腔静脉时，根治性肾切除术是首选的治疗方法。大约有一半的肾肿瘤伴发下腔静脉癌栓的患者经过手术取出癌栓后能够获得长期生存。切除下腔静脉或心房内癌栓通常需要心血管外科医生的帮助并使用静脉—静脉或心肺旁路，伴或不伴循环暂停技术。因为治疗肾脏肿瘤伴下腔静脉癌栓的死亡率接近 10%，这取决于原发肿瘤的局部侵犯程度和下腔静脉的受累水平，所以切除下腔静脉或心房内肾肿瘤癌栓的患者必须由经验丰富的治疗团队进行手术。

保留肾单位手术过去仅适用于那些根治性肾切除术后会导致功能性无肾、必须透析的患者。这部分肾细胞癌包括孤立肾、对侧肾脏肾功能不全、双侧同时发生肾细胞癌的患者。然而随着外科手术技巧的不断改进，目前对临床病理分期为 T_{1a} 和 T_{1b} 期（最大径≤7 cm）、对侧肾功能正常的患者进行保留肾单位的手术日益增多，而且治疗效果与根治术相似。保留肾单位手术最适合那些位于肾脏上、下极或边缘的肿瘤。遗传型肾细胞癌的患者，如 VHL 病，也可考虑采用保留肾单位的手术进行治疗。全身条件良好的临床病理分期为Ⅰ~Ⅲ期的患者应该接受手术治疗。然而，对于那些老年或体弱患者如果肿瘤较小，可以考虑选择严密随访观察或接受最新的微创能量消融技术，如射频消融或冷冻消融。

临床病理分期是Ⅰ期、Ⅱ期、Ⅲ期和Ⅳ期的肾细胞癌患者，5 年生存率分别为 96%、82%、64% 和 23%。

（二）术前准备

对于肾脏手术的患者，手术前的准备是十分重要的。这不仅对保证肾脏手术治疗成功，而且对患者手术后的恢复，以及获得良好的手术治疗效果都是必需的。

1. 心肺功能检查以及改善心肺功能

肾脏手术无论采用哪种手术入路，都会对呼吸和心血管系统功能造成影响，术中及术后会引起肾脏手术患者的早期肺活量降低、静脉回流障碍及回心血量的减少。所以手术前应该详细询问患者有无心肺疾病史，进行心电图检查以及胸片、肺功能检查，必要时对患者进行血气分析，禁止吸烟并进行呼吸功能的锻炼。有高血压、冠心病、肺部感染、肺气肿及支气管哮喘的患者，手术前应该给予适当的治疗以改善病情，从而使患者能够更好地耐受手术。

2. 改善全身状况

手术前注意营养的补充。对一般肾脏手术，术前不必输血，但对严重贫血及营养不良的患者可以输全血或其他静脉营养物质，等待其全身情况改善后再施行手术。手术方案中估计手术复杂，手术时间较长时术前应该给予配血。可以参考体能状态评分标准来对手术患者进行全身情况的评估。

3. 进行血小板以及凝血功能检查

有过量饮酒习惯或长期服用某些药物，例如阿司匹林等，可能会影响患者的凝血功能；女性患者如处于月经期，应该予以适当的处理以改善手术患者的凝血功能。

4. 对中老年患者

应该注意有无糖尿病，并且检查血常规、尿糖。有糖尿病病史的患者手术前应该控制血糖在 10 mmol/L 左右。

5. 详细了解病侧和对侧尿路情况具体包括肾脏、输尿管和膀胱的形态，病变和功能

除尿液分析和一般的肾功能检查外，应摄尿路平片，进行静脉尿路造影，必要时进行膀胱镜检查和逆行尿路造影。其他影像学检查如 B 超、CT、MRI 等可以提供重要的诊断依据，特别是对肾脏占位性病变的诊断、鉴别诊断及了解肾脏肿瘤与周围器官的关系等能够提供很多有价值的信息，有利于患者手术方案的制订。

6. 改善肾功能，纠正水和电解质紊乱

对侧肾脏疾病，例如双肾结石以及双侧上尿路梗阻性疾病，孤立肾有病变者，可能表现出不同程度的肾功能障碍以及水、电解质紊乱，应该在手术前予以纠正。尿路梗阻导致的肾功能明显障碍患者，可先行肾脏引流术，等肾功能改善后再对患肾进行手术治疗。

7. 对于肾脏恶性肿瘤的患者

在手术前进行肾动脉造影术以了解肿瘤的动脉血供和与周围器官和组织的关系等，为手术方式的确定提供有价值的信息。但目前由于影像学检查技术的进步，许多辅助检查如 MRI 水成像等，可以代替肾动脉造影的功能。如果是巨大肾肿瘤患者可以考虑在手术前 1~3 d 施行肾动脉栓塞术，以利于手术治疗。

8. 控制感染

对怀疑或已经肯定有尿路感染的患者，在手术前必须进行尿液细菌学检查。尿路结核患者手术前应该有一定时期的抗结核治疗，非特异性尿路感染应该根据病原菌的种类给予有效的抗生素及化学药物治疗，一般应在急性感染控制后再进行手术。慢性感染也应该在手术前给予有效的抗生素治疗，以防止感染扩散。如是梗阻合并感染，单独应用结抗生素治疗不能有效控制感染时，应该先行肾脏引流手术，等待炎症好转后，再进行手术治疗。

9. 靶向治疗在肾癌手术治疗前的应用

晚期肾癌的治疗，一直困扰着临床医生。众所周知，治疗肾癌主要是通过手术，它对化疗或激素疗法一般不敏感，虽然白介素-2 和干扰素可以使肿瘤缩小，但只有 10%~20% 的患者对这些药物有反应，而且不良反应比较严重，患者平均生存期仅为 10 个月。随着肿瘤基因学研究的不断深入，使人们对RCC 的基因治疗有了更进一步的认识。肿瘤细胞无限制增长和新生血管的形成是肿瘤生长过程中的两个关键因素，靶向治疗药物——索拉非尼可通过双重作用机制，不但干扰肿瘤细胞分裂的信号系统，而且抑制肿瘤新生血管的形成，"切断"肿瘤的营养供给，从而成为治疗无法切除的晚期 RCC 新的治疗靶点，给已经基本无药可治的晚期肾癌患者提供了一线生机。美国临床肿瘤学会（ASCO）在 2006 年年会发表的研究结果显示，使用"索拉非尼"的晚期肾细胞癌患者的无进展生存期比使用安慰剂组延长 1 倍，总体生存时间也有显著延长。国内在晚期肾癌靶向治疗方面也取得了丰富的经验。

（三）手术方法

对体能状态良好、低危险因素的肾脏肿瘤患者应首选外科手术治疗。

1. 保留肾单位的手术

近年来，随着手术技巧不断完善，一些新的诊断技术在临床上的普及使一些早期的无症状肾癌在 B

超、CT 及 MRI 等常规检查中被发现，这种肿瘤只需要施行保留肾单位的手术，尤其是那些肿瘤位置表浅者更容易施行该手术。临床报道对上述患者施行保留肾单位的肿瘤切除手术，随访结果发现这些患者的保留肾单位手术后的生存率与根治性手术后的生存率相比较没有显著差异。

（1）诊断：对那些将要接受保留肾单位手术的肾癌患者，在手术前要进行系统性的评估，其中包括详细的过去史的询问和系统的体格检查、实验室检查和辅助检查等。实验室检查包括肾功能、肝功能、血常规和尿常规等。辅助检查包括胸片、腹部 CT 等。根据患者的病情可以选择骨扫描、胸腔和头颅 CT 等检查以排除肾癌是否有远处和局部转移。

保留肾单位手术比肾癌根治术需要更加详细地了解肾脏的临床局部解剖和肿瘤局部情况。动脉造影对了解肿瘤的动脉血供、正常肾组织的动脉血供和选择哪种手术方式、手术切除范围等有一定帮助。对那些较大的生长在肾脏中心位置的肿瘤进行选择性肾脏静脉造影，可以发现肾内静脉中是否有癌栓，以及保留肾单位手术后剩余的肾脏是否有足够的静脉系统进行静脉回流等。

目前由于螺旋 CT 和计算机技术越来越多地应用于临床，使临床医师能够得到肾脏任何平面的血管和软组织的 3D 影像图，通过计算机图像处理后能够得到清晰的肾脏血管、肿瘤瘤灶和周围正常肾脏组织之间关系的图像，能够很好地指导临床医师制订手术方案。

（2）手术指征：保留肾单位手术的肾实质切除范围应该是至少距离肿瘤边缘 0.5～1.0 cm，对散发性肾癌的患者不主张采用肿瘤剜除术来治疗。在手术中对肉眼观察手术切缘有完整正常肾脏组织包绕的病例，手术中不必常规进行切缘组织冷冻病理学检查。保留肾单位手术可以通过开放性手术或腹腔镜手术进行。保留肾单位手术后局部复发率为 0～10%，而肿瘤直径≤4 cm 的手术后局部复发率为 0～3%。保留肾单位手术的死亡率为 1%～2%。

（3）手术适应证。

1）保留肾单位手术的绝对适应证：肾癌发生于解剖性或功能性的孤立肾患者，如果接受根治性肾切除治疗将会导致肾功能不全或尿毒症，例如先天性孤立肾，对侧肾功能不全或无功能及双侧肾癌等。

2）保留肾单位手术的相对适应证：肾癌患者的对侧肾脏存在某些良性疾病，如肾结石、慢性肾盂肾炎或其他可能导致肾功能恶化的全身性疾病（如高血压、糖尿病、肾动脉狭窄等）的患者。

3）保留肾单位手术的可选择适应证：保留肾单位手术的绝对适应证和相对适应证的选择对肿瘤大小没有具体限定。保留肾单位手术的可选择适应证：对那些临床分期 T_{1a} 期（肿瘤≤4 cm），肿瘤位于肾脏周边，单发的无症状性肾癌，对侧肾功能正常的肾癌患者可以考虑给予保留肾单位手术的治疗。

（4）手术方法、肿瘤切除范围、手术技巧：手术一般采用第 11 或第 12 肋下切口。对那些特别大的肾癌或肾脏上极的肿瘤建议采用胸腹联合切口，根据经验对肾动脉进行部分开放可以控制肾创面的出血。

1）肾极切除术：①充分游离肾脏，用心耳钳或门静脉钳阻断肾蒂，用盐水冰屑外敷肾脏，作局部低温处理。②肿瘤靠近或达到肾脏表面者，需连同覆盖在肾脏上、下极的肾包膜一并切除。参考手术前 KUB + IVp、CT 及 MRI 等影像学的检查，计划切除平面，在距离肿瘤 0.5～1.0 cm 处横断肾脏。肿瘤远离肾包膜者，可于扪到肿瘤的部分沿肾凸缘切开包膜，将其钝性剥离翻开，然后横断肾脏。③肾脏创面的血管断端用 4-0 可吸收线作 U 形缝合结扎。皮质和髓质交界处的弓状血管作 U 形缝合，应在较坚实的髓质打结。叶间血管的缝合应穿过附近的肾盏或肾盂，以增强对缝线的支持。肾盏漏斗部的断端宜用 4-0 可吸收线作连续缝合。④开放肾蒂钳，结扎出血点。创面渗血用纱布压迫止血，若仍有渗血，可用压碎的肌肉贴敷，并用包膜覆盖。用丝线缝合肾包膜，若包膜已切除，则用肾周脂肪或游离腹膜覆盖缝合。

2）肾楔形切除术：①游离肾脏，用心耳钳或门静脉钳阻断肾蒂血流，用盐水冰屑作肾局部低温处理，在距离肾肿瘤 0.5～1.0 cm 处作包膜环形切口，切开肾实质。小心将切缘保持在离肿瘤 0.5～1.0 cm 处。若已进入肾窦，应该将切除的组织与肾窦疏松组织的血管及引流系统细心分离，以免将其损伤。若切除的组织与肾盏相连，需分离该肾盏，在漏斗部将其横断。②肾创面的血管断端用 4-0 可吸收线作 U 形缝扎，肾盏肾盂切缘用 4-0 可吸收线连续缝合。开放肾蒂血流。肾创面彻底止血。用带蒂大网膜或游离腹膜覆盖肾脏创面，并用缝线将其固定于肾包膜创缘。

3）肾横断半肾切除术：①切口及显露肾脏：经11肋间切口，逐层切开各层组织直到显露肾脏。②切除部分肾脏：分离出肾蒂，用无损伤性血管钳夹住肾动、静脉，暂时阻断肾脏血流。在拟肾部分切除的一极，纵行切开肾包膜，用手术刀柄将其翻转并且钝性分离至正常肾组织。注意肾包膜菲薄，极易分破，操作时应该十分轻柔。于正常肾组织上切除肾脏部分，切面作横行切断。③断面止血：断面上可见到多个肾实质内的血管断端，均用细针0号丝线逐一贯穿缝扎。然后放松血管钳，再一次仔细缝扎断面上的出血点，注意缝线不可过深，以免穿过肾盂或肾盏在其腔内形成异物。对一般性渗血可用热盐水纱布暂时压迫止血。④缝合肾盂肾盏：断面彻底止血后，用3-0或4-0可吸收线缝合肾盂或肾盏断端。可用间断缝合法，也可用连续缝合法。⑤覆盖断面：肾脏断面敷以吸收性明胶海绵或压碎的自体肌肉组织，然后用0号丝线间断缝合肾包膜，肾脏的断面也可用腹膜覆盖创面。⑥关闭切口：冲洗切口，放置负压吸引球一个，关闭肾周筋膜并将其前后两层缝合关闭以固定肾脏，再逐层缝合关闭切口。

4）肾肿瘤剜除术：①患者取侧卧位，作12肋间切口，显露肾脏，分离至肾蒂，以便必要时阻断肾蒂血流。②助手持肾脏，帮助显露及压迫止血。术者用小圆刀环绕肿瘤凸起部分的周围切开肾包膜，用刀柄或脑膜剥离器钝性分离覆盖在肿瘤组织上的肾皮质，达到肿瘤包膜外的假包膜，沿包膜外剜出肿瘤。③用4-0可吸收线缝扎肾创面血管断端，较小的出血点用纱布压迫止血。用抗癌药浸泡创面5 min，然后用生理盐水将手术创面洗干净。若仍有少量渗血，可用压碎的肌肉贴敷肾脏的创面。④将肾脏复位，取带蒂肾周脂肪填入肾脏的创面，并用缝线将其固定于肾包膜，伤口放置多孔引流管，缝合各层组织以关闭切口。

2. 肾根治性切除手术

（1）适应证：肾根治性切除术是目前唯一得到公认可以治愈肾癌的方法。局部进展性肾癌首选治疗方法为根治性肾切除术，而对转移到淋巴结或血管的癌栓治疗则需根据病变程度选择是否切除。早期的研究主张在做根治性肾切除术的同时做区域性或扩大淋巴结清扫术，而最近的研究结果认为区域性或扩大淋巴结清扫术对淋巴结阴性患者只对判定肿瘤的临床病理分期有实际意义。而淋巴结阳性患者进行区域或扩大淋巴结清扫术只对少部分患者有益，由于这部分患者大多已经伴有微小肿瘤的远处转移，手术后需要接受联合免疫治疗或化疗。

经典的根治性肾切除范围包括肾周筋膜、肾周脂肪、患侧肾脏、同侧肾上腺、肾门淋巴结、从膈肌脚至腹主动脉分叉处腹主动脉或下腔静脉旁淋巴结，以及髂血管分叉以上输尿管。肾癌手术治疗经过40多年来的临床研究和发展，对采用经典根治性肾切术治疗肾癌的观念已经发生了部分变化，特别是在手术切除范围的变化（如选择适当病例实施保留同侧肾上腺根治性肾切除术、保留肾单位手术等）已经达成共识。现代观点认为，符合下列4个条件的肾癌患者可以选择保留同侧肾上腺的根治性肾切除术：①临床病理分期为Ⅰ期或Ⅱ期。②肿瘤位于肾脏中、下部分。③肿瘤<8 cm。④术前CT显示肾上腺正常。但此种情况下如果手术中发现同侧肾上腺异常，应切除同侧肾上腺。根治性肾切除术可以经开放性手术或腹腔镜手术进行。开放性手术可选择经腹或经腰部入路，没有证据表明哪种手术入路更具有优势。根治性肾切除术的死亡率为2%，局部复发率为1%~2%。不推荐根治性肾切除术前常规行肾动脉栓塞术。

（2）肾癌根治术中淋巴结的清扫：肾门淋巴结清扫主要包括肾蒂周围的淋巴脂肪组织，左肾至左肾动脉根部，右肾至右肾静脉汇入下腔静脉处。这种清扫是不规范的，阴性结果并不能表示没有淋巴结转移，既不能准确分级，也没有治疗意义。区域淋巴结清扫是指从肠系膜上动脉根部至主动脉分叉水平，左肾包括主动脉旁、主动脉表面以及主动脉后淋巴结，右肾包括腔静脉表面、腔静脉后、主动脉腔静脉间以及主动脉前淋巴结，外侧界均为输尿管（因为右侧肾脏有向左侧引流的侧支，所以要清扫主动脉前淋巴结）。这是一个改良的手术方式，该手术方式可以通过术后神经纤维的再生来减少射精功能障碍的发生。扩大的淋巴结清扫（双侧淋巴结清扫）范围是区域淋巴结清扫的扩大，即从膈肌脚至主动脉分叉水平，双侧输尿管之间的广泛腹膜后区域，是比较广泛的淋巴结清扫，其清扫淋巴结阳性率较区域淋巴结清扫略高，但并发症也相对较多。

腹膜后淋巴结清扫的意义：

1）明确病理分期。虽然目前的影像学诊断（如 CT、MRI）已经可以检测出直径为 1 cm 大小的腹膜后淋巴结，但是淋巴结肿大并不一定是肿瘤转移。Studer 等发现只有 42% CT 中有肿大淋巴结的患者存在病理上的淋巴结转移，肿大的淋巴结很大程度上是淋巴结反应性增生。而未检测到淋巴结也不表示没有淋巴结转移。真正隐匿性的淋巴结转移（是指影像学检查和术中探查均未能发现的淋巴结转移）是很少的，只占所有淋巴结转移的 2%~3%。可见，淋巴结清扫在肾癌的正确病理分期中有一定的作用，准确的病理诊断和病理分期是肾癌治疗的基础。

2）淋巴结清扫的治疗作用。淋巴结清扫是否能增加肾癌的疗效是全世界学者争论的焦点问题。对于临床分期属于早期局限性肾癌（$T_{1-2}N_0M_0$），淋巴结清扫并不减少局部复发率和增加生存率。从理论上讲，临床分期为仅有淋巴结转移而没有远处转移的肾癌患者（$T_xN^+M_0$）应该是淋巴结清扫的最大受益者。然而，真正满足 N^+M_0 的患者不到 10%，因为大多数淋巴结转移的患者同时并发远处转移。清扫的方式可能也会影响预后，扩大的淋巴结清扫比选择性肿大淋巴结切除有更多的生存受益。

（3）手术步骤。

1）切口选择。根据肿瘤大小、位置、有无腔静脉癌栓形成以及癌栓上界位置选择适宜的切口。一般可采用 11 肋切口，该切口不易损伤胸膜，不进腹腔，术后恢复较快。11 肋切口（切除第 11 肋骨）对显露肾上极十分满意，适用于肾中、上部肿瘤。上腹部横行切口对显露肾中、下极肿瘤较满意。经腹腔途径有助于首先结扎肾蒂血管。肿瘤巨大较固定或腔静脉癌栓位置较高，可采用胸腹联合切口。

2）采用 11 肋间切口时，取后倾斜 45°侧卧位，切口自脐上 2 cm，腹直肌外缘斜向外上方，达到第 11 肋间前段。切口前段可切开腹直肌前、后鞘，必要时可以切断腹直肌。于腹膜后向内侧游离达到主动脉或下腔静脉。

3）处理肾蒂。根据经验按肿瘤的大小和肾脏血管的关系将肾动、静脉分别或集束双重结扎并切断。若分别结扎肾血管，应该先结扎动脉。如果先结扎静脉，由于动脉血流继续流入、压力升高，更促进癌细胞从丰富的侧支循环扩散。集束双重结扎避免了操作过程中由于挤压导致肿瘤细胞播散或癌栓脱落，从而降低癌细胞的血行转移或淋巴转移机会，同时手术中出血量少，有利于患者围手术期的恢复。于靠近肾盂处结扎输尿管，暂不切断。

4）清除淋巴结。左侧清除腹主动脉旁淋巴脂肪组织，右侧清除腔静脉周围淋巴脂肪组织。范围从肾蒂上缘向下至肠系膜下动脉水平。淋巴结清除也可在切除肾及肿瘤后进行。

5）分离肾脏以及脂肪囊。在肾周筋膜后层与腰肌间进行游离，于肾下极下方切断肾脂肪囊，然后将肾脏轻轻向下牵引，并向上分离。遇到静脉侧支应予以结扎切断。分离肾上极如遇到坚韧的条索状组织时应分别予以钳夹、切断、结扎，切勿粗暴地钝性分离。游离肾下极，分离输尿管时，尽可能在低位将其结扎、切断。精索静脉宜在输尿管断端附近将其结扎、切断。如系肾上极肿瘤，有的要将肾上腺一并切除。在分离过程中，切勿损伤肾包膜，以免造成癌细胞的播散。

6）整块切除肾、肿瘤、肾脂肪囊及肾蒂淋巴组织，创面用抗癌药物溶液浸泡 5 min，如剥离创面有渗血，放置烟管引流。缝合切口。

（四）术后处理

肾脏手术后的处理基本上与其他大手术相同。除密切观察一般情况的变化，注意预防心血管、呼吸道以及消化系统并发症外，还应该特别注意以下几点。

1. 密切注意有无手术后出血和休克

有出血可能来自肾蒂或下腔静脉的意外，也可能来自肾实质切口或肾盂肾盏的手术损伤。严重的出血除有休克症状外，肾周围血肿较大者可在手术侧腰腹部出现肿块，或有严重血尿，严重出血常需再次手术处理。

2. 体位的变化

手术当天一般取平卧位，以后可取低坡半坐位。肾切除的患者，如无特殊情况，手术后 2~3 d 即可鼓励患者下床活动。其他手术患者应该适当多卧床数天，特别是肾实质切开或肾部分切除的患者，至少应卧床1周，以防术后继发出血以及肾脏下垂。

3. 观察肾功能

手术后尿量的观察非常重要。由于肾脏直接接受手术的影响，少数患者可能在手术后发生少尿或无尿，而慢性肾功能不全或急性尿路梗阻的患者，又往往在手术后发生多尿，两者都可能造成体内水和电解质紊乱。手术后12 h尿量过少或过多的患者，都应该及时作血尿生化检查，并根据临床表现以及血、尿生化测定的结果，相应调整水和电解质的摄入量。

4. 抗生素的应用

若是无菌手术，又无引流管和支架管，术后可以不使用抗生素。术前有尿路感染或放置有引流管者，宜于术后继续应用抗生素，一般等伤口拆线后就可以停药，必须注意选用对肾脏无损害或损害较轻的抗生素。

5. 引流物的处理

放置负压引流管应该根据不同的手术方式分别于手术后1~4 d内拔除。一般肾切除手术在术后1~2 d；行肾造口引流的在术后2~3 d；肾脏外伤后肾周围血肿及尿外渗明显或手术后引流液较多的可根据实际情况在术后3~7 d内拔除。肾盂或肾造口引流管的拔除日期，则应根据引流目的而定，一般肾盂或肾造口术后无梗阻的在手术后10 d左右拔除。若为整形术后有支架引流，则应该留置3~4周以上。拔除前应该先行泌尿系统造影检查或压力测定，检查尿路是否通畅，或者先夹管1~2 d，如果无腰胀、发热、血尿等情况，才可以拔管。

（五）预后

影响肾癌预后的最主要因素是病理分期，此外，组织学分级、患者的行为状态评分、临床症状、肿瘤中是否有组织坏死、一些生化指标的异常和变化等因素也与肾癌的预后有关。既往认为肾癌的预后与组织学类型有关，肾乳头状腺癌和嫌色细胞癌的预后好于肾透明细胞癌；肾乳头状腺癌Ⅰ型的预后好于Ⅱ型；肾集合管癌预后较肾透明细胞癌差。但一项有关细胞亚型与肾细胞癌患者预后的多中心研究结果显示，与TNM分期、癌细胞分级和体能状态评分相比，组织学亚型并不是肾癌独立的预后因素，在肿瘤的临床分期、病理分级相同的情况下各亚型之间的预后没有显著性差异。

（六）随访

患者术后随访的主要目的是检查肿瘤是否有复发、转移和新生的肿瘤发生。目前尚不能确定合理的随访内容和随访时限，主管医师可结合当地的医疗条件、患者的病情等参考以下内容进行。

第一次随访可在术后4~6周进行，主要评估肾功能、失血后的恢复状况及有无手术并发症。对接受保留肾单位手术的患者，术后4~6周行肾CT扫描以了解肾脏形态变化，为今后的复查做对比之用。

常规随诊内容包括：①病史询问。②体格检查。③血常规和血生化检查。包括肝、肾功能及术前检查异常的血生化指标，如术前血碱性磷酸酶异常，通常需要进一步复查，因为复发或持续的碱性磷酸酶异常通常提示有远处转移或有肿瘤残留。如果有碱性磷酸酶异常升高和（或）有骨转移症状如骨痛，需要进行放射性核素骨扫描检查。碱性磷酸酶升高也可能是肾癌肝转移或副瘤综合征的表现。④胸部X线片（正、侧位），胸部X线片检查发现异常的患者，建议行胸部CT扫描检查。⑤腹部超声波检查，腹部超声波检查发现异常的患者、接受保留肾单位手术的患者以及T_3~T_4期肾癌手术后患者需行腹部CT扫描检查，可每6个月1次，连续2年，以后视患者的具体情况而定。

各期肾癌随访时限：①T_1~T_2。每3~6个月随访一次，连续3年，以后每年随访一次。②T_3~T_4：每3个月随访一次，连续2年，第3年每6个月随访一次，以后每年随访一次。③VHL综合征经手术治疗后，应每6个月进行腹部和头部CT扫描一次。每年进行一次中枢神经系统的MRI检查，尿儿茶酚胺测定，眼科和听力检查等。

二、腹腔镜手术

自1991年Clayman成功完成首例腹腔镜肾切除术后，腹腔镜作为微创外科技术，很快应用于治疗肾脏恶性肿瘤。随着泌尿外科医师腹腔镜技术的不断创新和提高及器械的改进和完善，腹腔镜根治性肾切除术（LRN）的并发症大大减少，手术适应证也在逐渐扩大。目前很多医疗中心的大样本长期随访研究结果显示其治疗效果与开放手术相当，且具有开放手术无法比拟的微创优势。

随着影像学检查的广泛应用，早期或偶然发现肾癌的患者逐渐增多，这些肿瘤具有体积小（直径＜4 cm）、增长速度慢和转移潜能低等特点。传统开放保留肾单位（NSS）的肾部分切除术取得了与根治性肾切除术相同的肿瘤控制效果。McDougal 在 1993 年报道了首例腹腔镜肾部分切除术（LPN）治疗肾癌。该术式控制术中出血及肾脏降温困难，技术要求高，发展相对缓慢。近年来，随着腔镜设备的迅速发展以及手术技巧的不断进步，LPN 正逐步发展为一种比较成熟的技术。

肾癌腹腔镜手术入路包括经腹腔和经后腹腔途径，究竟采用哪种途径主要根据手术医师的经验和熟练程度。经腹腔途径具有手术野广、解剖标志明显等优点，但对腹腔有一定的干扰，有致肠损伤、肠麻痹和腹膜炎的危险，且腹腔有手术、外伤史或粘连时限制了腹腔镜的应用。而经后腹腔途径尽管操作空间相对较小、周围脂肪多、缺乏清晰的解剖标志、对技术要求高，但这种途径可直接、迅速进入手术野，分离组织少、损伤轻，对腹腔脏器干扰少，可避免腹腔污染，尤其是引流物（血液、尿液）局限于后腹腔是其特有的优势。

（一）手术入路

1. 经腹腔途径

（1）麻醉和体位：气管内插管全麻。常采用患侧抬高45°~60°的斜卧位。

（2）套管针（Trocar）位置：Trocar A（12 mm）置于脐上 2 cm，腹直肌外缘，放置腹腔镜；Trocar B（10 mm）置于 Trocar A 外侧 5~7 cm，位置稍高；Trocar C（5 mm）置于髂前上棘内上 2 cm；如有必要可选择第四个通道：Trocar D（5 mm）置于肋弓下缘与 C 点同一水平（图 2-1）。

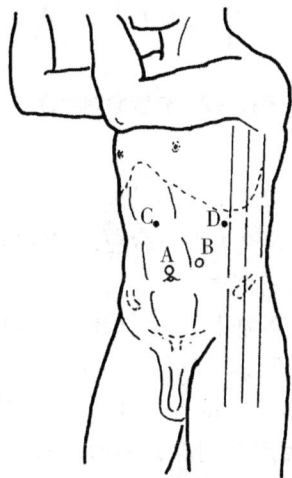

图 2-1　套管穿刺位置

（3）腹腔入路的建立。

1）Veress 气腹针技术：选择 A 点为穿刺位点，切开皮肤约 1.5 cm，以两把巾钳提前切开两侧皮肤，或直接用手抓起皮肤提起腹壁，使腹壁与网膜、肠管等分离。穿刺针垂直或稍向下腹部倾斜，视腹壁厚度进针 2~4 cm。穿刺针穿过腹壁时一般会有两次比较明显的突破感，如穿破腹膜，穿刺针内芯的钝头塞向前弹出，内芯末端回落，说明已进入腹腔。另外还可进行"抽吸试验"进一步确认气腹针进入腹腔：提起腹壁，以 5 mL 注射器向气腹针内注入 3 mL 生理盐水回抽，如不能抽出生理盐水，说明已进入腹腔，若抽出有颜色液体（如红色、黄色），则提示穿刺针可能误入血管或肠管。

穿刺针进入腹腔后低流量充气至腹压达到 12~15 mmHg，充气后腹部应该对称性膨隆，叩诊鼓音，肝浊音区消失，如腹部不对称，说明气腹针不在腹腔或腹腔粘连。

建立气腹成功后提起腹部，在穿刺点置入第一个套管，均匀旋转用力，穿破腹膜时有突破感，打开套管气阀有气体排出，拔出套管内芯置入腹腔镜，直视下建立其他通道。

2）Hasson 技术：自 A 点做 2 cm 切口，分离至筋膜，提起筋膜后切开，筋膜切缘缝牵引线，提起并剪开腹膜，伸入手指探查，分离腹壁与网膜后肠管的粘连。置入套管后牵引线固定，退出闭合器置入腹腔镜，直视下置入其余套管。该技术尤其适用于腹腔粘连患者。

2. 经腹膜后途径

（1）麻醉和体位：气管内插管全麻。健侧卧位，腰部垫高，抬高腰桥。

（2）套管针（Trocar）位置：Trocar A（10 mm）置于腋后线第 12 肋缘下；Trocar B（12 mm）置于腋中线髂嵴上 2 cm，放置腹腔镜；Trocar C（5 mm）置于腋前线肋缘下；如有必要可增加第四个通道：Trocar D（5 mm）置于 Trocar B 内侧 5 cm（图 2 - 2）。

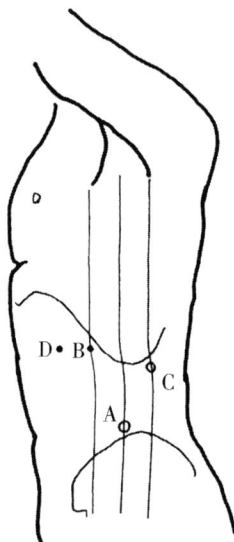

图 2 - 2　套管穿刺部位

（3）腹膜后腔的建立。

1）Hasson 开放技术：自 A 点切开皮肤 2 cm，血管钳分离肌层及腰背筋膜，伸入示指自下向上、自后向前分离腹膜后腔。将自制或商用扩张球囊放入腹膜后腔，充气或生理盐水 300 ~ 500 mL，维持 3 ~ 5 min 后，在手指引导下置入 Trocar，并缝合以防漏气。

2）Veress 气腹针技术：常在腋中线髂嵴上 2 cm（B 点）使用 Veress 气腹针直接穿刺入腹膜后间隙，充气扩张后置入初始 Trocar，放置腹腔镜，利用镜体做钝性分离，然后在直视下放置其他 Trocar。

3）手指扩张法：在腋中线髂嵴上方约 2 cm 处（B 点）皮肤纵行作 2 cm 切口，以刀柄或示指顺肌纤维方向钝性分离，撑开腰背筋膜进入腹膜后间隙，用示指向头端将腋中线附近侧腹壁与腹膜后脂肪钝性分离一腔隙，手指引导下于其内侧 2 cm 处（D 点）置入 5 mm Trocar，自 B 点置入腹腔镜，自 Trocar D 进入超声刀等器械进一步分离扩大腹膜后腔，并直视下放置 Trocar B、Trocar C。

（二）肾部分切除术（LPN）

1. 适应证

绝对适应证为独肾、双侧肾癌或对侧肾功能不全的患者；相对适应证为同时患有可能影响肾功能的疾病，如高血压、糖尿病、痛风等的肾癌患者。一般选择肿瘤位置表浅，位于肾周，以外生为主，直径小于 4 cm 的患者。

2. 禁忌证

绝对禁忌证包括伴有肾静脉或腔静脉癌栓、多发肾癌以及位置深、居于肾中央的肾癌。相对禁忌证为保留患侧肾脏有手术史或出血倾向者。

3. 术前准备

除术前常规检查外，术前 CT 平扫和增强扫描了解肿瘤位置、大小及范围，与肾集合系统的关系，以便设计手术方式，同时可排除肾静脉和腔静脉癌栓，评估对侧肾功能。放射性核素肾扫描评价双侧肾功能。

4. 手术方法

（1）腹膜后途径。

1）进入后腹腔后沿腰方肌外缘纵行切开侧锥筋膜和腰方肌筋膜，进入腰肌前间隙（腰方肌、腰大肌表面与肾脂肪囊之间的间隙），用超声刀充分游离此间隙至膈肌下方，向内游离时右侧手术先找到腔静脉而左侧先找到生殖腺静脉或输尿管，作为解剖标志向上分离找到肾蒂，超声刀锐性清除肾门处脂肪组织，沿肾动脉搏动打开血管鞘膜，结合吸引器和直角钳钝性分离，充分显露肾动脉。

2）以超声刀或电刀在肿瘤附近切开脂肪囊，沿肾实质表面分离肾实质与肾周脂肪之间的间隙，可结合锐性和钝性分离，充分显露肿瘤和周围肾实质。

3）置入小"哈巴狗"血管夹，以直角钳夹持阻断肾动脉，记录肾脏热缺血时间。

4）距离肿瘤边缘 0.5 cm 从正常肾实质切割，将肿瘤切除。

5）检查创面，仔细止血。如出血较多，以吸引器清除血块显露出血部位，用双极电凝或腔内缝合止血或止血纱块压迫创面止血。

6）如见损伤集合系统，则可吸收缝线修补破损。

7）2-0 人工可吸收缝线"8"字缝合肾实质缺损处，创面勿留无效腔。

8）移开"哈巴狗"血管夹，开放肾动脉。检查确认创面无活动性出血，记录肾脏热缺血时间。

9）以标本袋取出肿瘤，肾周留置引流管一根，拔除套管，关闭切口。

（2）经腹腔途径。

1）进入腹腔后，游离结肠旁沟，将结肠向内侧推移、牵引，显露肾脏。

2）分离右肾上极时切开三角韧带和镰状韧带前缘，再游离肾结肠韧带，使肾脏与肝面游离。在肾内侧将十二指肠外侧缘游离后向内侧牵拉。分离左肾上极时切开脾肾韧带，显露整个肾脏。

3）在肾下极处找到输尿管，沿输尿管向上游离至肾门，分离显露肾动脉。

4）后续步骤及处理同后腹腔途径。

5. 术中注意事项

（1）保持切缘阴性是该手术成败的关键。如术中发现肿瘤边界不清，怀疑浸润受累时，可在肿瘤切除术后在切缘取活检快速冷冻切片，如切缘阳性，则改行根治性肾切除。另外，标本切除后可剖开标本，观察所切除肿瘤边界是否完整以决定是否术中快速冷冻。

（2）对非外生型肾癌，有条件者术中可利用腹腔镜软性超声探头协助手术。

（3）分离肾动脉时应紧靠腰大肌游离，如过于靠近肾门，有可能将肾动脉分支误认为肾动脉主干阻断，造成术中难以控制的出血。

（4）术中如切除较深，损伤集合系统，则需以人工可吸收缝线修补破损。

（5）控制出血是该手术的重点。控制肾蒂血管可用"哈巴狗"血管钳只阻断肾动脉或肾动静脉同时阻断，还可以使用腹腔镜 Satinsl 钳整个夹闭肾蒂血管。防止出血最好的办法是确切缝合创面，如肾脏缺损较多，可在肾实质缺损处填塞事先已用可吸收缝线束扎好的止血纱块，以闭合无效腔、减小缝合张力；也可在创面喷撒生物止血胶或止血粉预防出血。另使用 Hem-o-lok 锁扣减张缝合，可以避免缝线张力过大引起的肾实质撕裂，同时可代替镜下打结，节省手术时间。

（6）肾癌行腹腔镜肾部分切除术时因打开肾周筋膜及肾脂肪囊，肿瘤种植转移风险高于腹腔镜根治性肾切除。术中尽量避免挤压、破坏瘤体，标记袋质量应可靠，完整取出肿瘤。

（7）阻断肾蒂时，肾脏热缺血时间一般要求控制在 30 min 之内。已有研究证实热缺血时间超过 60 min，肾功能数周之后才能恢复，超过 120 min 肾功能多不可逆性损伤。因此对于初学者，预计术中热缺血时间超过 30 min 者应采用肾脏低温技术。目前腹腔镜下肾脏低温技术主要有三种途径：①经肾包膜，将游离后的肾脏套入一袋子中，袋口在肾门处收紧，阻断肾蒂后将袋子底部自一套管拖出，向袋内注入冰屑，肾脏降温 10 min 后再行手术。该法效果确切，但需要较大的空间，且后腹腔途径手术时操作困难。②术前患侧逆行插入输尿管导管，术中逆行灌注冷生理盐水，该法也可实现肾脏低温，同时还可经输尿管导管注入亚甲蓝溶液，协助判断有无集合系统损伤。该法简单，但增加手术时间。③经肾动脉，术前经股动脉插管至肾动脉，肾动脉阻断后持续灌注 4 ℃林格液实现肾脏低温。

6. 术后处理

术后卧床休息 1 周，预防性使用抗生素，伤口引流少于 10 mL、无漏尿及发热可以拔除引流管，肠道功能恢复后可以恢复饮食。

7. 并发症

腹腔镜肾部分切除术的并发症主要有术中或术后出血、尿漏和肾衰竭。目前文献报道出血发生率为 1.6%~4.3%，尿漏发生率为 3.3%~15.2%，术后急性肾衰竭发生率为 1.5%~8.2%，需要急诊透析为 0.8%~4.9%，术后死亡率为 0.8%~5.6%。

（1）出血：术中难以控制的出血是中转开放手术的主要原因，在切除肿瘤前充分显露肾动脉主干，有效控制肾动脉可减少术中出血。肿物切除后确切的缝合、创腔填塞及使用生物止血制剂可减少术后出血机会，如术后出血保守治疗无效时可考虑选择性肾动脉介入栓塞，必要时再次手术。

（2）尿漏：术中误伤集合系统或输尿管以及损伤后缝合修补欠佳可引起尿漏。有效控制出血，在肿瘤深部小心操作，发现损伤后及时以可吸收缝线确切修补及使用显微蛋白凝胶等可减少尿漏发生率。一旦出现尿性囊肿可经皮穿刺置管或留置输尿管内支架管引流，多可解决。

（3）急性肾衰竭：多见于独肾或对侧肾功能不佳者，术后患者出现蛋白尿提示肾小球功能受损。保持热缺血时间不超过 30 min，术前半小时使用肌苷、甘露醇等可以减少急性肾衰竭发生率。

（三）肾根治性切除术

1. 适应证

局限性肾癌（分期 $T_1 \sim T_2 N_0 M_0$），但应除外可行肾部分切除的小肾癌。

2. 禁忌证

肿瘤已侵犯肾静脉和下腔静脉为手术禁忌证，肾周有粘连或同侧手术史者为相对手术禁忌证。

3. 术前准备

术前常规实验室检查，CT 平扫和增强扫描了解肿瘤位置、大小及范围，排除肾静脉和腔静脉癌栓，评估对侧肾功能，腹部 B 超和胸片了解有无转移病灶。

4. 手术方法

（1）经腹腔途径。

1）左侧肾癌根治术：左侧肾蒂的处理为该手术的难点和关键步骤，可通过结肠后和腹主动脉途径。①经结肠后途径：将结肠脾曲至乙状结肠段结肠翻至对侧，切断脾肾韧带。在腰大肌表面找到性腺血管，沿性腺血管向头端分离找到左肾静脉，在靠近左肾静脉处结扎切断性腺血管，小心分离左肾静脉，一般可在性腺血管汇入左肾静脉上缘找到左肾上腺中央静脉，如需同时切除肾上腺，可在此将其结扎、切断。通常在肾静脉下方稍偏上可见肾动脉，以超声刀沿肾动脉主干小心分离肾动静脉之间的淋巴组织，借助直角分离钳将肾动脉游离至足够长度，在肾动脉近心端上 2 个、远心端上 1 个大号 Hem-o-lock，切断肾动脉，此时可见肾静脉塌陷，同法游离肾静脉后在近心端上 2 个、远心端 1 个加大号 Hem-o-lock，切断肾静脉。如果肾动静脉间粘连严重，也可将肾动静脉一起用血管切割缝合器（Endo-GIA）结扎切断。②经腹主动脉途径：在十二指肠悬韧带（Treitz）角即肠系膜下静脉根部开始游离，显露腹主动脉前壁，左肾动脉是此水平腹主动脉侧方唯一的动脉分支，较易辨认，在左肾动脉的腹主动脉起始端游离肾动脉。性腺动脉起源于腹主动脉前壁，是一条很细的分支。血管处理同结肠后途径。

肾蒂处理完毕后，沿腰大肌表面分离肾脏背侧。沿腰大肌向下游离，找到输尿管用钛夹夹闭后以超声刀切断。在肾周筋膜外游离腹侧肾脏，游离肾上极时，可将肾上腺一并切除，肾上腺动脉可用超声刀或钛夹结扎切断。如肿瘤位于肾下极，可选择保留同侧肾上腺，在肾上极切开肾周脂肪，在肾脏与肾上腺之间层面游离，仅结扎肾上腺下方血管。

放入标本袋，延长 Trocar C 至 5~6 cm 取出标本。

2）右侧肾癌根治术：右侧肾蒂的处理，可采用结肠后途径或肝下途径。①结肠后途径：松解并移开结肠肝曲及升结肠，继续游离十二指肠后方，暴露下腔静脉，可见右侧性腺静脉直接汇入下腔静脉，可视具体情况决定切断或保留，继续向头端分离，在下腔静脉右侧缘找到右侧肾静脉和下腔静脉汇合处，充分游离右肾静脉，可在其后方找到肾动脉，右肾动脉行经下腔静脉后方，肾动静脉的处理同左侧。此途径沿腔静脉向上分离，如需淋巴清扫，可同时切除肾蒂周围和腔静脉及腹主动脉之间的淋巴、脂肪组织。②肝下途径：挑起肝下缘，切开下腔静脉前方腹膜，显露下腔静脉，与结肠后途径不同的是不必移开结肠和十二指肠便可显露下腔静脉前壁及右肾静脉与腔静脉汇合处，其余步骤同上。

游离肾脏和取出标本：同左侧。

（2）经腹膜后途径。

1）清除肾旁脂肪，显露侧锥筋膜。

2）肾蒂血管的寻找和处理：沿腰方肌外缘纵行切开侧锥筋膜和腰方肌筋膜，进入腰肌前间隙，用超声刀充分游离此间隙至膈肌下方，向内游离时右侧手术先找到腔静脉而左侧先找到生殖腺静脉或输尿管，作为解剖标志向上分离找到肾蒂。用超声刀切开肾动脉鞘膜，结合吸引器和直角钳钝性分离，可显露 2~3 cm 肾动脉，近端用大号结扎锁（Hem-o-lock）锁夹 2 枚，远端用钛夹夹闭，切断肾动脉。然后在其深面或稍上及下方找到肾静脉，由于肾脏血供已被阻断，肾脏会变得疲软，此时可从容地游离肾静脉及其属支，先用钛夹夹闭并切断肾上腺静脉、腰静脉及生殖静脉，然后加大号 Hem-o-lock 近端 2 枚、远端 1 枚锁夹肾静脉，切断肾静脉。

3）淋巴结清扫：右侧手术行区域性淋巴结清扫，即剥离肾上极至肾下极水平下腔静脉外方及前方的淋巴脂肪组织；左侧手术行肾蒂淋巴结清扫，即剥离肾门的淋巴脂肪组织。

4）游离肾脏和取出标本：在肾周筋膜外游离，保留肾脂肪囊内的肾上腺（如为肾上极肿瘤则行同侧肾上腺切除），输尿管尽量向下游离，用钛夹夹闭后切断。将切除之肾脏放入标本袋，扩大腋前线肋缘下切口，沿肾脏长轴将其取出，留置腹膜后引流管，缝合关闭各切口。

5. 术中注意事项

（1）严格按照恶性肿瘤手术原则进行，防止肿瘤复发和种植转移。先处理血管，尽量减少直接接触肿瘤，更不能切开肿瘤，在深筋膜外分离切除肿瘤，所有可能被肿瘤污染器械杜绝再次使用，必须将所有可能存在癌细胞的组织放入高质量标本袋中取出。标本取出方法有切碎后取出和整块取出。若从操作孔直接取出，标本需切碎，但组织病理学方法对切碎标本进行准确分期非常困难，甚至不能分期。因此，术前应尽可能对肿瘤进行分期，CT 检查必不可少。而完整标本有利于肿瘤的病理诊断，并为判断预后及下一步治疗提供帮助，但需在腹壁做一切口取出标本。

（2）肾蒂的处理：充分显露足够长度的肾动脉，上 Hem-o-lock 结扎锁或钛夹时夹子的前端一定要超过血管边缘，锁扣中间避免夹住周围组织，以防松脱。尽量保持夹子与血管长轴垂直。左肾静脉可沿左侧性腺血管向近端游离找到，右肾静脉可沿下腔静脉游离找寻。肾动脉处理完毕后肾静脉坍陷，如仍充盈，应注意异位肾动脉。

（3）术中出血的处理：分离肾蒂时易损伤肾门附近血管。包括肾静脉及其属支、下腔静脉、肾动脉、腹主动脉等，动脉出血后果严重，一旦发生，常需及时中转行开放手术；静脉性出血可借助吸引器，寻找出血点，以双极电凝、钛夹或结扎锁夹闭、镜下缝合修补止血，切忌胡乱钳夹或急于中转行开放手术，在中转行开放手术前先以纱布等局部压迫。

6. 术后处理

术后伤口引流少于 10 mL 可以拔除引流管，下床活动后可以拔除尿管，肠道功能恢复后可以恢复饮食，术后 1 个月复查肾功能，评估对侧肾功能。

7. 并发症

（1）术后出血：多为钛夹松脱或结扎线脱落所致，对于出血量大或经保守治疗不能控制者，应再次手术止血。

（2）术后肠麻痹、粘连性肠梗阻：多见于经腹腔途径，术中尽量减少肠管牵拉，术后对症处理，促进胃肠功能恢复。如保守治疗无效，可行手术治疗。

（3）感染：术中严格无菌操作，术后抗生素预防感染，保持引流通畅。

（4）腹膜损伤：后腹腔途径时如腹膜损伤，气体进入腹腔后可使后腹腔空间缩小，小的破损可以血管钳夹住后钛夹关闭，如腹腔气体较多，可在前腹壁插入大号针头将气体排出。

（5）纵隔气肿：气腹压力过高可引起纵隔气肿，术中应保持腹膜后气腹压力不超过 15 mmHg。

三、手术后辅助治疗

肾癌对放疗、化疗均不敏感，对于高危肾癌多数需要手术后辅助治疗。

（一）免疫治疗

免疫治疗是通过激发机体的免疫功能，达到控制和杀灭肿瘤细胞目的的一种治疗方法。肾癌细胞的特殊生物学特性使肾癌成为对免疫治疗有效的肿瘤之一。

1. 适应证

高危肾癌术后辅助免疫治疗。干扰素（IFN）是第一个用于临床的重组基因细胞因子，常用治疗剂量是 9 ~ 18 MIU，皮下或肌内注射，每周 3 次。多建议治疗持续时间至少 3 个月。为增加患者对干扰素的耐受能力，可采用阶梯式递增方案，即开始时用 3 MIU/d×1 周，6 MIU/d×1 周，以后改为 9 MIU/d×（8 ~ 10）周。白细胞介素-2（IL-2）主要是由成熟的 T 淋巴细胞产生的，是一种具有抗肿瘤作用的小分子免疫活性蛋白质因子，通过诱导和激活机体免疫活性细胞杀伤癌细胞。IFN-α、IL-2 是目前使用较广泛的肾癌免疫治疗方法，部分报道高危肾癌术后辅助干扰素、IL-2 治疗有效，但效率不甚理想。另有报道联合使用干扰素、IL-2 在高危肾癌术后辅助治疗中无效且有增多不良反应的趋势。目前尚无高危肾癌术后辅助免疫治疗标准治疗方案。

2. 局限性肾癌手术后辅助免疫治疗的临床意义

局限性肾癌根治性肾切除术后尚无标准辅助治疗方案。目前研究尚未发现手术后辅助免疫治疗可降低复发转移可能性的循证医学证据，因此对于局限性肾癌不建议手术后辅助免疫治疗。

（二）靶向治疗

2005 年美国食品药品监督管理局（FDA）正式批准索拉非尼用于治疗晚期肾癌，随后舒尼替尼、西罗莫司及贝伐单抗相继被批准成为晚期肾癌的一线治疗，依维莫司被批准用于血管内皮生长因子受体抑制剂或酪氨酸激酶抑制剂治疗失败后的二线治疗，目前尚无大规模手术后辅助靶向治疗研究的报道。

1. 多激酶抑制剂

（1）索拉非尼：索拉非尼商品名"多吉美"，是一种口服小分子多靶点酪氨酸酶抑制剂。具有广谱的抗肿瘤作用与明显的抗血管生成作用及降低微血管密度（MVD）作用。推荐剂量 0.4 g，该品耐受良好，不良反应主要是无力、腹泻、皮疹、脱发和手足皮肤反应。美国 FDA 2005 年批准本品用于治疗进展期肾癌患者。

（2）苹果酸舒尼替尼：苹果酸舒尼替尼商品名"索坦"，是一种新的、口服的多靶点酪氨酸激酶抑制剂，具有抗肿瘤和抗血管生成的双重作用。推荐剂量 50 mg，每天 1 次，用 4 周，休息 2 周。主要不良反应为疲乏、食欲减退、恶心、腹泻、口腔炎、水肿、血小板减少、头发变色与皮肤黄染。

2. 西罗莫司（mTOR）抑制剂

替西罗莫司是一种新型的治疗肾癌靶向药物，特异地抑制西罗莫司激酶，替西罗莫司是哺乳动物西罗莫司的抑制剂，对于预后差的肾癌患者，美国国家综合癌症网（NCCN）将其作为 1 类证据推荐。替西罗莫司与 IFN 比较的Ⅲ期临床试验结果显示，单药组与 IFN 比较，明显延长了中位总生存期。推荐剂量 25 mg，静脉注射，每周 1 次。常见不良反应有皮疹、疲乏、口腔溃疡、恶心、水肿以及食欲降低等。Ⅲ期临床试验表明西罗莫司组较干扰素显著延长患者的无进展生存期。美国 FDA 2007 年批准本品用于治疗进展期肾癌患者。

依维莫司是一种新型的口服 mTOR 酪氨酸激酶抑制剂，推荐剂量 10 mg，每天 1 次，一项 II 期临床试验表明依维莫司治疗肾癌有效，初治患者 23% 部分缓解，38% 病情稳定，中位无病进展期 11.2 个月。最常见的不良反应包括口腔炎症、丧失精力、腹泻、食欲不振、呼吸急促、咳嗽、恶心、呕吐、红疹及发热。2009 年 FDA 批准依维莫司片剂作为一线疗法用于治疗那些使用索拉非尼或舒尼替尼治疗失败的晚期肾细胞癌患者。

3. 抗血管生成药物

贝伐单抗商品名"阿瓦斯汀"，是一种重组人源化、人鼠嵌合抗 VEGF 的单克隆抗体。它特异地阻断 VEGF 的生物效应，抑制肿瘤血管新生，延缓肿瘤生长和转移。推荐剂量为 10 mg/kg，静脉注射，每 2 周 1 次，常见不良反应有疲劳、乏力等。欧盟 2007 年 12 月批准本品治疗进展期肾癌。

四、转移病灶的手术

肺、骨、肝等有单发性转移灶的肾癌患者，若转移灶解剖位置合适，而原发灶可切除，行转移灶切除后配合免疫治疗等综合治疗的患者可能长期生存，但要确保转移脏器功能正常。一项回顾性研究表明转移灶完全切除后患者的 5 年生存率可达到 44%，而不完全切除，其 5 年生存率仅 14%。骨转移及肝转移患者预后差，肺转移患者的预后相对较好，总体 5 年生存率约为 38%。肝、肺转移灶手术包括肺叶切除、肝叶切除等。肾癌骨转移病灶的手术治疗应以延长患者的生存期、提高生活质量为目的，严格慎重地把握适应证。手术多数报道认为肾癌单发骨转移预后较好，应积极进行根治性手术治疗，但是多发转移是否应积极手术治疗仍然有争议。此外手术还用于治疗病理性骨折，缓解脊髓压迫，避免神经损伤甚至截瘫。但对溶骨性脊柱病变则不宜行椎体切除术或加固手术。

第五节　肾细胞癌内科治疗

一、免疫治疗

肾癌的免疫治疗包括淋巴细胞治疗、细胞因子治疗、树突状细胞治疗等。主要是通过调动体内免疫系统产生大量免疫因子或给予外源免疫因子使其发挥抗癌作用。必须强调的是：①免疫治疗用于局限性肾癌或局部进展期肾癌术后辅助治疗的疗效不肯定，是否作为术后预防肿瘤复发尚无定论。②免疫治疗用于转移性肾癌疗效有限。由于肾癌对于化疗和放疗均不敏感，对于局部晚期和转移性肾癌的治疗多年来是泌尿外科医生的难题，因此免疫治疗就成为转移性肾癌治疗的有限武器。

（一）适应证

1. 局部进展期肾癌术后辅助治疗

对于局部进展期肾癌术后是否采用辅助治疗目前尚有争议。对于局部病灶未彻底切除或怀疑有残留病灶的应该给予辅助性治疗，可选用辅助性局部放疗和（或）辅助性免疫治疗。

对于局限性肾癌根治性手术后一般不主张应用免疫治疗预防肿瘤复发。大量的研究证明局限性肾癌根治性切除手术后采用辅助性免疫治疗与单纯手术比较无疾病生存和总生存相似，辅助治疗组患者经受了相应的不良反应和昂贵的医疗费用。因此，美国泌尿外科学会（AUA）指南，国家综合癌症网络（NCCN）指南和中华医学会泌尿外科学分会（CUA）肾癌指南均不推荐局限性肾癌术后辅助免疫治疗。

2. 转移性肾癌

对于转移性肾癌目前多主张将原发灶切除，单一转移病灶尽可能手术切除。对于不能切除的转移病灶可采用免疫治疗。

（二）免疫治疗的方法与剂量

1. 淋巴细胞治疗

肿瘤浸润淋巴细胞（TIL）和淋巴因子激活的杀伤细胞（LAK）是将肿瘤组织内或体内淋巴细胞在

体外培养扩增并激活，再输回体内发挥其抗癌效应。经过培养扩增的淋巴细胞活性较前增高数百倍，体外实验有强大的杀死癌细胞的作用，但体内抗癌作用有限，经过多年的临床实践目前已基本废弃。

2. 干扰素 α

干扰素 α（IFN-α）是治疗肾癌的有效药物之一，也是最早用于临床的基因重组细胞因子。早在1983年就应用于转移性肾癌的治疗，据报道缓解率18.4%，缓解期为6~10个月。

IFN-α 的应用剂量有3种：低剂量（≤3 MIU/d）、中等剂量（5~10 MIU/d）和高剂量（≥10 MIU/d）。低剂量 IFN-α 对转移性肾癌的治疗几无疗效，多数用于术后预防复发的辅助性治疗，目前尚无证据表明有预防作用。对于转移性肾癌治疗多采用中、高剂量，但最佳用药剂量及疗程目前尚无定论，常用治疗剂量是9~18 MIU，皮下或肌内注射，每周3次。为增加患者对干扰素的耐受能力，可采用阶梯式递增方案，即开始时第1周用3 MIU 3次，第2周6 MIU 3次，以后改为9 MIU 3次/周，连用8~10周。大多数学者建议3个月为1疗程，少数学者主张治疗持续用药时间维持1年。

应用 IFN-α 治疗期间，应每周检查血常规1次，每月查肝功能1次，白细胞计数 $<3 \times 10^9/L$ 或肝功能异常时应停药，待恢复后再继续进行治疗。如患者不能耐受高剂量则应减量至能耐受。

3. 白细胞介素2

在细胞因子中白细胞介素2（IL-2）是治疗转移性肾癌的最佳选择，疗效优于单用 IFN-α，但不良反应也明显高于 IFN-α。据报道单用 IL-2 毒性死亡率可高达8%。多数情况 IL-2 与 IFN-α 联合使用，或与淋巴细胞、DC 细胞等其他免疫因子联合，或与化疗药物联合可增加疗效，减少不良反应。

IL-2 的剂量分为高剂量方案和中低剂量方案。高剂量 IL-2 方案：（6.0~7.2）$\times 10^5$ IU/[kg(体重)·8 h]，15 min 静脉注射，第1~第5天，第15~第19天。间隔9天后重复一次；低剂量方案：18 MIU/d，5天/周，连用8周。

研究结果显示中低剂量 IL-2 治疗中国人转移性肾癌的疗效与国外报道相同，且能延长患者生存期，不良反应以轻中度为主，患者能够耐受。CUA 指南推荐上述低剂量 IL-2 的用药剂量。

4. 树突状细胞（DC 细胞）

DC 细胞是过继免疫治疗方法之一，DC 细胞在人体血液细胞内不足1%，具有强大的免疫激活作用。DC 细胞表面有许多细胞丝，容易获取抗原，将抗原传递给 T 淋巴细胞，激活 T 淋巴细胞，通过 T 淋巴细胞发挥其抗癌作用。DC 细胞在治疗转移性肾癌方面已有近10年的历史，仍处于临床探索阶段，有待于获得更好的临床疗效。

（三）不良反应及处理

IFN-α 和 IL-2 等免疫制剂多数是由诱导剂诱导生物细胞所产生的一类具有广泛生物活性的调节蛋白，在体内发挥其强大的抗癌作用，同时也引起机体的不良反应。这些不良反应包括：①一般症状，如乏力、发热、出汗、疲劳、头痛、流感样症状、发抖、体重下降、头晕。②皮肤症状，如注射部位炎症、注射部位反应、脱发、瘙痒、皮疹、皮肤干燥。③消化道症状，如口干、厌食、恶心、呕吐、腹痛、腹泻。④呼吸道症状，如咽炎、咳嗽、呼吸困难。⑤肌肉关节症状，如关节痛、肌肉、骨骼疼痛。⑥精神症状，如失眠、注意力下降、抑郁、焦虑、情绪不稳定、易激动。⑦血液系统症状，如骨髓抑制，表现贫血、白细胞减少、血小板减少。

其中最为常见的是发热，干扰素释放前列腺素 E_2 调节体温中枢，使体温升高。90% 患者会出现发热，体温多在38~40℃，多发生于用药后4~8 h 内，持续4~12 h。常规给予物理降温，或服用对乙酰氨基酚或其他解热镇痛药均能缓解，如持续高热不能耐受，可降低剂量或停药。发热与剂量有明显关系，并随疗程延长而逐渐减轻。皮肤反应、胃肠道反应等通过对症处理多数均能缓解。长期应用干扰素等可能会导致中性粒细胞减少、贫血、特发性血小板减少性紫癜、血液系统不良反应多是可逆的，减量和停药后均可恢复。也可使用升血细胞药物，如利血生、鲨肝醇、维生素 B_6 等，必要时可用巨噬细胞集落刺激因子（G-CSF）300 μg，皮下注射，每周3次。

二、靶向治疗

肾细胞癌（RCC）是肾脏最常见的肿瘤，随着 VHL 基因突变的发现以及对肾细胞癌血管生成信号转导通路深入的理解，确定关键通路并研发针对这些细胞信号传导通路的分子抑制剂成为治疗这一难治性肿瘤的重大突破。自 2005 年美国 FDA 批准索拉非尼用于晚期肾细胞癌的治疗以来，晚期肾癌的治疗疗效发生了划时代的变化，揭开了晚期肾癌靶向治疗的序幕。近年来，治疗肾癌的靶向药物层出不穷，先后批准了索拉非尼，舒尼替尼，替西罗莫司以及贝伐单抗。2009 年 3 月与 10 月美国 FDA 先后批准依维莫司（RADO01）与 Pazopanib 用于晚期肾癌的治疗，使得目前得到批准用于晚期肾癌治疗的靶向药物达到 6 个，肾癌也因此成为所有肿瘤中靶向治疗药物最多的恶性肿瘤。

（一）肾癌靶向药物

1. 多靶点酪氨酸激酶抑制剂

（1）甲苯磺酸索拉非尼：索拉非尼是第一个得到 FDA 批准用于肾癌抗血管生成治疗的多靶点酪氨酸酶抑制剂，一项针对传统细胞因子治疗失败的肾透明细胞癌患者的Ⅲ期随机、安慰剂对照试验的数据显示，索拉非尼将无进展生存期提高至 24 周，而与之相比，安慰剂组仅为 12 周（$P < 0.000\ 001$），2005 年 12 月 20 日快速通过 FDA 审批，成为近 20 年内批准用于晚期肾透明细胞癌患者治疗的第一个分子靶向药物。

索拉非尼是一种不溶于水的甲苯磺酸盐，分子量为 464.825 g/mol。片剂与口服溶剂对比其平均相对生物学利用度为 38% ~49%。进食高脂餐时其生物利用度降至 29%，99.5% 与蛋白相结合。索拉非尼的半衰期为 25 ~48 h。药物代谢与 P450 细胞色素系统有关。推荐的剂量方案为 400 mg，每天 2 次，可根据不良反应减至 400 mg 每天或 400 mg 隔天。600 mg 每天 2 次和 800 mg 每天 2 次的剂量水平尚在临床试验观察中。

（2）舒尼替尼：舒尼替尼是一种新型小分子多靶点酪氨酸激酶抑制剂，其分子量为 532.6 D，能够抑制血管内皮生长因子受体 2（VEGFR-2）、血小板衍生生长因子 PDGF-α，PDGF-β、FLT-3 和 c-KIT，既有较强的抗血管生成作用，又能够抑制肿瘤细胞增殖。

舒尼替尼的生物利用度与摄食无关，终末半衰期和初级活性代谢分别为 40 ~60 h 和 80 ~110 h，主要通过细胞色素 P450 系统（CYP3A4）代谢，因此适合单剂每天应用。每天 25 ~50 mg/d，给药方案分别为用 2 周停 1 周（2/1）、用 2 周停 2 周（2/2）、用 4 周停 2 周（4/2），结果显示其最大耐受剂量≥75 mg/d。50 mg/d 的剂量可以达到靶向治疗血小板源性生长因子受体（PDGFR）与血管内皮生长因子受体（VEGFR）起效的血药浓度（50 ng/mL），而经过 4 周治疗后血浆 VEGF 浓度达到最高，2 周休息后其主要不良反应如乏力等可以得到明显缓解，VEGFR-2 水平呈剂量相关性降低，后者在治疗停止 2 周后回升至基线水平。因而，Ⅱ期和Ⅲ期临床试验均采用了舒尼替尼每天 50 mg，用 4 周停 2 周方案。

（3）Pazopanib：Pazopanib 是一种新的口服抗血管生成的多靶点酪氨酸激酶抑制剂，其主要作用靶点为 VEGFR-1、VEGFR-2、VEGFR-3、PDGFR-α、PDGFR-β 和 c-KIT。

2009 年 ASCO 大会公布了 VEG105192 研究的初步结果，该研究为评价 Pazopanib 治疗初治或细胞因子治疗失败或不能耐受细胞因子治疗的进展期或转移性肾细胞癌的随机安慰剂对照的Ⅲ期临床试验，共入组 435 例患者，其中既往细胞因子失败的患者 203 例，结果显示 Pazopanib 治疗组与安慰剂组有效率分别为 30% 与 3%；中位无进展生存分别为 9.2 个月与 4.2 个月（$P < 0.000\ 01$），进一步证实了 Pazopanib 治疗转移性肾癌能够显著提高疗效，延长疾病无进展生存。分层分析发现，一线治疗患者中，两组无进展生存分别为 11.1 个月与 2.8 个月（$P < 0.000\ 01$），而药物的主要不良反应为高血压（40%）、腹泻（52%）、毛发颜色改变（38%）、恶心（26%）等，常见的实验室异常为 ALT 增高（53%）。正是基于上述的试验结果，NCCN 指南作为 1 类证据将其推荐作为转移性肾癌的一线治疗。2009 年 10 月美国 FDA 批准 Pazopanib 用于晚期肾癌的靶向治疗，为晚期肾癌的治疗提供了新的治疗选择。

虽然 Pazopanib 在Ⅲ期双盲临床研究中取得了与舒尼替尼相媲美的疗效，但由于该研究对照治疗选择了安慰剂治疗，而且仅部分患者为一线治疗，因此该试验结果也引起了争议。为进一步明确 Pazopanib 一线治疗晚期肾癌的疗效，2008 年年底启动了 VEG108844 研究，该研究为评价 Pazopanib 与舒尼替尼比较，一线治疗未治的进展期或转移性肾细胞癌患者的随机对照的Ⅲ期临床试验。这项试验研究有助于更好地进行肾癌一线治疗的药物选择，因此值得期待。

（4）等待批准的多靶点激酶抑制剂：除了索拉非尼和舒尼替尼外，还有一些较有希望的治疗转移性肾癌的多靶点酪氨酸激酶抑制剂（TKIs）正在进行临床试验。其中 AG-013736（Axitinib）已经显示出其独特的作用而受到关注。

AG-013736 与舒尼替尼类似，为口服的多靶点受体酪氨酸激酶抑制剂，其主要作用靶点为 VEGFR-1、VEGFR-2、VEGFR-3、PDGFR-13 与 c-KIT，临床前研究发现其具有抗血管生成效应，多中心的Ⅱ期临床试验已证实其对转移性肾癌具有较好疗效。

2008 年 ASCO 大会报道了 Axitinib（AG-013736）的Ⅱ期临床研究，共入组 58 例患者，分为 3 组：舒尼替尼与索拉非尼治疗失败组 14 例，细胞因子与索拉非尼治疗失败组 29 例，单药索拉非尼治疗失败组 15 例，有效率分别为 7%、28% 与 27%，中位无进展生存分别为 7.7 个月、9.0 个月与 7.7 个月，结果显示 Axitinib 对于既往细胞因子、Sorafenib 及 Sunitinib 治疗失败的患者具有一定的疗效，并且无交叉耐药。

2. 抗血管内皮生长因子单克隆抗体

贝伐单抗是重组抗血管内皮生长因子的单克隆抗体，能够与 VEGF 的所有生物学活性亚型结合，阻断 VEGF 与 VEGFR 的结合，从而起到抗肿瘤血管生成和抑制肿瘤细胞增殖的作用。贝伐单抗问世后，已经在转移性结直肠癌治疗领域取得了相当成功，而肾癌无论是原发灶还是转移灶均具有高度血管化特征，因而使之成为贝伐单抗临床试验开展的理想瘤种之一。

经过Ⅱ期临床试验证实了贝伐单抗在转移性肾细胞癌患者中的临床疗效。美国与欧洲分别相继开展了贝伐单抗联合干扰素一线治疗转移性肾细胞癌的Ⅲ期随机对照研究。

2009 年 ASCO 大会报道了 AVOREN 研究的最终结果，贝伐单抗联合干扰素治疗组与单药干扰素治疗的客观有效率分别为 31% 与 12%，中位无进展生存时间分别为 10.4 个月与 5.5 个月（$HR = 0.57$），而两组总生存分别为 22.9 个月与 20.6 个月，但由于患者治疗失败后接受了后续治疗，未能得到统计学差异。

3. mTOR 抑制剂

哺乳动物西罗莫司靶蛋白（mTOR）是一种非典型的丝氨酸/苏氨酸蛋白激酶，mTOR 是一种高度保守的蛋白，属于丝氨酸/苏氨酸蛋白激酶 PIKK 家族。

mTOR 抑制剂治疗肾癌的主要作用机制除了通过抑制 mTOR 信号抗肿瘤作用外，还具有抑制血管生成作用，主要抑制缺氧诱导因子 HIF-1 的转录，减少对血管相关生长因子如 VEGF、PDGF、TGF 等的刺激，从而达到抑制肿瘤血管生成的作用。

替西罗莫司是最早开发用于肾细胞癌靶向治疗的 mTOR 抑制剂。替西罗莫司可作为 MSKCC 评分高危预后和非肾透明细胞癌患者的一线治疗药物。2009 年版 NCCN 肾癌指南推荐预后差的患者应用替西罗莫司（1 类证据），预后好或中等的某些患者为 2B 类证据，对于非透明细胞癌患者，预后不良的患者为 1 类证据，否则为 2A 类证据。

依维莫司（Everolimus，RAD001）是一种口服的丝—苏氨酸衍生物，具有抑制哺乳动物西罗莫司靶分子的作用。2009 年 3 月 30 日，美国 FDA 批准用于转移性肾癌接受索拉非尼或舒尼替尼治疗失败后的治疗，NCCN 将其作为 1 类证据推荐用于 VEGFR-TKI 治疗失败后的二线治疗。

（二）靶向药物的联合治疗

近年来靶向治疗已成为肿瘤治疗的新趋势，多种靶向药物在转移性肾癌的治疗方面也取得了成功。但总体来说，客观有效率最高也不过 40% 左右，无进展生存期（PFS）及总生存期 OS 的延长仍不能令人满意。有些研究者开始尝试靶向药物与其他以往有效的治疗联合或多种靶向药物联合用于转移性肾癌的治疗，以期能够进一步提高客观有效率与改善生存。

1. 靶向药物与细胞因子的联合

（1）索拉非尼联合干扰素：近两年来，陆续开展了索拉非尼联合干扰素治疗转移性肾癌的一些临床研究，多项Ⅱ期临床研究显示两者联合后治疗的客观有效率明显提高，但联合治疗的不良反应较单药治疗增加。

（2）靶向药物的垂直联合：在HIF-VEGF-VEGFR信号通路上，mTOR抑制剂、VEGF单抗与VEGFR抑制剂分别联合，即为靶向药物的垂直联合，达到更强的阻断这条通路的作用，从而有可能发挥更强的抑制肿瘤血管的生成与肿瘤细胞增殖的作用，进一步提高临床疗效。

总体来说，不同靶向药物的联合应用或靶向药物与其他药物的联合应用，有可能是治疗转移性肾癌的未来方向。但联合治疗也会带来了新的问题，尤其是多种靶向药物应用后，其不良反应有可能重叠，加重那些类似的不良反应。另外，靶向药物联合必然导致相应的医疗费用更为高昂，对于像我国这样的发展中国家来说，是否真正实用，尚有待进一步探讨。

2. 靶向药物的序贯使用

有关肾癌靶向治疗的临床数据越来越多，NCCN指南将舒尼替尼、贝伐单抗联合干扰素、预后差的患者应用替西罗莫司作为1类证据推荐为转移性肾癌的一线治疗，而索拉非尼、舒尼替尼能够延长细胞因子治疗失败的患者生存，同样作为1类证据推荐为二线治疗，而即将批准的依维莫司可以改善VEGFR-TKI治疗失败的转移肾癌的无进展生存，因此同样具有1类证据可作为标准二线治疗。因此除依维莫司应用于VEGFR-TKI治疗失败的肾癌患者有明确循证医学证据外，其他靶向药物之间如何进行序贯应用，互为一、二线治疗，以期望提高疗效，降低不良反应，最终患者的总生存，是临床治疗面临的新问题。

（三）不良反应及其处理

前面阐述了目前肾癌治疗应用的主要靶向药物，其主要的不良反应有乏力、皮疹、腹泻、手足皮肤反应、出血等。

但由于其作用机制不同，各种药物的不良反应也具有较大的差异，即使同为多靶点受体酪氨酸激酶抑制剂，索拉非尼与舒尼替尼的不良反应也有一定的差异。舒尼替尼Ⅲ期试验中最常见的3级毒性为乏力、腹泻、恶心、高血压、全血细胞减少和电解质异常。另外，10%患者发生短暂性左室射血分数降低。而索拉非尼最常见的不良反应是皮疹、腹泻、手足皮肤反应、乏力、脱发和瘙痒。与索拉非尼相关的最常见的3级毒性是乏力、高血压、手足皮肤反应和低磷血症。但由于受试人群差异明显，不宜进行毒性比较，但仍有部分毒性反应差异明显，舒尼替尼的血液学毒性及头发颜色改变，而索拉非尼导致的脱发更常见。这些药物的"靶点外"毒性也不同，舒尼替尼更易导致甲状腺功能减退和左室收缩功能降低。

1. 乏力

乏力是靶向治疗最常发生的不良反应，具体机制不详。治疗主要可以通过调整剂量或暂停治疗来处理。另外通过饮食补充或使用像甲地孕酮这样的药物可能不会缓解乏力症状。但接受靶向治疗的患者出现乏力，首先需要排除甲状腺功能减退，若出现甲状腺功能减退，可以通过补充甲状腺素改善症状。

2. 皮肤毒性反应

肾癌靶向药物引起的皮肤毒性反应，多见于酪氨酸激酶抑制剂，主要包括皮疹、手足皮肤反应及黏膜炎/口腔炎。

（1）手足皮肤反应：手足皮肤反应（HFSR）是靶向治疗的最常见不良反应，如TARGET试验中索拉非尼治疗组发生率为30%，另外舒尼替尼治疗组的发生率为20%，贝伐单抗与替西罗莫司未观察到此类不良反应。大多发生在其他症状出现之前，表现为影响手足的一系列症状，如为皮肤触痛与感觉异常，出现红斑、水疱、过度角化、皮肤干裂、硬结下大水疱，通常水疱中无水及脱屑、脱皮。

手足皮肤反应通常是双侧发生，症状常常同时或接连发生，手足的受力区往往症状更严重，与通常化疗引起的手足皮肤反应不同，一般用药两周后达到最严重后逐渐减轻，疼痛感一般6~7周左右会有明显减轻或消失。而3/4级手足皮肤反应的症状明显，表现为痛感强烈，皮肤功能丧失，但比较少见，舒尼替尼与索拉非尼发生率分别为5%和6%。

1/2级HFSR可继续原用药剂量，同时采取一些必要的支持治疗，都能够控制在0、1级，因此不需要停药或减量。而3、4级则需要减量或停药。手足皮肤反应的局部处理包括保守治疗，如干燥可以使用保湿药物，出现瘙痒可以应用不同的洗液或香波。具体方法：①加强皮肤护理，避免继发感染。②避免压力或摩擦。③使用润肤霜或润滑剂。④局部使用含尿素、皮质类固醇乳液或润滑剂。⑤如果需要则使用抗真菌药或抗生素治疗。⑥推荐10%的尿素软膏或双氟可龙戊酸酯。

（2）黏膜炎/口腔炎：口腔疼痛、黏膜过敏和吞咽困难是常见的口腔症状，服药几周后患者可能变成特异味类型。通常症状明显的患者，说明可能缺乏口腔侵蚀，这时候需要积极处理，包括口腔的护理，避免辛辣或较咸的食物；甜食通常耐受良好，需要局部使用麻醉剂和抗酸剂，如利多卡因含漱；真菌感染病例需两性霉素B悬液等局部抗真菌治疗；如需要使用质子泵阻滞剂，局部应用油状软膏。如果疼痛处理没有效果可以尝试剂量调整/中断。

3. 心血管不良反应

心血管不良反应可以发生于多数靶向药物，包括曲妥珠单抗、贝伐单抗或其他与血管内皮生长因子（VEGF）有关的受体酪氨酸激酶抑制剂（TKI），2008年ASCO大会曾将靶向治疗药物的心血管不良反应作为大会的讨论专题。而老年及伴有心血管疾病的患者较正常患者更易发生心血管不良反应，因此应用靶向药物时，尤其这部分患者应特别慎重并进行必要的监控。

肾癌靶向治疗药物可能导致的心血管不良反应主要包括以下4类：高血压、左心室射血分数（LEF）下降、心肌缺血或心肌梗死、QT间期延长。

（1）高血压：高血压是抗血管生成抑制剂的共有不良反应。所有抑制VEGFR的药物均可引起血压升高，高血压多发生于用药后1~2周，一般伴随用药持续存在，常规抗高血压药物大多可以控制，而发生难以控制的高血压也可以通过药物减量或停药而得到缓解。但个别情况下，贝伐单抗或VEGFR-TKI引起的高血压可能危及患者生命（如恶性高血压），因此可能造成眼、脑、肾和（或）肺的损害。

靶向药物所引起的高血压，需要进行监控与管理，治疗方面均可以使用常用的抗高血压药物治疗，包括噻嗪类利尿剂、β受体阻滞剂、血管紧张素转换酶抑制剂、血管紧张素受体抑制剂和钙通道拮抗剂。另外治疗期间应考虑各种因素，如肾功能、电解质状态和其他并存疾病（如冠心病、糖尿病）。所有患者都应该家中备有血压计，常规记录血压，从而使医生更清楚治疗后血压变化情况。降压同时可以使用非药物方法进行补充，包括饮食控制如减少食盐的摄取、体育锻炼和控制体重。对于舒尼替尼，治疗间期可能会发生血压降低，因此需要密切随访。

（2）左室射血分数下降或充血性心力衰竭（CHF）：2008年度ASCO泌尿生殖高峰论坛上美国斯坦福大学报道了该大学癌症中心接受舒尼替尼治疗的48例患者中，12.5%（6/48例）发展为有症状的3~4级心力衰竭，该项结果高于既往报道水平。2008年ASCO大会上有报道因靶向药物导致的心功能不全发生率不同，其中贝伐单抗为3%，舒尼替尼为19%~28%，索拉非尼为3%。因此靶向治疗药物心脏毒性应引起临床重视。

因此，对伴有心脏危险因素的患者口服靶向药物，尤其是舒尼替尼，治疗前应行超声心动检查，进行基线射血分数评价。治疗过程中，患者如出现充血性心力衰竭的症状，应立即终止治疗，给予心衰治疗；如果患者虽未出现充血性心力衰竭的症状但伴有射血分数低于50%或较基线下降20%，则需中断或减量治疗。

（3）心肌缺血或心肌梗死：一项回顾性研究结果显示，75例伊马替尼耐药的患者接受舒尼替尼治疗后，2例发生了心肌梗死。研究显示，索拉非尼的心肌缺血或心肌梗死发生率较安慰剂高（2.9%：0.4%），虽然其发生次数的绝对值都很小（12例：2例），但临床中也需要引起注意。因此应用索拉非尼时，应观察患者心血管症状，出现异常的患者要及时接受心电图检查，如果患者已经发生心肌缺血，要及时减量或停药。服用索拉非尼后发生心肌梗死，应中断治疗，必要时永久停药。

（4）QT间期延长：研究显示，当药物浓度是治疗浓度的2倍时，即口服剂量为150 mg时，观察到QT间期延长。目前美国FDA尚无有关预防舒尼替尼引起QT间期延长的指南。到目前为止，还没有关于索拉非尼可引起QT间期延长的证据。

4. 消化道反应

腹泻可发生于药物治疗的任何阶段，表现为次数增加的稀便，而不是水样便。因此治疗过程中应避免食用加重腹泻的食物（如辛辣、油腻和咖啡因），避免大便软化剂和纤维素。与治疗相关高血压的处理原则相似，腹泻处理中也强调药物与非药物联合使用。临床经验提示饮食调整，如增加水果和蔬菜，补充纤维都能减轻腹泻。

药物治疗方面，如洛哌丁胺（易蒙停）和地芬诺酯（泻特灵）。标准用法（洛哌丁胺）：起始剂量4 mg，随后每4 h 2 mg，严重时起始剂量4 mg，随后每2 h 2 mg。其他治疗胃肠道不适的药物包括抗酸药、质子泵抑制剂或嗜酸乳酸杆菌产品。

肾癌患者接受靶向治疗，恶心、呕吐的发生率较常规化疗明显偏低，如发生可常规处理，如少量饮水和进食，进流质饮食，同时适当给予止吐治疗，如甲氧氯普胺（胃复安）、羟色胺3（HT_3）受体阻滞剂等。

5. 血液学毒性

索拉非尼引起3/4级淋巴细胞减少较多（12%），淋巴细胞减少者需定期复查，而舒尼替尼引起较多的3/4级中性粒细胞减少（12%）、淋巴细胞减少（12%）与血小板减少（8%），用药期间需密切监测血常规，其与剂量有关。其处理同常规化疗后骨髓抑制处理。

3/4级中性粒细胞减少症和血小板减少症都需要采用紧急措施处理，并需要调整剂量，因此用药时需监测血常规，建议每治疗周期第14天进行血液学检查。

6. 甲状腺功能减退

一项报道指出舒尼替尼治疗的患者中有85%发生甲状腺功能低下，其中84%有甲低的症状或体征，其发生机制不明，可能与淋巴细胞浸润、碘摄取障碍以及抑制甲状腺过氧化物酶活性有关。

舒尼替尼引起甲状腺功能低下的特点：往往发生于第2周期后，有时表现为先出现甲亢（较轻且有自限性），之后迅速变为甲状腺功能减退，其严重程度几乎都是1/2级，少有3/4级的报道。发生甲状腺功能减退后，给予补充甲状腺素，大部分症状可改善（尤其是以疲乏为主的症状）。因此，舒尼替尼治疗期间每2～3个月检查甲状腺刺激素（TSH），其他靶向药物在出现临床症状时也需要监测TSH。

总结：患者使用多靶点激酶抑制剂时，剂量限制性不良反应是这些药物的靶点外反应，处理相关毒性是患者护理中一个非常重要的方面，过度的毒性可能会减少耐受性和患者的依从性。因此需要积极认识到靶向治疗的不良反应，并正确处理，处理好不良反应可以为希望渺茫的患者提供更长期的有效用药时间和更长的PFS。

第三章

肾盂、输尿管肿瘤

第一节　肾盂、输尿管肿瘤的流行病学和病因学

肾盂、输尿管肿瘤临床上相对较少见，主要是上尿路上皮细胞来源肿瘤。由于肾盂、输尿管与膀胱覆盖着相同的尿路上皮，膀胱肿瘤的一些致病因素，也可引起肾盂、输尿管肿瘤。肾盂、输尿管肿瘤的病因较复杂，包括吸烟、职业、遗传、巴尔干肾病等。

一、流行病学

随着人口老龄化时代的到来，肾盂和输尿管肿瘤的发病率正在不断增加。在美国，肾盂肿瘤约占肾肿瘤的 5%~7%，肾盂癌和输尿管癌共占尿路上皮癌的 4%，肾盂癌与输尿管癌发病比为 3：1。而我国两次全国性会议报道肾盂癌分别占肾肿瘤的 26% 和 24%，明显高于美国。国内学者顾方六的研究数据表明，我国肾盂、输尿管肿瘤的发病比例为 2：1.4，与美国差异也较明显。输尿管肿瘤的发病率较低可能由于输尿管上皮暴露于尿液的时间相对较短所致。

肾盂、输尿管肿瘤多见于 40~70 岁，极少发生在 40 岁之前。我国肾盂、输尿管肿瘤的平均发病年龄为 55 岁，男性比女性多，男女发病比约为 3：1；欧美报道肾盂、输尿管肿瘤的平均发病年龄为 65 岁，男性是女性患者的 2~4 倍。在美国，白人比非裔美国人更易患肾盂及输尿管肿瘤。在年死亡率方面，非裔美国人（7.4%）比白人（4.9%）要高，女性（6.1%）比男性（4.4%）高。

二、病因学

（一）吸烟

吸烟是上尿路肿瘤最重要的可控制危险因素。研究表明，吸烟人群上尿路上皮肿瘤的发病率是非吸烟人群的 3 倍。上尿路上皮肿瘤的发病率还与吸烟量有关，长期吸烟人群（>45 年）是非吸烟人群的 7.2 倍。另外，与肾盂肿瘤相比，吸烟人群更易患输尿管肿瘤。

（二）职业

目前认为，从事化工、石油、塑料制品等行业的工人以及接触煤、焦炭或沥青的人群是上尿路上皮肿瘤的高危人群。苯胺染料、β 萘胺、联苯胺是重要的致癌剂，这些致癌剂所致上尿路上皮肿瘤的潜伏期一般为 15 年以上。

（三）遗传

遗传性上尿路上皮细胞肿瘤一般发病年龄较年轻（平均 55 岁），女性多见。限制性片段长度多态性（RFLP）分析表明尿路上皮肿瘤的 9 号染色体、靠近 p53 位点的 17 号染色体、靠近 RB 位点的 13 号染色体以及靠近肾癌基因位点的 3 号染色体均有异常改变。已有研究显示，有 9 个家族表现为遗传性尿路上皮肿瘤，其中上尿路上皮肿瘤约占 22%。李法美尼（Li-Fraumeni）综合征是一种十分罕见的染色体显性遗传综合征，该综合征可出现双侧上尿路上皮肿瘤，目前已在一个家族成员的非癌细胞中发现活

化的 c-raf-基因缺陷，但尚未研究该家族中肿瘤患者是否也存在此异常。

（四）巴尔干肾病

巴尔干肾病是一种退行性肾间质疾病，在欧洲巴尔干半岛的南斯拉夫、保加利亚、罗马尼亚及希腊等国家较常见。该病常有家族史，但病因不明，遗传表现不明显。研究表明，该病家族成员幼年离家后不再患此病，提示环境因素可能是该病病因之一。据统计，巴尔干肾病患者更易罹患上尿路上皮肿瘤，在某些地区比普通人高 $100 \sim 200$ 倍。与其他病因导致的上尿路上皮肿瘤相比，巴尔干肾病引起的上尿路上皮肿瘤多为双侧，并且肿瘤分化较好，分级低，生长较缓慢。

（五）咖啡

Ross 等的研究表明，与普通人群相比，每天饮用 7 杯以上咖啡的人群患上尿路上皮肿瘤的相对危险度为 1.8，控制该人群吸烟后，相对危险度降至 1.3。

（六）镇痛药

目前的研究已经证实滥用镇痛药是尿路上皮肿瘤的危险因素之一。研究表明，22%的肾盂肿瘤患者和11%的输尿管肿瘤患者有大约 2 年的镇痛药滥用史。滥用镇痛药后，组织学研究发现患者肾盂基底膜增厚以及肾盏乳头部瘢痕形成，从而容易诱发肾盂癌。

（七）慢性炎症和化疗

长期慢性炎症刺激，如截瘫患者、长期留置导管者或肾盂结石患者可发生肾盂癌，但绝大多数为鳞癌。长期尿路感染产生的硝酸盐可引起尿路上皮增殖，并可转化为癌变。另外，环磷酰胺可以增加患上尿路上皮肿瘤的危险度；寄生虫感染症（如血吸虫病）也有可能是肾盂肿瘤的原因。以前有几例报道应用胶质二氧化钍（Thorotrast，一种含二氧化钍的造影剂）做逆行肾盂造影后发生肾盂肿瘤。

（八）乌脚病

乌脚病是一种地区性、流行性的血管疾病。该病主要分布于我国台湾西南沿海地区，包括嘉义县的布袋镇、义竹乡及台南县的学甲镇、北门乡等。研究表明该病可能与砷中毒有关。该病初期由于四肢末端血液循环不通畅，无法获得足够的营养和氧供，皮肤会变成苍白或紫红色。患者出现肢端麻痹、发冷、发绀等症状，若受压迫就会产生刺痛感，有时也会出现间歇性跛行等。病情更进一步加剧会导致静止组织的营养缺乏，产生剧烈的疼痛。近年来研究发现上尿路上皮癌在这个地区的流行率显著增高，人们怀疑该病与上尿路上皮癌有关，但是二者具体的关系目前尚未有明确的研究结论。

（九）原发性膀胱癌

2%~7%的原发性膀胱癌患者会发生上尿路上皮肿瘤。Wright 等对 1988—2003 年间共 99 338 例膀胱癌患者进行研究，结果显示 0.8%的膀胱癌患者会继发上尿路上皮肿瘤，其中大部分病例是在膀胱癌确诊后 3 年内发现，肿瘤的分级、分期以及位置是提示上尿路肿瘤是否继发的关键。

第二节　肾盂、输尿管肿瘤的病理学

肾盂、输尿管肿瘤组织学分类主要包括移行细胞癌、鳞状细胞癌、腺癌和非上皮肿瘤 4 类。其中90%为移行细胞癌（TCC），鳞癌约占 7%，腺癌罕见，其他为非上皮肿瘤。

一、移行细胞癌

移行细胞癌是肾盂、输尿管肿瘤最常见的组织学类型，包括原位癌、乳头状癌和扁平癌。肾盂、输尿管移行细胞癌分级与膀胱移行细胞癌相似。自 1973 年 WHO 分类采用移行细胞癌Ⅰ级（TCC Ⅰ）、Ⅱ级（TCC Ⅱ）和Ⅲ级（TCC Ⅲ）分级方法以来，病理学和泌尿外科学界广泛开始使用该三级分级体系，即根据肿瘤细胞分化程度可分为分化良好（Ⅰ级）、中等分化（Ⅱ级）和分化差（Ⅲ级）。Ⅰ级和Ⅱ级多呈乳头状生长，分别占肾盂、输尿管肿瘤的 20%和 60%；Ⅲ级多呈实性或浸润性，约占肾盂、输尿管肿瘤的20%。Ⅰ级移行细胞癌轻度异常，肿瘤细胞核分裂象不多见；Ⅱ级移行细胞癌中度异常，与Ⅰ级移行细胞癌不同之处在于结构紊乱较明显，但仍保持基本的肿瘤细胞极向和细胞核的一致性。Ⅲ级移行细胞癌肿瘤全层上皮细胞紊乱，细胞极向和细胞核的一致性完全消失，核分裂呈不规则，核质比升高。研究表明，肿瘤的分级与预后密切相关，Ⅰ、Ⅱ、Ⅲ级移行细胞癌患者的5年生存率分别为100%、80%和29%。由于肾盂和输尿管的肌层较薄，肿瘤侵袭、转移时间相对膀胱移行细胞癌来说更早、更容易。

低度恶性潜能尿路上皮乳头状肿瘤（PUNLMP）属于交界性肿瘤。其形态类似外生性尿路上皮乳头状瘤，但与乳头状瘤的根本区别是其上皮增生，且厚度超过正常尿路上皮。镜下乳头纤细，不融合；上皮细胞形态一致；核可较正常略大，但形态较一致，没有异型性或仅有很小异型性；极向保存，通常有伞盖细胞；没有核分裂象或仅在基底层偶见正常核分裂象。显然，以前分类中乳头状移行细胞癌Ⅰ级的一些病例，仅有细胞层次增加，没有结构和细胞异型性，按照WHO（2004）诊断标准，应诊断为PUNLMP。PUNLMP预后良好，虽可复发，但较乳头状癌的复发率低得多；偶有PUNLMP患者后来出现较高级别的尿路上皮肿瘤。

低级别非浸润性乳头状尿路上皮癌的主要特点是：乳头结构和细胞形态出现异型性，上皮细胞极向也出现紊乱，但均不严重；乳头多有分支，可有融合；核增大，核的大小、形状及染色质分布不太一致，一些细胞核浓染；可见核仁，但不明显；基底层以上的细胞层中见少量散在的核分裂象。这些形态特点，特别是在基底层以上的细胞层中出现核分裂象，是与PUNLMP鉴别的重要指标。

高级别非浸润性乳头状尿路上皮癌有中至重度的结构异型性和细胞异型性，乳头分支和融合明显；细胞极向严重紊乱，核的大小和形状、染色质分布等均显著多形，核仁明显；上皮各层中核分裂象多见，可为病理性核分裂象。高级别非浸润性乳头状尿路上皮癌的异型性明显，一般诊断不难。由于高级别癌发生浸润的可能增加，诊断时需细致观察，排除浸润性癌；检材太少时，二者可能难以区别，需与泌尿外科医师沟通。此外，在低级别非浸润性乳头状尿路上皮癌为主的肿瘤中有部分高级别区域时，应诊断为高级别癌。

二、鳞状细胞癌

肾盂、输尿管鳞状细胞癌少见，占肾盂、输尿管肿瘤的0.7%~7%，可能与慢性炎症、感染或滥用镇痛药有关。据报道，肾盂鳞状细胞癌的发病率是输尿管鳞状细胞癌的6倍。显微镜下多数肾盂、输尿管鳞状细胞癌为中等分化或分化好的肿瘤，多数可见角化珠和细胞间桥。

由于鳞状细胞癌恶性程度高且肾盂壁较薄，肾盂鳞状细胞癌早期即可能出现淋巴转移和扩散，多数患者在确诊时已为晚期，预后差。因此，对肾盂鳞状细胞癌的早期诊治尤为关键。一般认为肾脏结石慢性刺激及并发的感染因素与肾盂鳞状细胞癌的发生有关。Tlili等报道，结石的慢性刺激可引起肾盂鳞状上皮和腺上皮化生。由于肾盂鳞状细胞癌患者中50%以上有结石病史，且往往表现为结石或感染的症状，早期极易漏诊。漏诊的主要原因在于临床上往往容易满足于对肾结石的诊断，而忽略了其继发肿瘤的可能性。

三、腺癌

肾盂、输尿管腺癌较少见，其中肾盂腺癌占肾盂肿瘤的不到1%，该型肿瘤一般提示晚期和预后不良。肾盂、输尿管腺癌常伴有长期尿路梗阻、炎症或尿路结石。这些因素形成炎性刺激导致移行上皮细胞化生，这是肾盂、输尿管腺癌发生的原因和基础。

四、非上皮肿瘤

非上皮肿瘤包括纤维上皮性息肉、神经纤维瘤和肉瘤等。纤维上皮性息肉和神经纤维瘤不常见。

肉瘤包括平滑肌肉瘤、浆细胞瘤和血管肉瘤。平滑肌肉瘤是最常见的恶性中胚层肿瘤。肾盂的尿路上皮肉瘤样癌具有独特的临床病理特征。由于瘤细胞广泛浸润肾实质，导致出血、坏死及间质的肉瘤样反应，从而使肾外观表现为弥漫性肿大，临床易误诊为肾炎症性病变。镜下可见肿瘤主要由上皮细胞和肉瘤样细胞组成。上皮为低分化的尿路上皮。肉瘤样细胞呈短梭形，束状或车辐状排列，核染色质粗，常有多个核仁，核分裂象多见。部分区域呈假血管肉瘤样图像，裂隙样结构相互连接成网状，其表面细胞扁平或立方形，核深染，瘤细胞与癌肉瘤难以区别。

第三节　肾盂、输尿管肿瘤的诊断与分期

一、临床表现

肾盂、输尿管肿瘤临床表现主要有血尿、腰痛、腹部肿块和膀胱刺激症状等。血尿是肾盂、输尿管肿瘤最常见的症状，占 70%～90%，包括镜下血尿和肉眼血尿。镜下血尿常见于早期或分化较好的肿瘤。典型的血尿是全程性血尿，伴有蠕虫状血块。肾内结石多年或合并感染、血尿严重者要考虑鳞状细胞癌可能。疼痛呈钝痛，多由血块堵塞输尿管、肿瘤自身组织或侵袭引起的梗阻所致。肾盂、输尿管肿瘤有腹部肿块的占 10%～15%，主要为肿瘤增大或肾积水。膀胱刺激症状占 5%～10%，往往提示伴发膀胱肿瘤。部分患者没有症状，在常规静脉尿路造影时偶然发现。肾盂肿瘤出现血尿、疼痛和腹部肿块三联症者常提示为晚期病变。

二、影像学诊断

主要包括超声检查、静脉尿路造影、CT 检查等。

（一）超声检查

超声对肾盂、输尿管肿瘤，尤其是输尿管中下段小的肿瘤诊断价值有限，但可以鉴别肾肿瘤、肾积水和阴性结石。

经腹超声是诊断肾盂、输尿管肿瘤常用的检查方法。当肾盂肿瘤较大或伴有肾盂积水时较易显示，但当肾盂肿瘤较小时，特别是小于 1 cm 的肿瘤，由于肾盂位置较深并且受肠气的干扰，无尿液作为透声窗，经腹超声显示比较困难。经腹超声对于腰痛和血尿患者是首选的筛选检查，可以了解尿路积水情况和肿瘤占位情况，但一般不易发现输尿管肿瘤。肾盂肿瘤的典型超声声像图表现为肾窦分离，内见实性低回声肿块，与肾实质间有线状或带状强回声分割。当病变侵犯肾实质时，肾窦强回声带模糊、紊乱或消失，代之以低回声区，使病灶与肾实质界限不清。肾盂肿瘤一般血供较少，彩超与 B 超未见明显差异，但对鉴别肾癌有明显意义。当肾盂肿瘤 <1 cm 时，因未引起肾窦回声分离，所以不易识别而漏诊。腔内超声是一项新的检测技术，在泌尿系统方面的应用已显示出明显的优势。腔内超声不仅可显示肿瘤的大小、部位、回声和侵犯深度，还能清晰显示周围 2～3 cm 深度的周围组织，并可鉴别肿瘤及其他原因引起的充盈缺损，可大大提高肾盂、输尿管肿瘤的诊断率。

（二）静脉尿路造影

静脉尿路造影（IVU）是肾盂、输尿管肿瘤诊断的基本方法，又称静脉肾盂造影 IVP，是经静脉注入造影剂、由肾脏排泄至尿路而使整个泌尿系显影的一种检查方法。其过程有碘过敏试验、静脉注射造影剂、压腹带、摄取不同时段造影片等几个步骤，全过程通常在半小时完成。研究显示，IVU 检查使用或不使用腹部加压的肾内集合系统和上段输尿管的造影剂充盈最佳时间为延迟后 8 min，输尿管全段的最佳充盈时间为延迟后 10 min。

1. 适应证
（1）泌尿系结石。
（2）泌尿系结核、肿瘤、囊肿、先天性畸形和慢性炎症。
（3）原因不明的血尿及脓尿。
（4）需了解损伤程度和范围的尿路损伤。

（5）腹膜后肿瘤的鉴别诊断等。

2. 禁忌证

（1）对碘造影剂过敏的患者。

（2）肾衰竭或无尿患者。

（3）严重的糖尿病患者。

（4）肝肾功能严重缺损者。

（5）骨髓细胞瘤患者。

（6）镰刀型贫血症患者。

（7）嗜铬细胞瘤。

IVU确诊率相对较低，但可为手术方式提供参考，与逆行尿路造影结合能提高诊断率。一般50%～70%的肾盂、输尿管肿瘤可发现充盈缺损，形态不规则。输尿管肿瘤典型病变表现为偏心性或中心性充盈缺损，边缘不规整。但大多数病例在静脉尿路造影片上不出现典型的输尿管充盈缺损，该检查对输尿管恶性肿瘤诊断的特异性低，常难以确诊。充盈缺损常为高脚杯样，由于乳头状瘤多呈外生性生长，充盈缺损偶可表现为乳头状轮廓。肾盂肿瘤有时会出现肾盏不显影；10%～30%肾盂、输尿管肿瘤引起梗阻，导致集合系统不显影，提示肿瘤浸润。

在行静脉尿路造影时，造影剂应稀释至1/3～1/2浓度，造影剂过浓可掩盖充盈缺损。检查肾盂、输尿管肿瘤时必须双侧同时检查，特别应注意健侧有无可疑病变。操作中如果出现梗阻，可延迟摄片以显示输尿管肿瘤，从而获得诊断结果；如果发现充盈缺损一定要警惕，排除尿路结石的可能。

逆行肾盂造影由于是在膀胱镜检的基础上进行的，因而有下尿路感染者严禁行逆行肾盂造影，否则会造成肾脏的上行性感染。此外有膀胱挛缩、尿道狭窄以及儿童也不宜行逆行肾盂造影。逆行肾盂造影仅适用于排泄性尿路造影显影不良或不适于作排泄性尿路造影的患者。

最近我国台湾地区的一项临床研究表明，肾盂肿瘤和输尿管肿瘤静脉肾盂造影的灵敏度分别为49%和36%，然而逆行肾盂造影的灵敏度分别为85%和89%。

（三）腹部CT检查

CT可用于肾盂、输尿管肿瘤的诊断和分期，并且对鉴别诊断有一定的价值。CT可见肾盂、输尿管管壁的不规则增厚，向腔内突出的肿块或以肾窦、输尿管为中心的巨大肿块，常向输尿管蔓延呈长条状为其主要特点，当有尿路种植转移或多中心尿路肿瘤时则可在尿路（肾盂、输尿管、膀胱）上见多个肿块。肾盂肿瘤CT主要表现为3种类型：①肾盂内肿块型。②肿块浸润肾实质型。③肾盂壁增厚积水型。有学者发现在CT增强扫描时皮质期及肾盂期易于发现肿瘤，实质期时易于了解肿瘤分期及与肾癌相鉴别。

与肾癌鉴别时，由于肾盂肿瘤接近于肾实质，而肾癌CT值降低比肾盂肿瘤多，所以可用来鉴别肾盂肿瘤和肾癌。因为尿酸结石的CT值可大于100 Hu，而肾盂、输尿管肿瘤的平均密度为46 Hu，所以尿酸结石和肾盂、输尿管肿瘤易于鉴别。肾盂、输尿管鳞状细胞癌与移行细胞癌相比更容易向外周扩展，而且可能合并结石，因此CT对肾盂、输尿管鳞状细胞癌的诊断很重要。另外，CT的优势在于还有利于判断肝转移和腹膜后肿大淋巴结。但CT对$T_0 \sim T_2$期肾盂、输尿管肿瘤的分期价值不大。对于T_3期肾盂、输尿管肿瘤，CT在评价肾实质或输尿管周围受累情况时，其敏感度和特异度分别是67%～75%和45%。

随着多层螺旋CT技术的不断改进和发展，CT尿路造影（CTU）已经被应用于有血尿患者的泌尿系检查和临床诊断。多数研究者认为，随着CT检查技术的不断改进和越来越多地应用于临床，多层螺旋CT可以替代IVU成为一种上尿路上皮癌的检查方法。IVU检查时间长，图像常因肠道内气体或内容物而显示不清，检查时需腹部加压，肾功能低下或尿路严重积水时显影延迟或不显影等，尤其对于老年患者常难以耐受。CTU检查不但可通过轴位图像观察输尿管腔内外病变范围及其与周围结构关系，而且可通过图像后处理重建获得二维或三维图像，使得输尿管具有整体感和立体感，克服了上述IVU检查方法的缺点。延迟后的CT定位图像也可获得与IVU同样的显示效果。

原发性输尿管移行细胞癌的 CTU 表现一般根据其肿瘤大小、范围、形态和与周围结构的关系分为腔内或管壁型、腔外型两种。腔内或管壁型主要表现为病变处管壁不规则增厚、腔内不规则软组织肿块、局部输尿管增粗、管腔狭窄或闭塞。肿瘤常较小，多呈轻度均匀增强。原发性肾盂移行细胞癌的 CTU 主要表现为肾盂内不规则充盈缺损和邻近肾盂扩张积水或不规则破坏狭窄；CT 增强扫描肿瘤呈轻度增强；多数肿瘤 CT 平扫的密度稍高于肾盂内尿的密度，而低于肾实质密度，但也有少数肿瘤因其组织细胞类型的不同和肿瘤细胞的密集分布而在 CT 平扫上呈高密度；CT 平扫呈高密度的肾盂肿瘤与肾盂内血块的鉴别常常比较困难，但血块的 CT 值范围为 50～70 Hu，血块的形态和密度常有变化，与肿瘤不同。总之，与 IVU 比较，CTU 具有以下优点：①检查前无须肠道准备。②检查时无须腹部加压。③成像速度快，检查时间短，易于被患者接受。④图像分辨力高，不受呼吸运动和肠道内气体或内容物的影响。⑤易于发现小病灶，同时能够区分肾脏病变是实性或囊性，可发现和显示小的泌尿系结石。

（四）磁共振成像

磁共振尿路成像（MRU）作为一种安全、无创的检查方法，是对 IVU 技术的一种补充，特别适用于重度积水 IVU 不显影者。其优点是：①非侵袭性，不需对比剂，无辐射，安全性高。②对于肾功能受损者，显示尿路扩张明显优于 IVP。③多方位、多角度成像，联合常规 T_1WI、T_2WI 可获得大量信息，达到明确诊断的目的。④图像如同 IVU，清晰直观。MRU 对肾盂、输尿管肿瘤导致的尿路梗阻性的部位、程度的判断具有高度敏感性和准确性。另外，此法为肾功能差和由于梗阻致 IVU 不显影或需延迟很长时间才能确定梗阻平面的患者提供了一种快捷确定尿路梗阻部位、程度的方法，故具有较高的临床应用价值。

肾盂肿瘤的 MRI 表现取决于病理形态特征，常表现为肾盂肾盏内的低信号充盈缺损，周围环绕高信号的肾窦脂肪。肾盂内缺损常为偏心性，肾盂肿瘤侵犯肾实质在 MRI 上难以确定，很难与肾细胞肿瘤鉴别。肾盂肿瘤是少血供肿瘤，通常边缘光整，信号强度均匀，在 T_1WI 和 T_2WI 上与肾实质信号大致相等，在 MRI 增强扫描后，肾盂肿瘤呈轻至中度强化。输尿管肿瘤 MRI 多可见管腔内呈结节状、分叶状、不规则充盈缺损；部分可见输尿管迂曲，管壁不光整，呈锯齿状改变；或病变沿输尿管壁向内外浸润性生长，管壁增厚，输尿管周围组织水肿，输尿管与周围组织界线不清，呈团块状，腹主动脉旁和肾门旁淋巴结增大。在诊断肾盂、输尿管肿瘤方面，MRI 检查可作为对肾盂肿瘤诊断的补充检查手段，可从多个平面了解病灶及其与周围关系，为确定手术范围、手术入路提供帮助。但是，一般 MRI 的价值没有 CT 大。

弥散加权 MRI（DW-MRI）主要是检测分子的随机微小运动，在临床应用中，它主要反映组织内水分子的运动。人体组织内存在大量自由运动的水分子，这些分子的微小运动，可以通过弥散像、布朗运动及图像背景表现出来。活体内这些无序运动的水分子导致磁矩改变，这可以通过弥散系数来反映（D 值）。在弥散加权像中，水分子弥散程度直接影响图像信号强度，除了质子密度和弛豫时间 T_1 和 T_2 的影响效应，具有强弛豫的区域表现为信号强度降低，在磁共振影像技术应用之前，这些水分子的无序运动在磁共振波谱中得以体现和研究。最近有研究利用弥散加权 MRI 对疑似上尿路上皮癌患者进行诊断，结果显示，弥散加权 MRI 能够清楚提示上尿路上皮癌。该诊断方法将来可以用来诊断上尿路上皮癌尤其是小的癌灶。

（五）正电子发射计算机断层显像/计算机断层扫描（PET/CT）

正电子发射计算机断层显像（PET）/计算机断层扫描（CT）实现了 PET 与 CT 对人体功能和解剖结构的同机图像融合，由 Townsend 等首先研制成功，该原型机于 1998 年 8 月安装于美国匹兹堡大学。Beyer 等应用该原型机对 110 例不同肿瘤患者进行 PET/CT 显像，结果显示 PET 与 CT 的融合图像对肿瘤的诊断与分期及治疗反应的评价具重要价值，证实了 PET/CT 的可行性和临床应用潜力。PET/CT 实现 PET 和 CT 的图像融合，可以将 CT 和 PET 的优势互补，对病灶进行准确定位、定性，并弥补双方的不足进而减少漏诊的发生。CT 在病变的良恶性鉴别及分期上有不足之处，PET 显像是一种功能显像，对正常的解剖结构不显影或显影较模糊。研究显示，PET/CT 的作用优于单独 CT、单独 PET 和 CT、PET

的视觉融合。CT 不但给 PET 带来了精确的解剖定位，而且提供丰富的诊断信息。PET-CT 在恶性肿瘤的定性和分期方面有良好的临床应用前景，优于 PET 和 CT。

PET/CT 中 CT 数据用于 PET 的衰减校正与散射校正，CT 可提供病灶的精确解剖定位，值得注意的是诊断性 CT 的价值。为获得足够清晰的解剖图像，通常需要静脉注射或口服造影剂。多层螺旋 CT 的快速扫描适用于器官的多期研究，能使注入血管内的造影剂在到达目的脏器区域后处于最佳造影剂浓度阈值时启动扫描，获得动脉期、静脉期和平衡期图像。增强 CT 多期研究将有助于病变解剖结构的精确定位，对 FDG-PET 阴性肿瘤的诊断价值尤为明显。CT 造影剂与 PET 示踪剂的联合应用无疑会提高对病变的诊断价值。一般认为需对病变进行精确定位，如制订放射治疗计划、穿刺活检及肿瘤或其转移灶，^{18}F-FDG 呈阴性时，主张完成常规 PET/CT 采集后再行 CT 增强扫描，以获得诊断意义的 CT 图像。

三、输尿管镜检查

输尿管镜分为硬性、半硬性和软性 3 种。1912 年 Young 开始尝试输尿管内窥镜检查，1977 年 Goodman 应用 F 9.5/儿童膀胱镜进入输尿管，1978 年 Lyon 等设计制作了工作长度 23 cm 的专门用于输尿管的膀胱镜，到 1980 年长度为 39 cm 的 Karl Storz 输尿管镜问世，输尿管镜的发展经历了漫长的历史。一台完整的输尿管镜包括输尿管镜、光学系统、输尿管扩张设备、诊断治疗用设备、冲水设备和电视摄像系统等。

1. 适应证
（1）原因不明的上尿路充盈缺损或梗阻。
（2）原因不明的单侧肉眼血尿。
（3）单侧尿细胞学阳性但不能明确诊断。
（4）上尿路肿瘤姑息治疗后随访观察。
（5）输尿管中下段结石。
（6）输尿管上段结石 ESWL 治疗失败后。
（7）ESWL 术后石街形成。
（8）输尿管狭窄切开、扩张或放置支架。
（9）输尿管异物取出；输尿管肿瘤切除。

2. 禁忌证
（1）急性尿路感染。
（2）前列腺体积较大并突入膀胱时。
（3）严重尿道狭窄者。
（4）膀胱挛缩。
（5）盆腔手术、外伤、放疗史。
（6）不应同时进行双侧输尿管镜手术。

3. 术前准备
（1）了解泌尿系情况，熟悉各种影像学资料。
（2）了解患者全身情况。
（3）术前谈话，内容包括检查目的、预期结果、可能出现的并发症。
（4）检查和准备手术用器械和设备。

输尿管镜技术是膀胱镜技术在上尿路的延伸，无论是硬镜还是软镜，纤维光束的引入显著缩小了镜鞘的口径，从而大大减小了输尿管镜本身对上尿路的损伤。输尿管镜检查可直接观察肿瘤的形态和位置，并可对肿瘤进行组织学活检和治疗。随着输尿管镜相关技术的改进，小口径输尿管镜可通过活检钳对整个上尿路进行检查取得活检标本，可直接了解病灶的位置和大小，更能取得活检标本掌握病理分级、分期。研究表明，输尿管镜活检可对 89% 的肾盂、输尿管肿瘤做出组织学诊断，其预测病理分级准确率达到 78%，对临床分期准确率为 67%。在输尿管肿瘤的诊断中，输尿管镜检查及术中的活检是手术术式选择的最重要依据。对不明原因血尿、肾积水患者经多次检查仍不能确诊同时高度怀疑输尿管肿瘤时，均应行输尿管镜检查。软性输尿管镜应用于病因不明的血尿患者的诊断取得了很大的成功，发现了很多经临床影像学检查均正常患者的病因，如早期微小肿瘤、小血管瘤等。

成功置镜是输尿管镜手术最重要的步骤。输尿管镜检查操作时应注意：①保持视野清晰，能够看到管腔全貌，如果视野不清，可加压冲洗，但要注意肾盂容量，冲入水过多会造成腔内压力过高，反流而产生胁肋部不适及术后发热等并发症。②随时调整镜体，使其与输尿管解剖走行一致。③插导管时如果遇阻力，不可强力插管，以免形成假道。④正确进镜后可见输尿管管腔黏膜光滑、颜色粉红、血管纹理清晰。如果见到银白色丝网状组织，说明在黏膜下，应退镜至看清管腔后再前进。至肿瘤段可见输尿管壁上海藻或绒毛样组织，多为嫩红色，表面有血管样物，肿瘤镜下呈菜花状或乳头状，单发窄基，突向输尿管腔内。部分输尿管肿瘤表面可见出血、坏死。

4. 并发症

（1）术中及术后血尿：通常非常轻微，但有部分患者因其本身凝血功能异常，可能引起较明显的出血，甚至有时有血块形成，从而阻碍排尿，大部分出血极轻微，3 d 之后出血症状会消失。

（2）感染：虽然无伤口，但是仍有少数患者有尿路感染的问题，尤其是有些患者的肾脏水肿合并有急性或慢性肾炎的情况，在术后感染的情况下，有可能会短暂加剧甚至可能引发败血症甚至休克。

（3）输尿管损伤：一般情况下，不到 10% 的病例会有输尿管损伤的情况，大约 1.6% 的患者需要手术处理。

（4）输尿管狭窄：较慢出现的并发症，不到 4.5% 的患者会发生此情况。

（5）麻醉并发症及心肺并发症：如代谢性酸中毒、肺炎、换气不足、支气管痉挛、低血压、麻醉剂过量、心律不齐、心搏停止、二氧化碳栓塞、水肿、右心衰竭等。

四、脱落细胞学检查

脱落细胞学由于取材方便、特异性高以及为非侵入性的检查方法，所以一直用于尿路上皮肿瘤的诊断和术后监测。它是利用肿瘤组织间的黏附力下降、肿瘤组织的出血坏死等，肿瘤细胞脱落后随尿液排出体外，收集尿液中脱落的肿瘤细胞，从而可以达到对尿路上皮肿瘤诊断的目的。常规的尿液脱落细胞学检查虽然特异性高，但是受到样品的采集方式、时间、天气及医师诊断水平等影响，同时还受到感染、结石、放疗、化疗及异物等因素的影响，其灵敏度报道不一，对低分级、低分期和复发肿瘤的阳性率更低。肾盂、输尿管肿瘤的尿脱落细胞学检查阳性率低于膀胱癌。分化良好的肾盂、输尿管肿瘤的脱落细胞学检查常为阴性，而分化较差即高级别的肿瘤细胞容易在尿中检测到。有的输尿管肿瘤患者并没有任何症状，仅能从尿脱落细胞学检查中发现异常。输尿管导管引流发现肿瘤细胞可以有助于诊断肾盂、输尿管肿瘤。为了提高诊断的阳性率，可以用等渗盐水冲洗，或者用刷取活检。

国内有学者通过收集第 1 次晨尿的同时立即进行尿沉渣处理，在做 CY-FRA21-1 检测的同时对尿沉渣进行多种尿脱落细胞染色，尽量做到标本新鲜，对图片进行比较诊断。HE 染色胞质鲜艳，细胞形态清晰；瑞氏染色胞核形态清晰，核仁明显；Feulgen 染色 DNA 形态明显，使敏感率及准确性得到了提高，从而确保假阳性或漏诊率尽量减少。

五、荧光原位杂交

荧光原位杂交（FISH）是 20 世纪 80 年代末在放射性原位杂交技术的基础上发展起来的一种非放射性分子细胞遗传技术。FISH 的基本原理是将 DNA（或 RNA）探针用特殊的核苷酸分子标记，然后将探针直接杂交到染色体或 DNA 纤维切片上，然后再用与荧光素分子偶联的单克隆抗体与探针分子进行特异性的结合来检测 DNA 序列，从而对染色体中的 DMA 序列进行定性、定位和相对定量分析。

六、肿瘤标记物检查

肾盂、输尿管肿瘤的诊断主要依靠症状和影像学检查，必要时行输尿管镜检查，尿脱落细胞学检查是重要辅助手段。目前肿瘤标记物的研究多集中在膀胱癌方面，对肾盂、输尿管肿瘤标志物的研究报道相对较少见。

分子标记物包括 P53、肿瘤倍体和杂合性缺失等。研究表明，36 例 P53 核蛋白染色阳性的上尿路肿瘤样本中，28 例提示移行细胞癌，后来 80% 的病历得到证实；14 例 P53 核蛋白染色阴性的上尿路肿瘤患者通过输尿管镜检查未发现肿瘤。利用微卫星不稳定性分析的方法发现 9p21 的杂合性缺失与上尿路移行细胞癌有关。肿瘤倍体也与上尿路肿瘤有关，研究表明肿瘤异倍体与上尿路肿瘤的 5 年和 10 年生存率有关。

其他肿瘤标志物包括端粒酶活性、P27、NMP22、纤维蛋白原－纤维蛋白降解产物（FDP）、金属硫蛋白和 CA125 等。

七、临床及病理分期

肾盂和输尿管癌 TNM 分期同尿路上皮癌，根据原发肿瘤、区域淋巴结、远处转移进行分期。

T（原发肿瘤）

T_x：原发肿瘤无法评估

T_0：无原发肿瘤证据

T_a：非浸润性乳头状尿路上皮癌

T_{is}：原位癌

T_1：肿瘤侵及上皮下组织

T_2：肿瘤侵及肌层

T_3：肾盏，肿瘤侵犯超过肌层至肾盂周围脂肪组织，或至肾实质；输尿管，肿瘤侵犯超出肌层至输尿管周围脂肪组织

T_4：肿瘤侵及邻近器官，或穿过肾脏至肾脏周围脂肪组织

N（区域淋巴结）

N_x：区域淋巴结无法评估

N_0：无区域淋巴结转移

N_1：单个区域淋巴结转移，最大径 ≤2cm

N_2：单个区域淋巴结转移，最大径 >2cm；或多个淋巴结转移

M（远处转移）

M_0：无远处转移

M_1：有远处转移

第四节　肾盂、输尿管肿瘤治疗

肾盂、输尿管肿瘤的治疗以手术治疗为主，必要时辅以放疗、化疗等，生物治疗目前尚处于实验阶段，临床应用较少见。手术治疗有多种选择，如开放根治术、腹腔镜辅助根治术、经输尿管镜肿瘤切除术、经皮肾镜肿瘤切除术等。手术治疗方式的选择应考虑以下因素：①高分级（Ⅲ级）和高分期（$T_3 \sim T_4$ 以上）肿瘤，即使积极手术治疗，预后可能也会很差。②Ⅱ级肿瘤根治性切除效果较好。③低分级或低分期肿瘤采取保守治疗或根治性治疗都可能取得较好的效果。④是否同时存在对侧肿瘤。⑤解剖位置越靠近心端，非根治性治疗复发率越高。⑥整个肾和部分肾的功能。⑦患者的一般情况等。

一、开放性根治手术治疗

自 Kelly1896 年首次描述肾盂、输尿管全切术以来，人们对肾盂肿瘤的术式进行了很多改进。由于肾盂、输尿管肿瘤具有多中心和易种植的特性，因此，传统治疗仍以肾、输尿管全段及膀胱袖口状切除为标准手术方式。现将该手术介绍如下。

1. 适应证

（1）肾盂癌。

（2）多发性肾盂乳头状瘤，有或无同侧输尿管、膀胱肿瘤。

（3）原发性输尿管癌。

（4）位于输尿管开口部位的膀胱癌。

2. 禁忌证

（1）高龄或身体状况差，不能耐受麻醉或手术。

（2）晚期癌症并有远处转移。

（3）肿瘤与邻近脏器或大血管浸润无法切除。

（4）其他如孤立肾，无条件作血液透析与肾移植手术者。

3. 术前准备

外科常规检查；尿脱落细胞学检查；静脉尿路造影以了解病变位置及对侧肾功能；必要时行肾输尿管镜活检、逆行肾盂造影、CT 和 MRI 检查了解患肾盂或输尿管肿瘤的位置、大小及周围淋巴结侵犯情况。备血 400~600 mL。

4. 手术方法

切口可选择单切口或双切口。单切口位置在第 11 肋间或经第 12 肋，并向下延长成腹直肌旁切口。双切口其中一切口在 11 肋间或腰部斜切口，另一切口在下腹正中小切口或下腹弧形小切口。下面以双切口肾盂癌根治术为例描述之。

（1）患者一般选择插管全麻，取健侧卧位。

（2）常规做第 11 肋间切口，将后腹膜向腹内侧分离找出输尿管并用丝线予以结扎，防止肿瘤种植。沿腹主动脉旁或下腔静脉切开部分肾周筋膜，暴露肾静脉和肾动脉。为了防止肿瘤细胞扩散并减少出血，一般先结扎、切断肾动脉，近端缝扎以防滑脱，然后结扎、切断肾静脉。

（3）沿肾周筋膜外，将肾周脂肪囊、患肾及肾蒂周围淋巴结整块游离出来，并沿输尿管向下分离至髂血管处，一般保留同侧肾上腺，用一只无菌手套将患肾套裹，留置手术腔内，创面放置引流管，逐层间断缝合关闭切口。

（4）做下腹正中切口、患侧腹直肌旁切口或下腹部斜切口，将腹膜向健侧推开，找到无菌手套包裹之患肾及输尿管上段，提出切口外，沿输尿管分离直至膀胱壁内段，环绕输尿管切除部分膀胱壁（约 1.5 cm），将肾输尿管全长标本完整取出，移于台下，然后修补膀胱裂孔。术后剖开肾脏和全长输尿管观察肿瘤。

5. 术后处理

（1）根据肠道功能恢复情况逐渐正常饮食。

（2）术后常规应用抗生素预防感染。

（3）24 h 引流量少于 10 mL 拔除引流管。

（4）术后保持导尿管通畅，一般术后第 7~第 10 天拔除导尿管。

（5）术后加强营养支持。

（6）术后鼓励患者咳嗽排痰，必要时雾化吸入，以防肺部感染。

（7）术后按照膀胱肿瘤切除后膀胱腔内化疗或免疫治疗方案进行预防性治疗。

（8）术后定期复查。

6. 并发症

（1）肾蒂血管钳滑脱大出血：为严重的并发症，如果处理不当，可失血过多而致患者死亡。术中应尽量分离肾蒂血管后再钳夹处理，最好将肾动静脉分开处理；集束处理肾蒂血管时，近端至少用两把肾蒂钳钳夹后再切断；切断肾蒂时，应多留一些组织；取出患肾时，助手应小心扶持肾蒂钳的两个耳孔，防止肾蒂钳弹开；缝扎肾蒂血管时，应严格遵循双重"8"字缝扎的原则。如果肾蒂钳不慎滑脱，不要慌乱，应尽快指压出血部位止血，然后逐个松开手指，寻找出血部位，重新钳夹肾蒂血管，再妥善

"8" 字缝扎止血。

（2）误伤下腔静脉：立即用手指按压出血部位，查明下腔静脉裂口处，用心耳钳或无创伤血管钳钳夹裂口处，再缝合裂口处止血。

（3）误伤十二指肠和（或）结肠：立即横行全层缝合肠管裂口，再做浆肌层缝合加固，最后用大网膜或后腹膜覆盖防止伤口裂开，如为十二指肠损伤，须同时行胃造瘘、空肠造瘘术，如肠管损伤严重，需请普外科医生协助处理。

二、腹腔镜辅助根治性手术治疗

从 1901 年俄罗斯彼得堡的妇科医师 Ott 在腹前壁做一个小切口，插入窥阴器到腹腔内，用头镜将光线反射进入腹腔，对腹腔进行检查；到 1910 年 Jacobaeus 在人体应用腹腔镜诊断腹腔脏器疾病，随后的 70 多年中，腹腔镜技术长期停滞于单纯的诊断水平。直到 20 世纪 80 年代，随着高分辨率内镜电视显像系统、自动气腹装置和相关器械的开发，腹腔镜技术才开始有飞速的进步。

1991 年美国 Clayman 等首次报道腹腔镜肾切除术。腹腔镜手术具有切口小而美观、组织损伤小、出血少、内脏干扰少、全身反应轻、恢复快、术野放大、操作精细等优点，因此腹腔镜技术在泌尿外科的应用日益广泛。目前输尿管、肾盂肿瘤的腹腔镜手术可经腹腔途径和经腹膜后途径，我国以经腹膜后途径为主。现将后腹腔镜根治性肾输尿管全长切除术介绍如下。

1. 适应证

腹腔镜肾、输尿管全长切除手术适应证与开放手术类似，为局限于肾盂、输尿管内的肿瘤。

2. 禁忌证

凝血功能障碍；既往有腹膜后手术史或慢性炎症等导致患肾与周围组织粘连严重；肾盂输尿管肿瘤突破肾脏或输尿管，侵犯周围器官，考虑无法切除；其他原因不能耐受手术。

3. 术前准备

术前常规检查，尿脱落细胞学检查，同时完善 IVU、CT 等检查以了解患者肾盂或输尿管肿瘤的位置、大小及范围，同时了解对侧肾脏功能。必要时行逆行肾盂造影和输尿管活检。

术前 1 d 改流质饮食，术前晚灌肠，备血 400 ~ 600 mL，超过 60 岁的患者要行超声心动图和肺功能检查。术前留置胃肠减压管及导尿管。手术当天术前静脉内预防性应用抗生素。气管内插管全身麻醉。

4. 手术方法

（1）患者先取截石位，膀胱镜下行患侧输尿管逆行插入输尿管导管，更换电切镜，用钩形电极环绕输尿管导管行输尿管口膀胱袖套状切除，并将壁内段与周围分离，膀胱内置 F22 双腔气囊导尿管。

（2）将患者改为健侧卧位，于腋中线髂嵴上 2 cm、腋前线肋缘下 2 cm、腋后线肋缘下 2 cm 分别置入 10 mm、5 mm、10 mm 穿刺套管，分别置入腹腔镜、分离钳和超声刀，常规制备人工气腹，压力为 2 kPa。患肾切除方法与开放手术基本相似，肾蒂血管处理可用钛夹或 Hem-o-Lok 分别夹住肾动脉、肾静脉后切断之，或当整个患肾游离后，以直线切割器集束处理肾动、静脉。

（3）沿输尿管分离直至膀胱壁内段，将输尿管残端拔出。

（4）将切除的肾、输尿管放入标本袋中，拔除各穿刺套管，扩大腋后线切口长约 5 cm，自扩大的切口取出标本。检查术野，无活动性出血，经腋中线穿刺口于肾窝内留置橡皮引流管一根，缝合切口。

有部分学者并不先行腔内切除输尿管壁内段，而是先通过后腹腔镜根治性切除患肾，然后再作下腹部切口，取出标本并行输尿管下段和膀胱袖状切除。

5. 术后处理

（1）患者清醒后拔除胃肠减压管，根据肠道功能恢复情况逐渐正常饮食。

（2）术后常规应用抗生素预防感染。

（3）24 h 引流量少于 10 mL 拔除引流管。

（4）术后保持导尿管通畅，一般术后第 7 ~ 第 10 天拔除导尿管。

（5）术后加强营养支持。

（6）术后鼓励患者咳嗽排痰，必要时雾化吸入，以防肺部感染。

（7）术后按照膀胱肿瘤切除后膀胱腔内化疗或免疫治疗方案进行预防性治疗。

（8）术后定期复查。

6. 并发症

（1）出血：动脉出血比较严重，常需及时中途改为开放手术；静脉出血一般只需利用吸引器吸除积血，同时找到出血点后钛夹止血即可。

（2）邻近器官损伤：需要术者提高警惕、认真操作，如出现严重的邻近脏器损伤，一般需改开放手术处理。

（3）术后膀胱切口漏尿：术后密切观察每天导尿管引流量，保持导尿管通畅，适当延长腹膜后引流管的引流时间。

三、经输尿管镜肿瘤切除术

输尿管镜已成为泌尿外科常用的诊疗工具，包括硬性、软性（纤维性）及两者结合的镜身为硬性而尖端为软性的输尿管镜。硬性输尿管镜放入较容易，具有方向性强、工作通道大，可完成输尿管内的大部分操作的优点；但观察肾盂、肾盏受限制，有时进入输尿管上段较困难。软性输尿管镜能够完成肾盂及肾盏内的观察和操作，但方向性差，有时不易完成输尿管内的操作。软性输尿管镜应用于病因不明的血尿患者的诊断取得了很大的成功，发现了很多经临床影像学检查正常患者的病因，如早期微小肿瘤、小血管瘤等，并通过使用微型激光光纤进行相应处理。

1. 适应证

（1）双侧输尿管肿瘤、孤立肾或总肾功能不全需保留肾脏者。

（2）乳头状瘤或低分级、低分期的移行细胞癌。

（3）身体状况差或高龄、不能耐受根治性手术者。

2. 禁忌证

除凝血功能障碍或不能耐受手术和麻醉者外，一般无绝对禁忌证。急性尿路感染应先控制感染；尿道狭窄可先做尿道扩张或内切开；前列腺增生明显者可先行经尿道前列腺电切；骨盆和髋关节严重畸形不能取截石位者，则可行输尿管软镜检查。

3. 术前准备

常规行尿脱落细胞学检查和静脉尿路造影，必要时行逆行肾盂输尿管造影或 CT 检查等。

4. 手术方法

（1）截石位，硬膜外阻滞或蛛网膜下隙阻滞。

（2）置入输尿管镜，葡萄糖溶液或蒸馏水作为灌洗液，为避免灌洗液反流引起肿瘤种植性转移，术中最好采用低压（<40 cmH$_2$O）灌注，同时给予利尿药以减少肾静脉、肾淋巴管及肾小管冲洗液反流。

（3）位置表浅、体积较小或带蒂的肿瘤，可单纯电灼治疗。如不适合电灼，可予以切除。电灼范围为肿瘤基底部及其周围 2 mm 的输尿管黏膜；电切时应将镜鞘固定于肿瘤下方，从肿瘤远侧基底部起，伸出电切环并超过肿瘤上界，钩起部分肿瘤，平行移动电切环以切除肿瘤。切除肿瘤后，电凝肿瘤基底部及出血点以彻底止血。也可使用钬激光光纤代替电切，缺点是价格昂贵。证实输尿管无损伤及尿外渗后常规留置双 J 管引流并预防局部输尿管狭窄。

5. 术后处理

（1）术后持续导尿以防膀胱、输尿管反流，3~5 d 拔除导尿管。放置的输尿管内支架，4~12 周后可拔除。

（2）术后每 3 个月行脱落细胞学和膀胱镜镜检，每 3~6 个月行泌尿系统 B 超检查，或逆行肾盂输尿管造影，了解肿瘤复发情况。必要时行输尿管镜检查。

6. 并发症

（1）输尿管穿孔：这是最主要的并发症。常表现为输尿管内出血，输尿管上可见穿孔的小洞。注入造影剂可见造影剂外渗至输尿管的周围。小的穿孔一般无须治疗，放置双猪尾支架管可自行愈合；如果穿孔较大，应立即经皮肾造瘘进行尿液转流，并且向输尿管内放置内支架，严重者需开放手术处理。

（2）输尿管狭窄：为输尿管镜治疗肾盂、输尿管肿瘤的远期并发症，与术中输尿管局部损伤或穿孔尿液外渗有关。在电视屏幕上用 Olbert 气囊导管顺行和逆行扩张法，常可解除狭窄。如果通过上述方法治疗不能解除狭窄，需要采用手术治疗。

四、经皮肾镜治疗

经皮肾镜技术是通过经皮肾盂通道对肾盂、肾盏和输尿管上段的疾病进行诊断和治疗的技术，是腔内泌尿外科的重要组成部分。因为经皮肾镜工作腔道较大、视野清晰，便于处理较大病灶，而且术后留置造瘘管便于局部辅助灌注治疗，对于直径大于 1.5 cm 的肾盂及输尿管近端肿瘤可采用经皮肾镜进行治疗。对于位于肾下盏的肿瘤，由于经输尿管镜不易切除，也可酌情采用经皮肾镜处理。

1. 适应证

单个、低级的肿瘤，且不能通过输尿管镜切除者。

2. 禁忌证

凝血功能障碍；肾及肾周急性感染。

3. 手术方法

（1）在麻醉下行膀胱镜检查，向患侧肾盂插入一根输尿管导管。变换患者体位，将患者腹部肾区垫高 10～15 cm，完全俯卧位。常规消毒，通过输尿管导管注入造影剂，以明确肾脏通道。

（2）穿刺点在第 12 肋下缘与腋后线交界处，避开肿瘤部位。肾脏通道通过扩张器扩张建立后，将 F26 肾盂镜鞘插入肾盂，并维持低压冲洗系统。用肾盂镜再次检查肾盂、肾盏。如果病变已经确诊且不大可立即电灼；如果肿瘤稍大，且分化较好、位置表浅，无明显浸润，则可行电切，肿瘤基底部电凝。电切不宜切割过深。

（3）如果肿瘤一次未完全切除，手术结束时应放置一根肾造瘘管。第 2 次再经肾盂镜切除残存的肿瘤。为了最大限度地限制肿瘤复发，第 2 次将肿瘤完全切除后第 7 天，通过肾造瘘管灌注卡介苗（BCG），药物在肾盂内停留 1 个小时，然后完全排出。每周 1 次，共 6 周。

4. 术后处理

术后患者应进行随访。第 1 年每 3 个月 1 次，以后每半年 1 次，坚持 4 年，再以后每年检查 1 次。检查内容包括病史、体格检查、尿脱落细胞学检查、膀胱镜、排泄性尿路造影或逆行性肾盂造影，必要时行 CT 和输尿管镜检查。

5. 并发症

（1）出血：出血是主要的并发症，必要时输血。持续的动脉出血应电凝止血或栓塞。

（2）肿瘤细胞种植：肿瘤细胞沿着肾造瘘管种植。为了防止肿瘤细胞种植，术中应使用蒸馏水冲洗，术后使用放射性铱丝局部照射灯。术后随访应注意检查肾造瘘处，以及早发现肿瘤种植并及时处理。

（3）全身血行转移：肾盂内压力过高可造成肾盂静脉系统的反流，因此术中操作时应注意肾盂内压力不要太高。

五、姑息性输尿管肿瘤切除术

由于肾、输尿管全切术增加患者的病死率，同时对某些低分期、低级别肿瘤，根治性切除术并不能明显提高患者的生存率，所以，对一些输尿管肿瘤患者可考虑进行姑息性输尿管肿瘤切除术。

1. 适应证

（1）孤立肾、对侧肾功能丧失或双侧肾均有肿瘤的患者。

（2）肾盂、输尿管内肿瘤表现为息肉样充盈缺损，经放射学检查证明肿瘤为局部性；患侧肾功能良好；术中局部输尿管未见明显硬化，无肿瘤转移灶发现。

（3）低分期、低级别无浸润肿瘤，且病变局限。

2. 禁忌证

除凝血功能障碍或不能耐受手术和麻醉者外，一般无绝对禁忌证。

3. 手术方法

（1）常规手术切口，充分显露病变段输尿管。

（2）中上段输尿管肿瘤可行节段性输尿管切除，输尿管端端吻合术，必要时可游离肾脏，以减少吻合口张力。

（3）对末段的输尿管肿瘤，不管肿瘤的分级和分期，将末段输尿管切除及膀胱袖口状切除后，再把输尿管移植于膀胱内。如果输尿管下段缺损较长，再植输尿管不可能或有明显张力，可用 Boari 瓣或 Psoas Hitch 悬吊术来治疗，但附近的输尿管必须没有受到病变侵犯。

（4）孤立肾的中下段输尿管肿瘤，行节段性切除输尿管后，输尿管缺损较长不能再植 Boari 瓣等时，可根据具体情况采用输尿管皮肤造口术或游离部分回肠段替代输尿管。

（5）输尿管内常规留置双 J 管、引流。

4. 术后处理

同经输尿管镜肿瘤切除术。

5. 并发症

（1）术后输尿管吻合口漏尿：术后密切观察每天引流量，保持导尿管通畅，适当延长腹膜后引流管的引流时间，大部分能自行愈合。

（2）输尿管狭窄：为远期并发症，部分有手术后输尿管吻合口漏尿史。可用 Olbert 气囊导管顺行和逆行扩张法进行处理，必要时可采用腔内切开术治疗。

六、机器人辅助技术

近年来，随着机器人手术系统的不断改进及应用范围的拓宽，机器人辅助手术的报道迅速增多。早期的机器人辅助手术主要用于神经外科和矫形外科，后来应用到妇科、普通外科、心脏外科及泌尿外科等。泌尿外科手术首先使用机器人是在 1989 年，第 1 个泌尿外科手术机器人称为 PROBOT，也称作 Urobot。20 世纪 80 年代后期，英国伦敦皇家学院 GUY 医院的机械工程部和泌尿外科研究所共同研制了经尿道前列腺电切术机器人（PROBOT），在形状与前列腺一样的马铃薯上实验成功后，对 5 例患者进行了临床试验，结果表明 PROBOT 辅助经尿道前列腺电切术不仅安全、可行，而且快速、止血效果好，从而揭开了机器人辅助技术在泌尿外科应用的序幕。

DaVinci 手术系统于 1997 年被成功研制出，2000 年获得美国 FDA 批准用于临床。它是目前世界上最为成熟且应用最为广泛的机器人外科手术系统，由手术操作控制台、内镜影像系统和机械臂三部分组成。DaVinci 手术系统具有多个关节，其机械臂头模拟了手臂关节，具有前、后、左、右、旋前、旋后和环转的功能，并且其本身还可顺时针或逆时针旋转，操作灵活，犹如人手直接操作，可将外科医生精细的手术操作转化为用精密器械精确完成的手术。在操作台上，手术医生依靠三维立体图像观察系统，通过移动放大 6～10 倍的双目内镜，可清楚观察整个手术视野。在操纵杆上，拇指与示指移动可直观、准确无误地转换为机器人机械臂的动作。

七、放射治疗

从佩尔特斯第一次利用 X 线治疗癌症开始，放射治疗（简称"放疗"）在肿瘤治疗的应用不断发展。随着大型计算机在制定放疗计划中的开发应用，医用加速器在数字化和高剂量方面的发展，以及经计算机控制的精密动态多叶准直器（DMLC）的出现，进一步开展了使剂量分布在三维立体方向与病变形状完全一致的全新放疗技术，称为三维适形放疗（3DCRT）。随后，在三维适形放疗基础上发展起来了一种更加先进的体外三维立体照射技术，称为调强放疗（IMRT）。它不仅能够使照射野的形状在照射方向上与病变（靶区）的投影形状一致，而且可以对照射野内各点的输出剂量进行调节（调强），从而使其产生的剂量分布在三维方向上与靶区高度适形。调强适形放疗是目前最为先进的肿瘤放射治疗技术，在我国也只有少数肿瘤治疗中心能开展。

由于肾盂、输尿管位于腹腔、盆腔，术前难以精确评估肿瘤分期，同时肾盂、输尿管肿瘤对放射治疗不敏感，并且考虑到腹盆腔小肠、膀胱等重要脏器的存在及对放射治疗耐受性较低，因此限制了其应用。目前国内外对肾盂、输尿管肿瘤的放射治疗报道较少，且疗效不太肯定。肾盂、输尿管肿瘤的放疗包括术前放疗、术后放疗和姑息放疗。

1. 术前放疗

（1）适应证：输尿管肿瘤较大，已侵犯至输尿管外，周围淋巴结较多转移，估计手术切除较困难的患者。

（2）禁忌证：全身情况差，不能耐受放疗；有广泛远处转移；有影响放疗的疾病，如严重的心、肺疾病，严重的贫血及白细胞减少等；合并有急性期的感染等。

放射治疗后可使输尿管肿瘤或周围转移淋巴结缩小到一定程度，有利于手术切除。考虑到立体适形放射治疗的开展，为了使定位及照射等各个环节的精确性增加，并且最大限度地减少周围正常组织的损伤及缩小肿瘤体积，使最初无法手术切除的肿瘤转变为可以切除的肿瘤，术前放射治疗的剂量一般为40~50 Gy，间歇2~4周手术。

目前多数学者不主张术前放疗，以免造成粘连，增加手术难度。

2. 术后放疗

（1）适应证：选择性的高分期局部晚期肿瘤（T_3、T_4 期）；肿瘤切除不彻底；区域淋巴结转移。

（2）禁忌证：同术前放疗。

3. 靶区定位和放疗剂量

肾盂、输尿管肿瘤的术后放疗靶区包括肾床、输尿管全长及同侧膀胱输尿管开口处；区域淋巴结转移患者还应包括腹主动脉和下腔静脉旁淋巴结。结合术前 CT 或静脉肾盂造影进行定位，也可术中肿瘤区放置银夹作为放疗定位标记。采取多野、缩野技术和楔形板技术及三维治疗系统。每次放疗剂量1.8~2.0 Gy，一般对临床及显微病灶45~50 Gy。对于区域淋巴结转移及肿瘤切除不彻底的患者，局部追加5~10 Gy。

4. 姑息性放疗

（1）适应证：有手术禁忌证、无法耐受手术者；对侧肾功能不全、孤立肾或双侧肿瘤者；病变晚期，肿瘤较大无法切除者的姑息治疗。

（2）禁忌证：同术前放疗。

最好采用三维适形放疗。通过射野视图（BEV）选择入射线的方向，避开小肠、脊髓等结构，以减少并发症。一般选择5~6个多叶光栅（MLC）照射野，每次剂量1.8~2.0 Gy，每周5次，放疗剂量达45~50 Gy。

姑息放疗能够有效控制局部或者远处转移引起的疼痛及血尿症状。近年来一项随机临床研究表明，总量3 500 cGy 分为10次给予，与总量2 100 cGy 分为3次给予相比较，血尿的控制率高，而控制排尿困难、夜尿等症状效果类似。对于上尿路上皮癌患者，积极的姑息放疗，其总量约6 000 cGy，被认为能长期达到局部控制。放疗过程中应该考虑与化疗同步。

5. 并发症

肾盂、输尿管肿瘤放射治疗的并发症类似于上腹部放疗和盆腔放疗的并发症，如头晕、呕吐、腹泻、腹部痉挛性疼痛和骨髓抑制等；由于右侧肿瘤患者的大部分肝可能会受到放疗照射，所以可能导致放疗诱发的肝损伤。

（1）放射性脊髓炎：该并发症比较严重，通常发生在受照剂量45 Gy 以上，症状可由感觉障碍逐渐发展运动障碍，严重者会出现截瘫。因此，照射时要采取合理的照射野，保护脊髓，照射剂量不能过量。一般在并发症出现之后，给予维生素、神经营养药、脱水剂和激素等治疗。

（2）放射性食管炎：照射量在 20 Gy 可出现食管黏膜水肿；30~40 Gy 时可导致进食痛和胸骨后痛。给予沙棘油、激素和蒙脱石散剂等治疗。

（3）放射性气管炎：一般照射量在 40 Gy 时可导致该并发症，予对症处理。

（4）放射性肺炎：两野照射时可出现。主要症状为发热、咳嗽、咳痰、气短、胸痛等。治疗主要给予抗生素、激素，止咳、平喘等。

（5）放射性食管瘘：主要由照射剂量过高导致。予以禁食水，营养支持及对症治疗；置入带膜支架，可使瘘口封闭。

（6）其他：如放射性膀胱炎、尿道炎等。注意严格控制照射剂量。

八、化学药物治疗

由于肾盂、输尿管肿瘤的发病率较低，目前尚无统一、公认的有效化疗方案。临床上常用的治疗方案类似于膀胱癌的化疗，包括新辅助化疗和辅助化疗，但缺乏满意的疗效。

1. 新辅助化疗

新辅助化疗就是在确定局部性治疗（如手术或放疗）之前采用的一种辅助性化疗。术前给予新辅助化疗，可有效地缩小肿瘤体积，增加手术切除率，降低手术风险，减少手术损伤，降低手术并发症，并可消除或抑制可能存在的微转移灶，减少不良预后因素。术前化疗对肿瘤细胞的杀伤最为有效，肿瘤的血管床未被破坏有利于化疗药物的渗入，手术时肿瘤细胞活力降低，不易播散入血。

（1）适应证：肾盂、输尿管肿瘤患者术前。

（2）禁忌证：①明显衰竭或恶病质。②治疗前白细胞总数低于 3.5×10^9/L、血小板计数低于 80×10^9/L 者。③心、肝、肾功能损害或较差者，禁用大剂量氨甲蝶呤（MTX）、顺铂（DDP），肝功能明显低下者禁用 MTX 和阿霉素（ADM），器质性心脏病患者禁用 ADM，肺功能明显减退者禁用博来霉素（BLM），如果临床上必须使用，则根据剂量做相应调整。④严重感染、高热，水、电解质、酸碱平衡失调者。⑤胃肠道梗阻者。

2. 辅助化疗

（1）适应证：肾盂、输尿管肿瘤晚期有转移的患者；肾盂、输尿管肿瘤切除术后。

（2）禁忌证：同新辅助化疗。

（3）化疗方案及疗程：类似膀胱移行细胞癌的化疗。

3. 化疗方案

（1）MVAC 方案。

氨甲蝶呤 30 mg/m²，第 1，第 15，第 22 天

长春碱 3 mg/m²，第 2，第 15，第 22 天

多柔比星 30 mg/m²，第 2 天

顺铂 70 mg/m²，第 2 天

每 28 天为一治疗周期。

在此治疗方案中，可以用卡铂、奥沙利铂代替顺铂，用吡柔比星代替多柔比星，组成其他治疗方案，可以明显减轻化疗的不良反应。

（2）GC 方案。

吉西他滨 1 000 mg/m²，第 1，第 8，第 15 天

顺铂 70 mg/m²，第 2 天

每 28 天为一治疗周期。

（3）DC 方案。

多西紫杉（DXL） 75 mg/m²，第 1，第 8 天

顺铂 75 mg/m²，第 1 天

每 3 周为一治疗周期。

4. 并发症

化疗的并发症包括局部反应、胃肠毒性、免疫抑制、肾毒性、肝损伤、心脏毒性、肺毒性、神经毒

性、脱发等。处理措施包括严格控制化疗指征，控制给药剂量和速度，加强对症处理，及时调整化疗方案，必要时停止化疗等。

九、生物治疗

自从 20 世纪 70 年代末产生了 DNA 重组技术以来，肿瘤的生物治疗获得了快速发展。生物治疗通常是指通过调动机体的防御机制或借助生物制剂的作用，以调节机体的生物学反应，从而抑制或阻止肿瘤生长的治疗方法。20 世纪 80 年代，美国学者 Oldham 提出了生物反应调节（BRM）理论，以后生物治疗成为继手术、放疗、化疗之后的第四大肿瘤治疗模式。并因其安全、有效、不良反应低等特点，被认为是现代肿瘤综合治疗模式中最活跃、最有前途的手段。肾盂、输尿管肿瘤的生物治疗可分为免疫治疗和基因治疗。

（一）免疫治疗

1. 细胞因子

细胞因子是小分子蛋白和多肽，由体内的免疫活性细胞或某些基质细胞分泌，并能作用于自身细胞或其他细胞。目前已应用在临床上的细胞因子包括干扰素（IFN）、白介素 2（IL-2）、肿瘤坏死因子（TNF）等。

（1）干扰素：干扰素是最早应用于临床的细胞因子。它的作用机制包括：①抑制肿瘤细胞的增殖。②诱导自然杀伤细胞（NK 细胞）、细胞毒性 T 细胞（CTL）等，并协同白介素 2 增强淋巴因子激活的杀伤细胞（LAK）的活性。③诱导肿瘤细胞表达组织相容性复合物 I 抗原（MHC-I），增强杀伤细胞对其的敏感性。目前干扰素在临床应用中已报道的不良反应包括发热、不适、厌食、呕吐、白细胞和血小板减少、丙氨酸氨基转移酶和天冬氨酸氨基转移酶升高等。

（2）白介素 2：IL-2 的生物活性主要包括维持和促进 T 淋巴细胞的增殖，并诱导淋巴细胞产生 IFN-γ、TNF-α 等细胞因子。

（3）肿瘤坏死因子：TNF 分为两种：TNF-α 和 TNF-β。前者由巨噬细胞分泌，后者由淋巴细胞分泌。生物特性包括直接杀伤肿瘤细胞；诱导肿瘤细胞凋亡；介导其他细胞的抗肿瘤效应；导致肿瘤微血管损伤，继而引起肿瘤缺血坏死。由于缺乏临床研究，其临床应用价值尚待进一步评价。

2. 单克隆抗体

单克隆抗体治疗是利用抗原和抗体特异性结合的特点设计的一种治疗方法，又被称为生物"导弹"技术。肿瘤细胞表面有一些特异性的抗原可作为单克隆抗体攻击的靶点。现在临床上利用利妥昔单克隆抗体（商品名美罗华）治疗 B 细胞恶性淋巴瘤，但目前还未见用于肾盂、输尿管肿瘤的治疗，相信在不久的将来会出现。

（二）基因治疗

基因治疗是将正常基因或有治疗作用的基因通过一定方式导入人体靶细胞以纠正基因的缺陷或者发挥其他作用，从而达到治疗疾病的目的的生物医学高新技术。随着遗传学和分子生物学及基因工程技术的进步，基因治疗已成为继手术、化疗、放疗之后的又一新的肿瘤治疗手段。

Bruggen 等于 1991 年在黑色素瘤中首次分离出 MAGE 基因，许多学者对不同 MAGE 基因在不同恶性肿瘤中的转录表达进行了广泛研究。在尿路移行细胞癌抗原肽与肿瘤疫苗研究方面，黑色素瘤 MAGE-1、MAGE-3 基因具有以下优点，从而被优先选作瘤苗研究及治疗的靶抗原：①二者具备与特定 MHC 分子（HLA-1、HLA-2 及 HLA-CW1603）结合的肽段。②肽-MHC 分子复合物可被特定个体的 T 细胞受体识别。③肽-MHC 分子复合物在细胞表面的量足够激活具有特异性 T 细胞受体的细胞毒性 T 淋巴细胞。④二者在多种肿瘤中均可表达。目前，应用 MAGE 特异性抗原肽对肿瘤患者进行免疫治疗已成为肿瘤治疗的一大热点。

survivin 基因是近年来发现的重要的凋亡抑制基因，具有抑制凋亡和参与细胞周期调控的双重功能。大量的研究报道了在基础和临床实验中 survrvin 基因与放、化疗敏感性的密切关系。由于 survrvin 基因的重要功能，加之其具有基因治疗最理想的条件，即它在肿瘤组织中表达率高，与正常组织中的表达相比，它同时具有高特异性的特点，因而目前研究关注于以 survivin 基因为靶点的基因治疗，抑制 survivin 基因的表达，增加肿瘤的自发性凋亡和放、化疗诱导的凋亡，抑制肿瘤生长，提高肿瘤对放、化疗的敏感性。基因治疗途径包括：①改变 survivin 基因功能区的关键位点，使其不能生成正常功能的蛋白。②通过黄素蛋白抑制周期素依赖蛋白激酶（Cdc2）活性，使其不能对 survivin Thr（34）位点磷酸化，从而抑制了 survivin 蛋白的正常功能。③从 RNA 水平抑制 survivin 表达的基因沉默技术。由于 survivin 的表达是上尿路上皮癌预后不良的预测因子之一，所以将来我们可以利用 survivin 基因治疗作为上尿路上皮癌的治疗方法。

表皮生长因子受体（EGFR）突变、失调或过表达于许多上皮恶性肿瘤，在肿瘤的生长和分化过程中起重要作用。目前用于 EGFR 靶向治疗肿瘤的药物主要分为两类：EGFR 单克隆抗体和小分子化合物酪氨酸激酶拮抗剂。酪氨酸激酶拮抗剂主要为小分子喹啉类化合物，能够竞争性抑制 ATP 与 EGFR 胞内酪氨酸激酶结构域的结合，进而影响酪氨酸残基磷酸化，抑制 EGFR 下游的信号转导。酪氨酸激酶拮抗剂的临床疗效有很大的个体差异，使治疗剂量的确立存在困难。EGFR 单克隆抗体是与内源性配体竞争结合 EGFR，通过抑制酪氨酸激酶的激活、促进 EGFR 内化等作用产生抗肿瘤效应。目前已有 3 种抗 EGFR 单克隆抗体上市，与其他化疗药相比，这些抗体作用特异性强、不良反应小，在临床上取得了较好的疗效。最近的研究表明，表皮生长因子受体与上尿路上皮癌的侵袭、转移有关。由于上尿路上皮癌能够抵抗传统的放疗和化疗，所以 EGFR 靶向治疗将可能成为一种新的上尿路上皮癌的治疗方法。

十、多学科治疗

20 世纪 80 年代以来，医学模式由生物医学模式向生物-心理-社会医学模式转变，深刻影响了临床医学的变革。人们逐渐认识到单一的治疗手段在肿瘤治疗中的不足，开始将肿瘤的治疗从单一手段转向多学科治疗。肿瘤的多学科治疗可以根据患者的机体状况，肿瘤的病理类型、侵犯范围和发展趋向，有计划、合理地应用现有的治疗手段，以期较大程度地提高治愈率。对于肾盂、输尿管癌的治疗也需如此。

第四章

膀胱癌

第一节 膀胱癌的流行病学和病因学

一、流行病学

膀胱癌是指发生在膀胱黏膜上的恶性肿瘤。是泌尿系统最常见的恶性肿瘤，也是全身十大常见肿瘤之一。膀胱癌在泌尿生殖系肿瘤中发病率在我国占第 1 位，而在西方其发病率仅次于前列腺腺癌，居第 2 位。膀胱癌可发生于任何年龄，甚至于儿童。其发病率随年龄增长而增加，高发年龄 50~70 岁。男性膀胱癌发病率为女性的 3~4 倍。

在工业化国家中，90% 的膀胱癌为膀胱尿路上皮癌，而非洲国家则以血吸虫感染所致的鳞状细胞癌为主，如在埃及，鳞状细胞癌约占膀胱癌的 75%。由于对低级别肿瘤认识不同，不同国家报道的膀胱癌发病率存在差异，使不同地域间的比较非常困难。

近年来，我国部分城市肿瘤发病率报告显示膀胱癌发病率有增高趋势，且城市居民膀胱癌死亡率明显高于农村。2009 年我国城市居民膀胱癌年龄标准化死亡率男性为 3.79/10 万，女性为 1.30/10 万；而农村男性居民膀胱癌年龄标准化死亡率为 2.42/10 万，女性为 0.81/10 万。而分期相同的膀胱癌，女性的预后比男性差。男性膀胱癌发病率高于女性不能完全解释为吸烟习惯和职业因素，性激素可能是导致这一结果的重要原因。

二、病因学

膀胱癌的病因不清楚，比较明确的危险因素包括环境、职业、吸烟、感染、结石和异物、药物、寄生虫病等。

（一）职业暴露

一些化学致癌物质，如芳香胺类化学物质，包括联苯胺和 α 萘胺等，经呼吸道、消化道或皮肤吸收后产生一些具有致癌的代谢产物，如邻羟氨基酚经尿液排出作用于尿路上皮引起肿瘤。这些致癌物质多见于燃料或油漆工业、皮革业、石油化工、橡胶工业、造纸工业、纺织工业等。据统计大约 1/3 的膀胱癌患者与上述职业相关。

（二）吸烟

多年的研究发现吸烟与膀胱癌明显相关，吸烟者比不吸烟者发病率高 2~4 倍。据统计 1/3 以上的膀胱癌患者有吸烟史。膀胱癌的发生与吸烟量有关，吸烟量越多发生膀胱癌的风险越高。香烟内含有许多致癌物质，包括芳香胺、联苯胺、2 萘胺等。这些物质代谢产物经尿液排出，因尿液在膀胱停留时间长，这可能是吸烟致癌原因。

（三）含马兜铃酸的中草药

马兜铃酸（AA）为马兜铃科等科属植物的共同成分，AA 在中草药马兜铃、关木通、广防己、青木香、天仙藤等中含量较高，含 AA 较多的中成药包括龙胆泻肝丸、排石颗粒、冠心苏合丸等。目前研究显示，AA 具有显著的致癌作用，容易引起上尿路上皮恶性肿瘤。AA 导致尿路上皮肿瘤国内外已有不少报道，其机制尚不完全清楚。但动物实验及临床均证实 AA 有致癌性。AA 的主要成分是 AA I 和 AA II，由于前列腺素 H 合成酶在人肾脏和输尿管中大量存在，在服用含有马兜铃酸的药物后，AA I 和 AA II 在前列腺素 H 合成酶的作用下，能活化形成 AA-DNA 络合物，该物质在尿路上皮聚集到一定浓度，可以引起基因突变，从而诱发上尿路上皮肿瘤。

（四）感染、结石、埃及血吸虫病等

长期慢性感染、结石刺激、埃及血吸虫病等是膀胱癌的高危因素，引起的膀胱肿瘤往往是鳞状细胞癌。膀胱黏膜白斑、腺性膀胱炎、长期尿潴留也可能与膀胱肿瘤相关。

（五）医源性危险因素

应用非那西汀类止痛药与尿路上皮癌发生相关，有报道用药积累量高达 2 kg 时方有致癌危险。有报道长期服用环磷酰胺达 12 年，由于药物积累作用发生膀胱癌的危险率达 10.7%。其致癌机制可能是由于环磷酰胺的降解产物丙烯醛的积累作用。放疗患者可发生膀胱癌。宫颈癌经放射治疗的患者发生膀胱移行细胞癌的危害性可增加 2~4 倍。

第二节 膀胱癌的病理学

正常膀胱壁分为三层，即上皮层、固有层（即上皮下结缔组织）和肌层。上皮层为膀胱黏膜表面被覆的 3~7 层尿路上皮，随着膀胱的充盈程度而厚度不同。上皮层最底部为一层基底细胞，其上为一层到多层的中间细胞，最表面的是大的扁平状伞细胞。上皮层下为固有层，其内为较致密的结缔组织，散布杂乱的平滑肌纤维。膀胱壁肌层较厚，分为内纵、中环和外纵三层。外膜由疏松结缔组织构成，膀胱为腹膜外器官，仅后上方被覆浆膜层。男性膀胱后面为直肠及精囊腺，下方为前列腺，前面为耻骨和腹膜。

膀胱肿瘤在泌尿系统肿瘤中较为常见。根据其组织来源可分为上皮性肿瘤及非上皮性肿瘤两大类，其中上皮性肿瘤占大多数，尤以尿路上皮癌为多见。

一、上皮性肿瘤

膀胱上皮性肿瘤包括来自其被覆尿路上皮、脐尿管残余、中肾管或苗勒管等的良性及恶性肿瘤，最常见的是尿路上皮癌。

（一）良性上皮性肿瘤

1. 尿路上皮乳头状瘤

符合严格病理组织学诊断标准的尿路上皮乳头状瘤少见，仅占膀胱肿瘤的 1%~4%，占乳头状尿路上皮肿瘤的 1%~2%，甚至更少。发病年龄为 23~87 岁（平均 57.8 岁），也可见于儿童。男女发病比为 2.4 : 1。

尿路上皮乳头状瘤最常发生于邻近输尿管口的膀胱后壁、侧壁及尿道，常单发，若广泛累及黏膜，则称弥漫性乳头状瘤病。肿瘤体积较小，一般 1~20 mm（平均 3.3 mm，中位 2 mm），不超过 20 mm。膀胱镜下见外生性、孤立性小的乳头状或绒毛状病变，常有细蒂，易脱落。组织学上，尿路上皮乳头状瘤由纤细的纤维血管轴心形成良好的乳头结构，乳头偶有小分支，不互相融合。乳头表面被覆细胞和结构正常的尿路上皮，上皮不增生，厚度<7层，细胞无异型，极性正常，无核分裂象或偶见于基底细胞层，无病理性核分裂象；伞细胞明显，可出现空泡变、嗜酸性合体细胞样改变、顶浆分泌样形态及黏液化生等。偶尔伴发内翻性生长方式。乳头间质可有水肿及散在炎细胞浸润，可见扩张的淋巴管、泡沫样组织细胞。

尿路上皮乳头状瘤的预后好，多采取肿瘤电切术，复发率低，约8%；进展成尿路上皮癌者少见，

为 2%~8.8%。由于缺乏预测复发风险的组织学特征，因此本病患者无复发或进展的证据，这使是否需要随访或什么时候需要随访仍是问题。有时候膀胱会发生鳞状上皮乳头状瘤，可能为尿路上皮乳头状瘤的完全鳞状上皮化生，与尿路上皮乳头状瘤形态相似，乳头表面被覆的是正常鳞状上皮。

2. 内翻性乳头状瘤

膀胱的内翻性乳头状瘤是一种少见肿瘤，占尿路上皮肿瘤<1%，主要发生于男性，男女发病比为（5∶1）~（7∶1），可见于任何年龄。

肿瘤多位于膀胱三角区、膀胱颈口，也可发生于膀胱顶壁、后壁、侧壁、前列腺尿道部及输尿管等部位。膀胱镜下多为孤立性病灶，呈息肉样，表面光滑或结节状，无乳头或绒毛状外观，有蒂或无蒂，直径 1~29 mm（平均 12 mm），多不超过 30 mm。其发生可能与长期慢性炎症刺激、膀胱流出道梗阻有关。组织学上，内翻性乳头状瘤表面被覆正常尿路上皮，尿路上皮细胞向固有层内呈内生性生长，形成大小较一致的上皮巢，部分细胞巢互相连接吻合成小梁状。巢周边的基底细胞为柱状、栅栏状排列，垂直于基底膜，常可见细胞紧密连接处的基膜增厚。巢中央的细胞常呈较细长的梭形，与基底膜平行排列，细胞无异型或仅轻度异型，核分裂象罕见或缺乏，可见灶性腺上皮化生、非角化性鳞状上皮化生及神经内分泌化生，中央常有微小腺囊样结构。肿瘤基底界限清楚，不侵及肌层。有学者报道内翻性乳头状瘤可出现局灶性外生性乳头，乳头被覆的是正常尿路上皮细胞，类似于尿路上皮乳头状瘤，应与具有内生性生长方式的尿路上皮癌鉴别。

虽然有报道内翻性乳头状瘤有复发倾向和恶性潜能，并与尿路上皮癌有一定关系，如 Witjes 等报道膀胱内翻性乳头状瘤的复发率为 1%~7%，多复发为尿路上皮癌，但多数学者认为严格按照上述标准诊断的内翻性乳头状瘤为良性病变，复发病例不到 1%。目前多采取肿瘤电切术，术后定期随访。

3. 绒毛状腺瘤

膀胱的绒毛状腺瘤是一种良性的腺上皮肿瘤，罕见。WHO 分类中总结仅见<60 例的文献报道，多为个案报道。该病多见于男性，发病年龄 33~79 岁，平均发病年龄 57 岁，无性别差异。临床表现常见血尿及膀胱刺激症状。

大体上表现为外生性乳头状或息肉样肿瘤，单发或多发，见于脐尿管、尿道、前列腺及整个膀胱，多发生于膀胱的顶部及后壁。显微镜下的组织学形态类似于结肠的绒毛状腺瘤，表现为乳头状、指状结构，轴心为纤维血管组织，被覆假复层黏液柱状上皮细胞和杯状细胞，核复层、拥挤、深染，细胞无明显异型，核分裂象罕见，无浸润。

该肿瘤可与原位癌及浸润性腺癌同时存在，必须多取材以排除浸润性病变。孤立性绒毛状腺瘤预后好，外科切除即治愈。但仍不清楚绒毛状腺瘤是否会进展为腺癌，因此需紧密随访。

（二）平坦型尿路上皮病变

1. 尿路上皮增生

尿路上皮增生指黏膜被覆的尿路上皮细胞层次增多（>7 层）而无细胞学的异型，可见于低级别乳头状尿路上皮病变旁的平坦黏膜。仅见尿路上皮增生不提示其具有恶性潜能。

膀胱黏膜在慢性刺激如器械检查、结石或置管等情况下，尿路上皮细胞出现反应性增生，细胞体积增大，但大小较一致，核空泡状，核仁明显，核分裂象常见，但无病理性核分裂象；伴有急慢性炎症细胞浸润，此时称为尿路上皮反应性不典型增生，不同于癌前病变的异型增生。区分反应性不典型增生及癌前病变的异型增生最有价值的是核和结构特征。

2. 乳头状尿路上皮增生

乳头状尿路上皮增生是指尿路上皮呈波浪状假乳头样增生，乳头样结构缺乏发育好的纤维血管轴心，无细胞的异型性，被覆的尿路上皮层次不一定增多。部分学者认为这种尿路上皮增生为 I 级乳头状尿路上皮癌（即 2004 年 WHO 的低度恶性潜能的乳头状尿路上皮肿瘤）的前驱病变。

3. 尿路上皮异型增生

尿路上皮异型增生又可称为低级别尿路上皮内瘤变，上皮细胞有轻至中度的异型，但无重度异型，即异型程度不足以诊断原位癌。多见于老年男性，平均年龄 60 岁，常无明显临床症状。

膀胱镜下多无明显改变，可出现红斑、糜烂，偶见溃疡。显微镜下表现为不同程度的细胞学及结构改变，细胞大小形状不一，仍有黏附性，伞细胞常保存，轻至中度核/核仁的改变，核染色质呈不规则颗粒状，核膜不光滑，灶性不规则的核拥挤、深染；细胞层次可增加，核长轴与基底膜平行；有时可见明显核仁；核分裂象少见，如出现则一般位于基底，无病理性核分裂象。异型增生的细胞多位于基底及中间层细胞。以上细胞学及结构改变均不足以诊断尿路上皮原位癌。

常与尿路上皮癌共存或曾有尿路上皮癌病史，是复发和恶化的危险因子。单纯的尿路上皮异型增生罕见，若出现则表示具有向尿路上皮癌和浸润性癌进展的高风险性。

4. 尿路上皮原位癌

单纯的尿路上皮原位癌少见，占尿路上皮肿瘤的 <1%~3%，可出现在 45%~65% 的浸润性尿路上皮癌及 7%~15% 的乳头状肿瘤中。多发生于中老年人（50~70 岁），男性为主（男性：女性 = 10 : 1），可无明显临床症状，也可出现尿频、尿急、排尿困难或血尿等症状。

膀胱镜下膀胱黏膜可无明显改变，或为非特异性红斑样病变，呈颗粒状或鹅卵石样，常发生于膀胱三角区。显微镜下为平坦型非乳头状的尿路上皮病变，被覆的尿路上皮呈现明显恶性的细胞学形态。尿路上皮可为单层、正常厚度（≤7 个细胞的厚度）或增厚（>7 个细胞的厚度）。有时可出现微乳头，即形成无纤维血管轴心的微乳头向表面突出，称为微乳头亚型。原位癌细胞明显异型，且黏附性差，常脱落，因此尿脱落细胞学阳性率可达 90% 以上。癌细胞脱落后，在活检标本中常发现无上皮细胞被覆，但仔细查找仍可见到一些肿瘤细胞黏附于固有层表面。原位癌是尿路上皮的重度异型增生，常表现为全层的细胞改变，但有时未累及全层，部分区域表面伞细胞仍可存在。肿瘤细胞大，多形，核/浆比明显增大；核多形，深染，形状不规则，染色质呈粗颗粒状，核仁明显，可有多个核仁；核分裂象易见，在尿路上皮的最上层也可见到，可见病理性核分裂象。有时出现 Paget 样扩散或累及 von Brunn 巢。有时癌细胞小，核深染，核仁不明显，称小细胞亚型的尿路上皮原位癌。

（三）低度恶性潜能的乳头状尿路上皮肿瘤

膀胱低度恶性潜能的乳头状尿路上皮肿瘤（PUNLMP）是 1998 年由 WHO 及国际泌尿病理协会（ISUP）共同发表的"膀胱尿路上皮（移行上皮）肿瘤的统一分类"方案中第一次提出。随后，国内外学者对其流行病学、组织病理学、生物学特点以及临床指导价值等方面进行了诸多报道，证实了其作为一个独立的膀胱肿瘤类别存在的意义，故在 2004 年 WHO 膀胱肿瘤组织学分类中，此肿瘤仍然是介于尿路上皮乳头状瘤和低级别尿路上皮乳头状癌之间的独立类别。大多数 1973 年 WHO 分类的移行细胞癌 1 级归为 PUNLMP。

PUNLMP 多见于男性，发病年龄为 29~94 岁。多见于邻近输尿管口的膀胱后壁及侧壁，瘤体较小，一般直径 <3 cm，多为单发，灰白色，质较软，表面呈乳头状或细颗粒状，有蒂。组织学上为具有纤维血管轴心的纤细乳头，乳头分离，可有分支，少数可有相互融合，乳头轴心的间质可有水肿或炎细胞浸润。乳头表面被覆的尿路上皮增厚，上皮细胞的层数明显超过正常的 6 层，多为 8~15 层。细胞正常或轻度增大，大小一致，密度增加，细胞较拥挤，细胞核稍增大或深染。细胞排列极性正常，即基底层细胞呈栅栏状排列，中间层细胞分布均匀规整，表层伞细胞多存在。无胞质空泡，核仁不明显，核分裂象罕见，如有则位于基底，无病理性核分裂象。一部分 PUNLMP 可伴有内翻性生长方式。

PUNLMP 的侵袭性和转移的危险性低，但复发率可达 25%~60%，少数病例（8%）在初诊数年后出现高级别和（或）高分期的肿瘤。经尿道完全切除肿瘤仍是首选治疗手段。

（四）恶性上皮性肿瘤

1. 尿路上皮癌

（1）非浸润性低级别乳头状尿路上皮癌：非浸润性低级别乳头状尿路上皮癌男性多见，发病年龄 28~90 岁，最常见的临床症状是血尿。

肿瘤大多发生于邻近输尿管口的膀胱后壁及侧壁，孤立性或多发的外生性乳头状病变。组织学上，纤细、多分支和轻度融合的乳头表面被覆的尿路上皮细胞层次增多，黏附性较差，失去正常的胞质均质性和透亮形态；细胞核极性紊乱，不规则增大，核仁不明显，核的形态和染色质均有轻度改变，核分裂象可见，多见于基底层，可出现在上皮全层。

5年复发率为50%~70%，<5%的患者进展为浸润性肿瘤而导致死亡。

（2）非浸润性高级别乳头状尿路上皮癌：非浸润性高级别乳头状尿路上皮癌最常见的临床症状为血尿，尿脱落细胞中易查见癌细胞。膀胱镜下形态多样，表现为乳头状、结节状或实性病变，无蒂，单发或多发。显微镜下肿瘤细胞排列成乳头状，常出现融合和多级分支；乳头表面被覆的细胞排列明显紊乱，细胞具有中至重度异型，核多形性明显，深染，染色质分布不规则，核仁明显；核分裂象常见，可见病理性核分裂象，在上皮全层均可出现。被覆上皮不同程度增厚，细胞黏附性差。

非浸润性高级别乳头状尿路上皮癌复发率高，常存在浸润，应仔细寻找间质，包括乳头轴心内有无浸润的依据，易发生进展或转移。

（3）浸润性尿路上皮癌：浸润性尿路上皮癌是指癌细胞浸润至基底层及其以下组织的尿路上皮癌，可出现血尿、尿频、尿急、尿痛、排尿困难等症状，位于输尿管开口的肿瘤可引起肾盂积水。

浸润性尿路上皮癌大体上呈结节状、乳头状、息肉样、实性、弥漫浸润性或溃疡性病变，单发或多灶，病变周围黏膜正常或充血。组织学上癌细胞呈岛状和小梁状浸润膀胱黏膜固有层、乳头轴心和肌壁，细胞核深染、多形、不规则，胞质丰富嗜酸性或透亮，核分裂象多，可见鳞状或腺样分化区域。根据细胞核异型程度和组织学结构的异常可分为低级别和高级别，多数为高级别的尿路上皮癌。

浸润性尿路上皮癌有较多组织学亚型，如伴有鳞状分化或腺样分化的尿路上皮癌、微乳头亚型、巢状亚型、微囊性亚型、淋巴上皮瘤样癌、淋巴瘤样和浆细胞亚型等。在典型的尿路上皮癌中可见到各种亚型按不同的比例混合存在，这些亚型不仅作为诊断的特点，而且有些亚型对预后、治疗均有影响。如当存在小细胞癌分化时，即使是灶性的，也提示预后不良，与典型的尿路上皮癌治疗效果及方法有差异，应诊断为小细胞癌。

1）浸润性尿路上皮癌伴鳞状分化：浸润性尿路上皮癌伴鳞状分化时可见细胞间存在细胞间桥或角化，类似于普通的鳞状细胞癌，可见于21%的膀胱尿路上皮癌，发生的频率随着分级和分期的增加而增加。只要存在任何尿路上皮癌成分，包括尿路上皮原位癌，都应诊断为尿路上皮癌伴鳞状分化，同时估算鳞状成分的比例。

伴鳞状分化的临床意义目前仍不十分明确，多数文献认为与单纯的尿路上皮癌相比，这些病例可能对治疗的反应较差，预后不良。

2）浸润性尿路上皮癌伴腺样分化：浸润性尿路上皮癌伴腺样分化比伴鳞状分化者少见，约见于6%的膀胱尿路上皮癌。当肿瘤内出现真正的腺腔时才诊断，可表现为管状腺癌、肠型腺癌、黏液腺癌。与伴有鳞状分化者一样，只要存在任何尿路上皮癌成分，包括尿路上皮原位癌，都应诊断为尿路上皮癌伴腺样分化，同时估算腺样分化的比例。尿路上皮癌中腺样分化和黏蛋白阳性的临床意义目前还不清楚。

3）微乳头亚型：浸润性微乳头状癌可见于膀胱、肺、乳腺、涎腺、胃肠道及卵巢。1994年Amin等首先报道了浸润性微乳头型尿路上皮癌，组织学上类似于卵巢浆液性乳头状癌。2004年WHO泌尿系统肿瘤分类中将其列为浸润性尿路上皮癌的一个独特亚型。微乳头亚型的尿路上皮癌少见，发病率占所有尿路上皮癌的0.24%~6.03%。男性多见，男女发病比为5：1，发病年龄为50~90岁（中位年龄67岁）。临床上表现为血尿、排尿困难、尿频、尿急、体重下降及尿道梗阻等症状。

组织学上，必须有超过50%肿瘤呈现微乳头结构，且必须首先排除其他部位转移而来时才可诊断为微乳头亚型。肿瘤细胞呈微乳头状排列，形态类似于女性生殖道的浆液性乳头状癌。肿瘤细胞呈小巢或微乳头状浸润性生长，位于类似于淋巴间隙的组织收缩裂隙（内皮细胞标记阴性）中，似"空晕"的固缩假象。癌细胞具有高级别尿路上皮癌的形态学特征，核染色质分布不规则，核仁明显；核分裂可见，砂粒体少见。微乳头亚型的尿路上皮癌常与典型的尿路上皮癌混合，也可与其他恶性肿瘤如未分化癌、腺癌、癌肉瘤、伴滋养叶细胞分化的尿路上皮癌、小细胞癌及鳞状细胞癌等混合存在。

微乳头亚型的尿路上皮癌具有特殊的形态学特征，几乎总有肌层浸润和血管侵犯，侵袭性强，属于高级别的尿路上皮癌，有很高的转移率和复发率，淋巴结转移率为 15.8%～27.8%，发现时多为进展期，预后差。根据肿瘤的临床分期，膀胱的微乳头亚型尿路上皮癌的治疗方法包括手术、放疗和化疗。目前尚无推荐首选哪种化疗药物治疗该肿瘤的报道。当微乳头结构 >10% 时，可能有肌层或血管侵犯（转移常见），因此正确诊断该类型让患者获得及时积极的治疗，主要是立即行根治性膀胱切除术。

4）巢状亚型：巢状亚型尿路上皮癌是尿路上皮癌的罕见类型，特征性的表现为具有欺骗性的温和的组织学特征，类似于 von Brunn 巢，常诊断困难，尤其是在有限的浅表活检标本中。患者年龄 41～83 岁，平均 63 岁，男女发病比为 2.3∶1。

大体上，肿瘤多为浸润性生长，侵及膀胱壁全层甚至侵犯周围器官。显微镜下见固有层内异型细胞不规则分布，排列成致密的巢状，类似于 von Brunn 巢，形态多样，为散在分布、大小不等、排列紊乱的小巢或局部融合的巢状结构、条索状结构、腺样膀胱炎样结构、管状结构。肿瘤呈浸润性生长，肿瘤一间质交界面呈锯齿状，不规则。部分肿瘤细胞巢内有小的管腔，常缺乏陷入的间质（与 von Brunn 巢相反）。总的来说细胞学较温和，核分裂象不明显；也可出现核多形性，核仁明显，增殖指数高。肿瘤间质少，可出现局灶促结缔组织生成及黏液样间质。这种亚型总伴有典型的尿路上皮癌，尤其是在巢的深部易找到这样的区域。

尽管巢状亚型尿路上皮癌的形态学温和，但常表现为进展期病变，具有高度的侵袭性，预后差，常在诊断后 4～40 个月死亡。由于其临床病理特征尚未完全确定，因此此类型常被错误分类或过低判断，且与普通的尿路上皮癌的关系及对传统的膀胱癌的处理措施的反应尚不清楚。

5）微囊性亚型：尿路上皮癌中可出现多个明显的囊腔，形成微囊、巨囊、管状结构，囊腔直径 1～2 mm 不等，甚至达 2 cm，圆形或卵圆形，囊腔内空或充满坏死碎屑、嗜酸性分泌物和黏液（PAS-D 阳性），囊内壁被覆异型的尿路上皮细胞，细胞呈扁平或立方状，可脱落。

6）内翻性乳头状瘤样癌（内翻性亚型）：内翻性亚型的尿路上皮癌可能误诊为内翻性乳头状瘤，但该亚型的肿瘤细胞具有明显的核异型性，核分裂活跃，结构异常，Ki67 示高增殖指数，与低级或高级别的尿路上皮癌相似。被覆的上皮也多有异常，在大的肿瘤中常伴有外生性生长，外生性生长的尿路上皮相互沟通呈索状或小梁状，上皮增厚，不规则，极性丧失，与经典的尿路上皮癌相似，内翻性生长部分以推挤的方式"侵袭"固有层。与内翻性乳头状瘤相反，内翻性生长部分无外周基底样细胞的栅栏状排列，存在细胞学异型性和数量不一的核分裂，可见局灶性的角化。由于这种亚型是以推挤的方式"侵袭"固有层，但基底膜未被破坏，因此转移的概率小，除非间质被肿瘤细胞浸润性破坏。

7）淋巴上皮瘤样癌：淋巴上皮瘤样癌（LELC）最早发现发生于鼻咽部，后来发现可发生于全身很多部位，如涎腺、胸腺、肺、胃、口腔、气管和喉、乳腺、宫颈、阴道、皮肤、输尿管、肾及膀胱等部位。发生于涎腺、肺、胃的淋巴上皮瘤样癌与 EB 病毒感染相关，但发生于乳腺、宫颈、皮肤及泌尿系统的淋巴上皮瘤样癌罕见与 EB 病毒感染相关。膀胱的淋巴上皮瘤样癌最早由 Zukerberg 等于 1991 年报道。这种亚型的癌少见，占膀胱癌的 0.4%～1.3%，常发生于老年人（52～81 岁，平均 69 岁），男女之比为 3∶1，临床表现为血尿。

LELC 通常表现为膀胱顶部、后壁或三角区浸润性或蕈伞状无蒂肿块，直径 0.9～5 cm。显微镜下癌细胞排列成索状、片状或巢状，细胞体积大，圆形或多角形，胞质丰富，嗜酸或透亮，细胞边界不清，胞质融合，呈合体状；核增大，空泡状，核膜不规则，染色质粗颗粒状，核仁大而明显。间质内见以淋巴细胞、组织细胞和浆细胞为主的大量炎细胞浸润，其内夹杂少量中性粒细胞和嗜酸性粒细胞。淋巴细胞与癌细胞密切接触，浸润于癌巢内及癌细胞之间。

肿瘤可为单纯的 LELC，也可与尿路上皮癌、鳞状细胞癌、腺癌混合存在，以 LELC 为主或仅出现灶状 LELC。根据 LELC 在膀胱肿瘤中所占比例，可分为单纯型（100% 为 LELC）、为主型（50% 为 LELC）、局灶型（<50% 为 LELC 成分）。多数文献显示单纯型及为主型者有较好的预后，对化疗的反应较好，术后无复发者中单纯型者占 81%，为主型者占 82%，局灶型者则均有复发。死于原发疾病的单纯型者占 6%，为主型者占 6%，局灶型者占 90%。若为局灶型者，其生物学行为就与并存的尿路上皮癌、鳞状细胞癌或腺癌相似。LELC 对以顺铂为基础的化疗及放疗均敏感。

8）淋巴瘤样和浆细胞亚型：膀胱浆细胞样尿路上皮癌是膀胱尿路上皮癌的一个罕见亚型，1991 年首次由 Sahin 等报道，因肿瘤细胞具有明显的浆细胞样特征而命名。2004 年 WHO 泌尿系统及男性生殖器官肿瘤分类中报道不足 10 例，国内报道也甚少。男性多见，平均发病年龄 58 岁。

大体上肿瘤多呈弥漫浸润性生长。显微镜下癌细胞形成实性扩张的巢状结构或实性及腺泡状结构，癌细胞黏附性差，中等大小，胞质嗜酸性，核偏位，似浆细胞。大多数癌细胞核轻至中度异型，偶有核的多形性。仔细检查常可发现典型的尿路上皮癌区域。

该亚型的尿路上皮癌侵袭性强，预后差，中位生存期 < 2 年。

9）透明细胞（富于糖原）亚型：尿路上皮癌的细胞质内富含糖原而呈透明细胞改变，尤其是在分化差的癌组织中，称为尿路上皮癌透明细胞亚型。透明细胞可呈灶性或弥漫性存在，当尿路上皮癌中出现广泛的透明细胞改变才诊断这个亚型。需与膀胱透明细胞腺癌以及来自肾脏、前列腺的转移性透明细胞癌鉴别。

10）脂肪细胞亚型：罕见的情况下尿路上皮癌内出现类似于印戒样脂母细胞的细胞，可见与典型的尿路上皮癌逐渐移行。这种改变多见于男性，发病年龄 63 ~ 94 岁（平均 74 岁）。临床表现为肉眼血尿。细胞内空泡到底是什么成分，目前尚不清楚，有研究表明为真正的脂肪空泡，因此建议称为脂肪细胞亚型而不是脂肪细胞样亚型。可误诊为脂肪肉瘤、肉瘤样癌（癌肉瘤）或印戒细胞癌，临床病史、典型的尿路上皮癌区域及免疫组织化学染色可以帮助鉴别诊断。这种亚型与进展期高级别尿路上皮癌相关，预后差。

11）伴有巨细胞的尿路上皮癌（巨细胞癌）：高级别的尿路上皮癌可出现瘤巨细胞或未分化的类似于肺巨细胞癌的细胞，有时巨细胞非常广泛类似于骨巨细胞瘤。鉴别诊断包括伴滋养叶分化的尿路上皮癌，浸润性尿路上皮癌的间质内出现的破骨细胞样巨细胞及异物巨细胞，伴有巨细胞的肉瘤样癌和膀胱转移性巨细胞癌。

12）伴有滋养叶细胞分化的尿路上皮癌：尿路上皮癌中出现不同程度的滋养叶细胞分化，形态上类似滋养叶细胞，大多出现于高级别、分期高的尿路上皮癌，约见于 ≤12% 的尿路上皮癌中，滋养叶细胞样细胞的数目与分期呈负相关，可能与预后差有关。

13）肉瘤样亚型（伴/不伴异源性成分）：尿路上皮癌肉瘤样亚型指组织学形态和（或）免疫组织化学证实具有向上皮和间叶双相分化的恶性肿瘤。该类型命名一直有争议，以前曾称为癌肉瘤、假肉瘤样移行细胞癌、恶性中胚叶混合瘤、梭形细胞癌、巨细胞癌、恶性畸胎瘤、化生性癌等。有人主张将伴有同源性成分者称为肉瘤样癌或化生性癌，而伴有异源性成分者称为癌肉瘤。2004 年 WHO 将二者均纳入尿路上皮癌肉瘤样亚型中。

发病年龄 50 ~ 77 岁，平均 66 岁，男性多见。临床表现为血尿和膀胱刺激症状，部分患者有相关病变的放疗或环磷酰胺治疗史。

大体表现为息肉样和结节状肿块。显微镜下尿路上皮癌是最常见的上皮性成分，其次为鳞状细胞癌，还可见腺癌、小细胞癌、大细胞神经内分泌癌（罕见）等，30% 的病例可能仅见尿路上皮原位癌成分。最常见的肉瘤成分是骨肉瘤、软骨肉瘤、横纹肌肉瘤、平滑肌肉瘤、脂肪肉瘤、血管肉瘤和恶性纤维组织细胞瘤（未分化肉瘤）。异源性成分包括骨肉瘤、软骨肉瘤、横纹肌肉瘤、脂肪肉瘤及血管肉瘤等，应注明肿瘤内有无异源性成分。

肉瘤样亚型的尿路上皮癌具有高度侵袭性，平均生存期 10 个月，病理分期是预后的主要预测因素。

14）未分化癌：不能被归入尿路上皮癌的各种亚型及各种类型膀胱癌中的种类均纳入未分化癌，非常少见。

2. 鳞状细胞癌

膀胱的鳞状细胞癌是指肿瘤完全由鳞状细胞癌构成，无任何尿路上皮癌成分，包括尿路上皮原位癌。膀胱原发的鳞状细胞癌很少见，占膀胱癌的比例不到 5%。可能与吸烟、血吸虫病尤其是埃及血吸虫感染、反复膀胱感染、憩室炎、膀胱结石病、留置导尿管、尿路狭窄史及肾移植等有关。

大体上多表现为息肉样外生性或浸润溃疡型孤立性肿块，灰白色，质硬，可见坏死。显微镜下与其他部位的鳞状细胞癌一样，癌细胞大，呈多角形，细胞界限清楚，胞质丰富嗜酸性，出现细胞间桥、角化珠，可见核分裂象，常伴坏死。病变周围上皮的鳞状细胞化生，尤其是鳞状上皮异型增生支持鳞状细胞癌的诊断。尿路上皮癌可伴有局灶性鳞状化生，多取材常能找到典型尿路上皮癌区域，因此要多取材排除尿路上皮癌伴鳞状化生。

膀胱鳞状细胞癌发现时常处于进展期，肿瘤分级对预后意义不大，分期是判断预后的重要参数。根治性膀胱切除术加淋巴结清扫可改善一些患者的预后。

疣状癌是鳞状细胞癌的特殊亚型，罕见，属于低级别肿瘤，几乎都发生在血吸虫病患者。肿瘤表现为外生性、乳头状或具有乳头状瘤样的"疣状"肿块，细胞及结构的异型性小，边缘呈推挤性向深部生长。在放射治疗后可转换为侵袭性的间变性癌。

3. 腺癌

膀胱原发性腺癌是一种罕见的膀胱恶性肿瘤，占膀胱癌的0.5%～2%。该肿瘤好发于老年人（平均58岁），男女发病比为2∶1。临床表现与其他类型的膀胱癌相同，主要为肉眼血尿和膀胱刺激征，可有黏液尿（>25%病例）。膀胱原发性腺癌与尿路上皮腺样化生有关，由于致癌物质或慢性炎症刺激尿路上皮增生形成 von Brunn 巢，发生腺上皮化生，进而癌变，或起源于胚胎残留的脐尿管的柱状上皮细胞和膀胱内残留的中肾管残余腺体。

非脐尿管性腺癌可见于膀胱任何部位，较常见于膀胱三角区和侧壁，大体上为息肉样或浸润性肿块；脐尿管性腺癌位于膀胱顶部和前壁，肿瘤与表面被覆的尿路上皮分界清楚，多已累及肌层。

显微镜下表现为管状腺癌、黏液样（胶样）癌、印戒细胞癌及乳头状腺癌，其形态与胃肠道对应的癌相似。管状腺癌为癌细胞排列成腺管状，浸润性生长；黏液样癌表现为肿瘤细胞巢漂浮于细胞外黏液湖中，多见于脐尿管性腺癌；印戒细胞癌由印戒样细胞组成，胞质内含有黏液，癌细胞呈浸润性生长，伴明显的促结缔组织生成；乳头状腺癌为产生黏液的高柱状细胞排列成乳头状结构，肿瘤呈浸润性生长。诊断膀胱原发性腺癌时，必须首先排除其他部位腺癌的转移。Henly 等提出脐尿管腺癌的诊断标准为：①肿瘤局限在膀胱顶部或前壁。②膀胱黏膜无腺性膀胱炎和囊性膀胱炎改变。③残存脐尿管可见肿瘤。

膀胱原发性腺癌诊断时多处于进展期，恶性程度高，病程进展迅速，易转移，预后较差，印戒细胞型者超过50%患者在诊断后1年内死亡。治疗上主张在患者全身情况允许下应尽可能地行根治性膀胱全切术，部分切除术时其切缘距肿块应超过3 cm。化疗及放疗效果尚不确定，只有早期诊断、治疗才能改善患者的预后。脐尿管性腺癌可沿着 Retzius 间隙向脐部扩散，因此需切除脐正中韧带（内含脐尿管）全长，包括脐的膀胱部分切除术。

4. 透明细胞腺癌（中肾管癌）

膀胱透明细胞腺癌罕见，发病年龄平均57岁（22～83岁），好发于女性。最常见的临床症状为血尿，可出现排尿困难。

肿瘤多位于膀胱三角区和颈部，呈乳头状或无蒂息肉样肿块。显微镜下肿瘤呈管状、囊性、乳头状及小梁状浸润性生长，管内及囊内常含有嗜酸性分泌物。癌细胞胞质丰富，透明或嗜酸性，常见靴钉细胞；核呈中至重度异型，核分裂象常见。

膀胱透明细胞腺癌的组织起源尚不清楚，可能起源于苗勒管。预后尚不清楚，外科手术切除是首选治疗。

5. 小细胞癌

小细胞癌是恶性神经内分泌肿瘤，形态上类似于肺的小细胞癌。好发于老年人，占膀胱癌的0.5%，约50%与浸润性尿路上皮癌或尿路上皮原位癌并存。临床上表现为肉眼血尿，可伴副肿瘤综合征［如异位 ACTH 分泌产生库欣（Cushing）综合征、高钙血症和低磷血症］。

肿瘤好发于膀胱侧壁及顶部，大体上呈结节状、蕈伞状、浸润性或溃疡性肿块。显微镜下见片状或索状排列的小细胞，胞质少，核深染，核仁不明显，核/浆比大，核分裂象常见。常伴有肿瘤性坏死，易出现挤压假象。最近的分子生物学证据表明小细胞癌及尿路上皮癌均从同一克隆的细胞起源，因此认为其为尿路上皮癌的一个亚型而不是一个单独的类型。

该肿瘤呈高度侵袭性，近56%的病例在发现时已有转移，预后差，与临床分期有关，与是否治疗无关。

6. 类癌

类癌是分化好的神经内分泌肿瘤，常发生于老年人（29~75岁，平均56岁），男性略多见（男：女=1.8：1）。血尿是最常见的症状。

大体上肿瘤好发于膀胱三角区，病变位于黏膜下，直径0.3~3 cm。显微镜下与身体其他部位如肺、胃肠道的类癌相似，肿瘤细胞排列成岛状、腺泡状、缎带样、小梁状或假腺样，瘤细胞胞质丰富，嗜酸性或嗜双色性；核染色质圆形或卵圆形，呈细粉尘状，核分裂象罕见。细胞巢间的间质内有丰富的薄壁血管。

膀胱类癌的治疗主要是手术切除。患者可有局部淋巴结或远处转移，有报道是切除原发灶后几年后发生，因此需要长期随访。

7. 大细胞未分化癌

膀胱的大细胞未分化癌极其罕见，为高级别、高分期的肿瘤，无特异性分化，如无尿路上皮癌、腺癌、鳞状细胞癌或神经内分泌癌的分化。这种肿瘤不管是否治疗，预后极差。

二、非上皮性肿瘤

（一）良性非上皮性肿瘤

1. 平滑肌瘤

平滑肌瘤是膀胱最常见的良性间叶性肿瘤，多发生于中老年人，男女发病比为1：2。临床上常表现为刺激性排空症状或尿路梗阻症状。大体上为息肉样或有蒂的黏膜下肿块，境界清楚，肿瘤小，直径平均<2 cm。显微镜下与其他部位的平滑肌瘤相同，为分化良好的平滑肌细胞束状交织排列，细胞密度低，无明显异型，无核分裂象。

2. 血管瘤

血管瘤多见于男性，平均发病年龄58岁（17~76岁）。临床表现为肉眼血尿和梗阻症状。肿瘤好发于膀胱后壁和侧壁。病变小，境界清楚。显微镜下肿瘤由扩张的血管组成，主要为3种类型即海绵状血管瘤、毛细血管瘤和动静脉血管瘤。

3. 神经纤维瘤

膀胱神经纤维瘤少见，常见于有I型神经纤维瘤病的年轻患者，平均年龄17岁，男女发病比为2.3：1。临床上表现为血尿、刺激性排空症状和盆腔肿块。大体上肿瘤在膀胱壁全层呈弥漫性或丛状生长。显微镜下肿瘤为丛状或弥漫性分布的梭形细胞，细胞核卵圆形或长梭形，无明显细胞异型，核分裂罕见；间质中胶原多少不一。

4. 炎性肌纤维母细胞肿瘤

炎性肌纤维母细胞肿瘤（IMT）是膀胱最常见的良性梭形细胞肿瘤之一，在身体其他很多部位均可发生。男女发病比为2：1到3：1。发病年龄2.5个月~87岁。最常见的症状是血尿，其次是膀胱输出道梗阻及排尿困难。

大体上IMT平均直径为4 cm（1.5~13 cm），质地柔软。显微镜下表现为无明显异型的梭形细胞弥漫分布，间质疏松，可见很多微血管，超过一半的病例存在肌层的浸润。尽管IMT中可见坏死，但在肌层浸润的病例中肿瘤与肌层交界处的坏死是区分肉瘤及良性肿瘤的标准之一。发生肉瘤变时，肿瘤细胞丰富，细胞核异型，核分裂象几乎均≥1个/10HPF，微血管形成不那么明显。倾向良性肿瘤的组织学特征包括肿瘤与受压肌肉交界处无坏死，核异型小。

5. 副节瘤（嗜铬细胞瘤）

副节瘤为起源于膀胱壁副神经节细胞的肿瘤，少见。发病年龄10~88岁（平均50岁），女性略多见（男：女=1：1.4）。80%患者为功能性的，有典型的三联症：持续性或突发性高血压、间歇性血尿和排尿性发作。

病变常位于膀胱三角区和项部，多数为界限清楚的单发或多发结节，结节小，一般 < 3 cm。显微镜下类似于其他部位的副节瘤，肿瘤细胞排列成巢状，细胞巢间为丰富的血管网；肿瘤细胞胞质丰富，嗜碱性或嗜双色性，核卵圆形；肿瘤表面被覆正常膀胱黏膜，尿路上皮可受损。副节瘤可为恶性，组织学上目前尚无肯定的恶性的诊断标准，有些指标如血管侵犯、核分裂象多见、坏死、肿瘤大小等可提示恶性的可能性大，恶性副节瘤最可靠的诊断标准是肿瘤发生转移。

（二）恶性非上皮性肿瘤

1. 平滑肌肉瘤

平滑肌肉瘤是膀胱最常见的肉瘤，好发于老年人（60~80 岁），男性多见。患者多有血尿，也可有尿路梗阻症状。大体上平滑肌肉瘤多位于膀胱顶部和侧壁，表现为息肉样肿块，肿块大，平均直径 7 cm，呈浸润性生长，可见出血和坏死。显微镜下见梭形细胞丰富，交错束状排列，核两端钝圆，细胞异型，见核分裂象、出血和坏死，呈浸润性生长。

2. 横纹肌肉瘤

横纹肌肉瘤主要见于婴幼儿、儿童及青少年，男性多见，几乎均为胚胎性横纹肌肉瘤。20% 的儿童胚胎性横纹肌肉瘤发生于泌尿生殖系统，其中 25% 发生于膀胱。膀胱横纹肌肉瘤发生于成人者少见，多为多形性横纹肌肉瘤。大体上，肿瘤多发生于三角区和尿道前列腺部，表现为广基的息肉状葡萄样肿块，也可表现为浸润性生长的肿瘤。显微镜下胚胎性横纹肌肉瘤表现为片状或索状排列的原始小细胞分布于黏液样间质内，细胞小，核深染，核/浆比大；可见数量不一的横纹肌母细胞，伴或不伴有横纹。胚胎性横纹肌肉瘤如呈葡萄状外生性生长，又称葡萄簇肉瘤，此时肿瘤细胞在被覆上皮下聚集，成为生发层，而深部细胞稀少，此型预后好。

3. 淋巴瘤

膀胱的淋巴瘤可为原发，但大多数（> 90%）是系统性病变累及膀胱。膀胱原发性淋巴瘤罕见，女性多见（男：女 = 1：5），平均发病年龄 56 岁；继发性淋巴瘤男性略多见，平均发病年龄 50 岁。临床表现主要为血尿、排尿困难及膀胱刺激症状。膀胱原发性淋巴瘤最常累及膀胱顶部和三角区，为孤立性或多发性肿块、浸润性生长甚至发生溃疡。显微镜下的形态与其他部位的淋巴瘤相同，免疫组化表型也一样。膀胱原发性淋巴瘤中最常见的类型是黏膜相关淋巴组织（MALT）淋巴瘤，属于低级别淋巴瘤；继发性淋巴瘤中最常见的类型是弥漫大 B 细胞淋巴瘤。膀胱原发性淋巴瘤的诊断标准为：患者症状与膀胱累及相关；仅局限在尿路，不累及组织；诊断后 6 个月无肝、脾、淋巴结、外周血和骨髓的病变。膀胱原发性淋巴瘤中位生存期是 9 年，继发性为 6 个月。

膀胱还可发生一些其他的非上皮性肿瘤，如孤立性纤维性肿瘤、具有上皮样血管周细胞分化的肿瘤、颗粒细胞瘤、恶性黑色素瘤、恶性纤维组织细胞瘤等。

第三节 膀胱癌的诊断与分期

一、临床表现

膀胱肿瘤最常见的症状是无痛性血尿，也可以出现由于刺激和膀胱容量减少导致的尿频。而存在上述症状却不合并镜下血尿的情况几乎没有。其他少见的症状包括泌尿系统感染，局部进展疾病导致的上尿路梗阻或疼痛。

85% 的膀胱肿瘤患者会出现无痛性血尿。实际上，如果进行足够多次的尿液常规检查，几乎所有镜下可见肿瘤的膀胱肿瘤患者至少有一次镜下血尿。但血尿的发生往往是间歇性的，所以 1~2 次的尿潜血阴性不能排除膀胱肿瘤的存在。如果一名患者有过一次不能解释原因的肉眼血尿或者镜下血尿，即使是第二次检查确定尿潜血阴性仍然需要进行膀胱镜检查。关于这一点，有些人不同意这种意见，而是要求进行反复的尿液镜检进行确认。然而这可能需要进行多次尿液常规检查，而尿潜血结果均为阴性才能说免于膀胱镜检查是安全的。对于那些年龄超过 60 岁或者虽然不到 60 岁但有吸烟史成有其他明确的暴露因素的血尿患者，更应该积极进行膀胱镜检查。有报道膀胱肿瘤初诊时已经有 70% 患者存在肉眼血尿而不仅是镜下血尿。

相对于应用临床表现和常规临床检查可以诊断的膀胱癌，应用血尿筛查可以降低膀胱癌的死亡率。这种筛查可以在发生肌层侵犯前发现高级别肿瘤。血尿筛查包括在家中重复检查是否存在血尿。如果阳性，就接受膀胱镜检查。然而英国和美国的研究显示，在筛查人群中有 16% ~ 20% 的血尿阳性率，随后这部分人群接受了膀胱镜检查，但他们中只有 5% ~ 8% 存在膀胱肿瘤。考虑到膀胱镜依然是一种令患者痛苦的检查，相关的费用也较高，目前应用尿常规加上膀胱镜检的方法进行膀胱肿瘤筛查可能并不适合推广。

尿痛和尿急等膀胱刺激症状是第二常见的症状，通常在弥漫性膀胱原位癌或者浸润性膀胱肿瘤患者中出现。对于有下尿路症状（LUTS）的患者，不可忽视其症状的变化。其他的膀胱肿瘤患者的症状和体征包括由于输尿管梗阻引起的腰痛、下肢水肿和盆腔疼痛。而出现进展性疾病相关症状例如明显的身体消瘦和腹痛、骨痛等为晚期膀胱肿瘤的表现，相对少见。

体格检查通常包括腹部、盆部触诊，经直肠、经阴道指检和麻醉下双合诊检查。常规体格检查可能无法发现较早前的膀胱肿瘤，如 T_a 期、T_1 期肿瘤。如果体格检查触及盆腔包块多表明为局部进展性膀胱肿瘤。

首诊和定期检查尿常规是十分必要的，尤其要注意血尿的状况。这可以帮助医生减少膀胱肿瘤的漏诊。

二、影像学诊断

（一）超声检查

超声检查越来越频繁地被应用在泌尿道检查中。这主要是高敏探头的开发和应用提高了上尿路和膀胱的图像质量并且避免了造影剂的使用。经腹超声检查可以探测膀胱内的占位性病变，也可以探测肾脏肿瘤和肾积水。

超声检查可以通过 3 种途径对膀胱进行检查：经腹腔、经直肠和经尿道。尽管经尿道超声检查可以提供清晰的膀胱图像和较准确的分期，但需要麻醉，临床应用并不便利和检查后患者并发尿道刺激症状等问题使这种技术的应用并不广泛。经直肠途径超声检查可以较清晰显示膀胱三角区、膀胱颈和前列腺。但该项技术需要特殊探头，检查者也需要接受特别培训，因此目前检查膀胱的最常用途径依然是经腹途径。

超声检查在确定临床分期中有一定的价值。与病理分期相比，超声检查对非肌层浸润性膀胱肿瘤的临床分期准确率为 94% ~ 100%，对肌层浸润性膀胱肿瘤的临床分期准确率为 63% ~ 96.8%。

（二）静脉尿路造影（IVU）

应用静脉尿路造影（IVU）也许可以探测到膀胱内大的充盈缺损。这项技术也被应用在检查评估上尿路的充盈缺损和肾积水，而肾积水可能表明有输尿管肿瘤的存在。

现在许多医疗机构已经用 CT 泌尿系造影术（CTU）替代了传统的 IVU。

（三）腹部 CT 检查

随着多排螺旋 CT 的应用，CT 的分辨率进一步提高，可以发现直径 1 ~ 5 mm 的膀胱肿瘤。在膀胱肿瘤的诊断中，CT 尿路造影的总体敏感度、特异性、准确率、阳性预测值和阴性预测值为 79%、94%、91%、75% 和 95%，而膀胱镜分别为 95%、92%、93%、72% 和 99%。对于原位癌 CT 的可靠性仍然不高。但对于不适合接受膀胱镜检查的患者，CT 检查依然是一个很好的选择。

另外目前尚处于研究阶段的 CT 仿真膀胱镜技术有可能在将来代替膀胱镜检查。CT 仿真膀胱镜技术是将膀胱内尿液排空，然后将膀胱充气使其充盈并接受 CT 扫描。扫描结束后进行膀胱图像的三维重建与分析。一项研究显示，CT 仿真膀胱镜技术的准确率为 96%，并能够准确识别 0.3 ~ 9.7 cm 膀胱肿瘤。尽管不能完全替代膀胱镜，CT 仿真膀胱镜技术将是膀胱镜检查的良好补充。

CT 除了能评估原发肿瘤的侵犯程度协助临床分期，还能发现盆腔和主动脉旁的淋巴结是否存在转移以及内脏是否有转移。但不能区分肿大淋巴结是炎症性还是转移性，不能准确区分肿瘤是局限于膀胱壁还是已经侵犯到膀胱外。

为了准确评估侵犯深度，CT 检查应该在诊断性经尿道电切术（TUR）前进行。造影剂增强的 CT 能提高分期的准确性。研究没有完全确定螺旋 CT 能进一步提高分期准确性，但是初步的研究结果提示它会带来更多益处。虽然有些作者对使用 CT 评估膀胱癌局部分期的实用性提出了质疑，但是 CT 扫描在局部和转移肿瘤的评估上无疑要比体格检查敏感性高。另外，因为对于肌层浸润性膀胱肿瘤的治疗创伤很大，在做这些治疗前行 CT 检查要更谨慎一些。

需要注意的是，CT 的射线照射量比 IVU 要高许多，在应用时需要斟酌。

（四）磁共振成像（MRI）

MRI 并不比 CT 更有帮助。除了极少数情况，传统的 MRI 对于盆腔和腹部的解剖分辨率不如 CT。双面的线圈可以比常规的线圈提供更准确的膀胱癌分期信息。MRI 可以提供多截面的影像，理论上可以更好地显示解剖关系。软组织对比可以用顺磁性试剂增强，如钆-二亚乙基三胺五乙酸的酸式络合物（Gd-DTPA）和含铁的试剂。用这种方法发现的可疑淋巴结也能通过经皮穿刺活检确认。含有的强磁性材料 MRI 在检测前列腺腺癌的淋巴结转移方面有很好的结果，而应用在膀胱癌的检查中可能也会有同样的结果。好的手术前分期不单能帮助挑选必须行新辅助化疗的患者，还能帮助外科医生尽可能地清扫淋巴结。MRI 波谱成像可能提供不同组织的信息，但是目前对膀胱癌还没有这种可能。

MRI 对于晚期肿瘤有更高的准确性。因为比 CT 更加敏感，甚至是在确定有无骨转移上比放射性骨扫描更敏感，MRI 变得特别有用。因此，如果有临床症状，CT 或双合诊发现盆腔转移，或者骨扫描提示有骨转移，应该行 MRI 检查。

三、膀胱镜检查

（一）膀胱镜检查

尿道膀胱镜检查可以用硬性膀胱镜也可以用软性膀胱镜进行。

1. 硬性膀胱镜

硬性膀胱镜的优势包括有：相对于软性膀胱镜的光纤传导通路，硬镜使用棒状的透镜系统有更好的视野；较大的操作通道可供泌尿科医生进出辅助性器械从而实现更多的功能；更大的进水通道使得视野更为清晰；容易操作并保持检查中的方向感。

尿道膀胱镜的型号通常沿用法式单位，指用毫米表示的膀胱镜外鞘的周长。从儿科应用的 F8 到 F12 和成人应用的 F16 到 F25 等各种型号。

现代的尿道膀胱镜包括镜鞘、闭孔器、操作桥以及镜芯。镜芯的透镜沿纵轴排列，镜芯外附操作桥走行于鞘内，操作桥可以使镜芯和工作通道共同通过而且使辅助器械可以通过工作通道进入膀胱。通过鞘置入的偏折系统安装在桥的操作件上用来控制通过工作通道的导管发生偏折。灌注液体通过鞘进入膀胱，光纤传导的光源连接在镜芯上。闭孔器可以放入鞘内形成一个光滑而圆钝的尖端以利于膀胱镜的置入。有的闭孔器可以通过镜芯（可视闭孔器），通过它就可以在直视下放入膀胱镜。

镜芯包括照明系统和成像系统，现代镜芯均采用光纤传导照明和棒状透镜成像系统，远端的物镜收集影像反射回的光线并将影像经透镜系统传导回目镜。镜芯也是在膀胱尿道检查中提供不同观察角度的决定部件，例如 0° 镜观察正前方的影像，通常用于尿道的观察；30° 镜用于观察底部以及前侧壁最佳，而 70° 和 90° 镜适合观察前壁。还有一种逆行性内镜可以提供大于 90° 的视野用来观察膀胱前壁靠近颈部的区域。

2. 软性膀胱镜

软性膀胱镜检查可以在门诊检查中应用并成为膀胱镜检查的金标准在欧美国家广泛应用。朱刚等的研究显示，在局麻下对男性门诊患者进行软性膀胱镜和硬性膀胱镜检查，软性膀胱镜在患者的疼痛控制方面有更大的优势。检查过程中，软性膀胱镜的平均疼痛评分为 1.86/10 分，而硬性膀胱镜的平均疼痛评分为 3.87/10 分。而且接受软性膀胱镜检查 15 min 后患者较接受硬性膀胱镜疼痛恢复更快。

软性膀胱镜的优点包括：检查中和检查后患者疼痛减轻，更为舒适；患者在更舒适的仰卧位进行膀胱镜检；即使在膀胱颈部明显抬高的情况下进出器械仍然很容易；因为软镜前端的可弯曲性，几乎可以观察到膀胱内的任何位置。

软性尿道膀胱镜由用来照明和成像的光导纤维束包裹在可弯曲的同心轴内构成。同心轴有灌注通道和用来进出辅助器械的工作通道，软镜的前端可弯曲的角度为 180°~220°，弯曲程度通过在目镜附近的拇指控制开关完成。现在已经有全数字的软性膀胱镜，由于不使用光纤而消除了成像中细微的蜂巢栅格现象。

无论是硬性膀胱镜还是软性膀胱镜的图像都可以通过一个视频摄像头转接到监视器上观看。现代的视频摄像头将内镜下影像传导到视频录制系统以利于保存和回顾检查过程。视频膀胱镜系统包括内镜、视频摄像头和控制器、光源、电视监视器和视频录制装置。通过视频膀胱镜系统，医生完全可以通过电视监视器的图像反馈而不是通过目镜图像来操作内镜。其优点是：减少接触患者的体液；对检查过程进行记录；方便用电视监视系统进行教学；在操作时对患者进行教育。

由于软性膀胱镜在检查患者过程中和之后的疼痛控制方面的优良表现和检查过程中的无盲区等优点，在西方发达国家的门诊无麻醉膀胱镜检查中，软性膀胱镜已经完全替代了硬性膀胱镜。而国内由于软性膀胱镜价格较高及保存和维护相对困难，依然在大量使用硬性膀胱镜。但应用软性膀胱镜进行膀胱镜检查应该是临床发展的趋势。

3. 荧光膀胱镜

荧光膀胱镜技术也被称为光动力学诊断（PDD），在现代膀胱肿瘤的临床诊断中起到重要的作用。

应用白光进行膀胱镜检查和 TUR 可以看到外生型膀胱肿瘤，但一些扁平生长的肿瘤如膀胱原位癌或小的肿瘤可能会被遗漏掉。在膀胱内注射光敏剂如 5-氨基乙酰丙酸（5-ALA）孵育 1~2 h 后再用荧光膀胱镜进行检查，称为荧光膀胱镜检查。

荧光膀胱镜的缺点是其特异性较低，为 35%~66%。应用荧光膀胱镜结合光学内聚断层技术（OCT），在 66 例患者中发现了 232 个肿瘤，接受普通膀胱镜，荧光膀胱镜然后是 OCT 扫描和活检。另外对 132 个正常表现尿路上皮也采用同样的检查方法。就一个肿瘤来讲，敏感度和特异性分别为，普通膀胱镜 69.3% 和 83.7%，荧光膀胱镜 97.5% 和 78.6%，荧光膀胱镜结合 OCT 为 97.5% 和 97.9%。总体讲，发现 58 例尿路细胞肿瘤患者，敏感度分别为普通膀胱镜 89.7%，荧光膀胱镜和荧光膀胱镜结合 OCT 均为 100%。就每位患者来讲，特异性分别为荧光膀胱镜 62.5%，普通膀胱镜和荧光膀胱镜结合 OCT 87.5%。因而荧光膀胱镜结合 OCT 可以显著增加荧光膀胱镜的特异性。另外由于手术瘢痕、感染等产生的假阳性结果和由于非典型增生导致的假阳性结果判定都是需要进一步研究的问题。

总体上 HAL 荧光膀胱镜改善了膀胱肿瘤的发现率，特别是膀胱原位癌的发现率。结合一些新的技术如 OCT 可以提高其特异性。尽管荧光膀胱镜技术显示出了良好的临床应用前景，现实的问题是应用该技术会增加许多额外的成本。这也是必须要考虑的。

4. 窄谱成像技术（NBI）

窄谱成像技术结合电子软膀胱镜（NBI 膀胱镜）在膀胱肿瘤早期诊断中有较高的应用价值。与普通白光成像膀胱镜相比，NBI 膀胱镜的应用能更清晰显示肿瘤组织与正常膀胱黏膜的边界，还能够很容易地检测出膀胱黏膜的小溃疡和血管新生现象，从而提高早期膀胱肿瘤及癌前病变的诊出率，降低漏诊率。研究认为，NBI 结合软性膀胱镜技术能够显著提高初发和复发肿瘤的检出率。特别是对于进行了卡介苗膀胱内灌注后随访的患者，由于黏膜的广泛充血，普通膀胱镜很难准确诊断是否存在复发，而 NBI 膀胱镜在这类患者中显示出明显的优势。

（二）膀胱黏膜活检

膀胱肿瘤通常是多发的。T_a/T_1 期肿瘤又会伴有原位癌。由于原位癌通常呈扁平样，红色丝绒状生长，不易将其和膀胱炎症区分开来。有些原位癌在普通白光膀胱镜下甚至是看不到的。由于这些原因需要进行膀胱黏膜的活检。

由于低危膀胱肿瘤伴发原位癌的机会少于2%，欧洲泌尿外科学会在其2009年膀胱肿瘤指南中指出，对于 T_a/T_1 肿瘤，一般不建议进行随机或有选择性活检。如果尿细胞学检查阳性或膀胱肿瘤为非外生乳头状肿瘤，就建议对看似正常的黏膜进行活检。膀胱原位癌在膀胱镜检查时很难和膀胱内炎症区分开来，在一些患者甚至是看不见的。如果尿细胞学阳性，就需要对那些看似正常的膀胱黏膜进行选择性或随机活检以发现潜在的膀胱原位癌。如果尿细胞学阴性，一般不建议进行随机活检。标记活检位置后分别送病理检查。活检可以通过膀胱镜用活检钳获取，然后对活检过的膀胱壁用电凝止血。

有报道 T_a/T_1 肿瘤伴发前列腺尿道和前列腺导管受侵犯。如果膀胱肿瘤位于膀胱三角区或膀胱颈部，伴有原位癌、多发肿瘤，这种可能性就更大。对于这些患者应该考虑进行前列腺尿道的活检。

与普通膀胱镜相比，由荧光引导的膀胱活检和肿瘤切除在诊断恶性肿瘤，特别是膀胱原位癌方面显著提高敏感度。

四、细胞学检查

（一）尿细胞学

病理科医生可以在膀胱肿瘤患者的尿液沉渣或膀胱冲洗液中通过显微镜检查找到恶性尿路上皮癌细胞。这些肿瘤细胞有特殊的大核仁，内含不规则粗大染色质。

应该收集新鲜尿液并适当固定后进行检查。晨尿通常不是最合适的，因为可能已经发生了细胞的溶解。

尿细胞学结果的解释存在病理科医生个体差异。检查结果也受收集到的细胞数量、共存的泌尿系统感染、结石或膀胱灌注等因素影响。但有经验的病理科医生的尿细胞学检查结果特异性可以超过90%。

尿细胞学检查在膀胱肿瘤诊断和随访中有重要作用。尿液或膀胱冲洗液细胞学检查发现恶性肿瘤细胞表明在患者泌尿系统有可能存在高级别尿路上皮肿瘤，从肾小盏到尿道口的任何部位都有可能。

尿病理检查的局限性在于分化较好的尿路上皮癌细胞和正常的上皮细胞在镜下很难区分开来。分化良好的尿路上皮肿瘤细胞相互粘连紧密，不容易脱落到尿液中，使检查结果表现为阴性。因此尿病理检查对于高级别的膀胱肿瘤或者原位癌有较高的敏感度，而在低级别的肿瘤中敏感度较低，因而在高级别肿瘤和原位癌的诊断中有较高的应用价值。但尿细胞学检查阴性并不意味着不存在低级别肿瘤。即使在高级别肿瘤中，尿细胞学的假阴性率在22%左右，假阳性率在1%~12%，通常都是由于尿路上皮的不典型增生、炎症或者放化疗后的上皮改变。这种情况通常在治疗后数月出现，可以维持到停止治疗后超过一年。尽管如此，只要是可以确定的以及高度怀疑的都被认定为阳性。使用一种高特异性的标记物十分重要，因为这样可以防止不必要的辅助诊断性检查。尿细胞学检查就是一个很好的例子。

尽管对于高级别肿瘤和原位癌它具有高度特异性（通常超过90%）和敏感度（大于60%）。但除非在高危人群中进行筛查，否则尿细胞学检查并不能取得很好的成本效益性。

由于膀胱冲洗液比尿液含有更多数量的尿路上皮细胞，因此在尿细胞学检查中应用冲洗液更有意义。有研究认为一次冲洗液尿细胞学检查的敏感度和三次的尿液检查相当。然而另有研究显示，应用硬性膀胱镜进行检查并冲洗膀胱，检查后患者尿路刺激症状较重。应用软性膀胱镜可以减少尿路刺激症状，但同样进行冲洗收集到的上皮细胞数量会较应用硬性膀胱镜少得多。这种技术尽管前途光明，但是也有缺点，其中就包括恶性细胞中的荧光物质会很快褪色，这就要求相对更快地进行检查；因为核仁没有进行染色所以不能进行观察；5-氨基乙酰丙酸是亚铁血红素的前体，其合成与线粒体相关，因此会富集在细胞质中。这样，同样的病理涂片不能进行传统的细胞核异型性的检查，需要再单独制作标准染色的细胞涂片。

（二）流式细胞分析

流式细胞分析可以测量核仁被嗜DNA的荧光染色剂染色细胞的DNA含量，这样就可以测算出细胞的非整倍体数量以及肿瘤的增殖活性（通过测算 S 期细胞的百分比），含有二倍体 DNA 的肿瘤倾向于低度恶性和较低分期，此类患者有较好的预后；而含有三倍体到四倍体染色体的患者有较差的病理学特点和相对较差的预后。那些含有四倍体染色体的患者较之三倍体到四倍体者有较好的预后而较二倍体者预后要差。

流式细胞分析可以同时测定多个参数，例如，将细胞进行 DNA 和细胞角蛋白的染色，流式细胞仪可以设置成只测量那些细胞角蛋白染色阳性细胞的 DNA 含量。这种多参数测量的方法可以显著提高流式细胞检测的精确性。多参数测量可以精确地测量标本中某种特殊类型细胞的增殖程度，从而避免了非肿瘤细胞例如白细胞的干扰。研究也证实这种方法对于判断预后的意义要优于单独进行 DNA 含量测量和抗体表达的测量。此外，一些相类似的多参数方法也被应用到这个领域。

然而，流式细胞分析并不比传统的尿细胞学检查更有临床意义。原因是非整倍体 DNA 含量是高级别肿瘤的常见特性，因此，流式细胞分析在膀胱原位癌或者高级别肿瘤患者中准确性较高，其准确性可达 80%~90%。而低分级浅表的肿瘤通常是二倍体 DNA 含量，容易出现假阴性结果。目前来讲流式细胞分析在膀胱恶性肿瘤的诊断中并不能替代传统的尿细胞学检查。

（三）细胞显像分析

定量荧光显像分析技术是一种对显微镜载物片上涂片细胞进行定量 DMA 测量和分析的细胞学技术。这种技术将定量的生化分析和更直观的单独少量细胞的可视评价结合了起来。这种技术应用一种计算机控制的荧光显微镜，它可以自动扫描并显像载物片上每个细胞的细胞核，计算机可以定量计数每个细胞发出的荧光量，直接反映核酸的量并确定出每个细胞含有异常 DNA 的数量。这样，病理科医生就可以将注意力集中在那些已经被自动筛选出来的异常细胞上并进行形态学评价。因为可以对单独少量的细胞检测并进行显像分析，应用这种技术相对于流式细胞分析技术就更容易对尿沉渣涂片标本进行检查，因为后者往往需要大量的细胞才能进行分析。

当然，也可以应用多参数显像分析技术。将不同的肿瘤标记物标记上单克隆抗体并结合荧光 DNA 染色技术进行细胞显像分析能够增加膀胱肿瘤诊断和检测治疗反映的特异性。这种技术比标准的细胞病理学和流式细胞分析对于低度恶性的膀胱肿瘤检出率敏感性增加，而不降低特异性。除此之外，细胞显像分析还可以应用荧光标记的 DNA 探针显现感兴趣的特定染色体，如果结合原位杂交技术还能够有效明确是否有 7 号染色体中心区的三体型、9 号染色体的不同区带的丢失和 17 号染色体长臂的缺失。

五、肿瘤标记物

尿细胞学和尿道膀胱镜在诊断膀胱肿瘤中的缺陷使得我们去寻找其他无创的诊断方法。另外，对进行膀胱肿瘤筛查的需求也促使我们发展应用生物学标记物。

一个可靠的标记物应该是在膀胱肿瘤的诊断和随访中可以替代尿道膀胱镜或对其起到补充作用。理想的膀胱肿瘤生物标记物应有高度敏感性和特异性，不受研究者影响并且容易操作，临床操作数分钟就可以得到结果。

其实早在寻找膀胱肿瘤标记物之前就有利用尿液监测糖尿病在临床的应用。随着医学科学的进步，在过去的 10 年中，我们发现并评价了许多新的膀胱肿瘤诊断和随访相关生物学标记物。

1. 核基质蛋白 22（NMP22）

NMP22 是一个重要的有丝分裂调节核基质蛋白。肿瘤细胞中核有丝分裂活动增加后，NMP22 自细胞中释放出来并可测量其水平。由英国的英维利斯医疗器械有限公司开发的 NMP22 快速检测实验板，只需 4 滴新鲜尿液，30 min 出结果，NMP22 抗原水平≥10 U/mL 显示阳性结果。此方法对膀胱癌的诊断特异性为 85%~95%，敏感性为 70%~85%。NMP22 也可以改善复发肿瘤的诊断率，敏感度和特异性分别为 49.5% 和 87.3%。联合 NMP22 和尿道膀胱镜可以发现 99% 的肿瘤，而单独应用尿道膀胱镜只能发现 91.3% 的肿瘤。将荧光膀胱镜技术作为金标准，NMP22 的敏感性和特异性分别为 65% 和 40%，而同时的尿细胞学检查结果分别为 44% 和 78%。总体来看，NMP22 容易操作，其敏感性较尿细胞学检查好，特异性也在可接受范围。另外 NMP22 对低级别膀胱肿瘤也敏感，并且不受 BCG 治疗的影响。在临床实践中结合膀胱镜检查能够提高膀胱肿瘤的诊断率。

2. 膀胱肿瘤抗原（BTA）

膀胱肿瘤抗原定量检测（BTA-TRAK）和膀胱肿瘤抗原定性检测（BTA-stat）是膀胱肿瘤抗原试剂盒。它们都是用来测定尿液中补体因子 H 相关蛋白。BTA-stat 是一个临床用免疫试剂盒，它可以在数分钟内取得结果。BTA-TRAK 是一个量化的试验，必须在实验室中完成。文献显示其敏感性稍高于尿细胞学，但特异性却低很多。BTA-stat 的中位敏感性是 70%，中位特异性是 75%。BT-TRAK 的中位敏感性是 69%，中位特异性是 65%。在伴有感染和血尿的患者中也会出现假阳性结果。由于其特异性较低和假阳性结果，BTA-TRAK 和 BT-stat 的临床应用价值有限。

3. 荧光原位杂交技术（FISH）

主要是利用膀胱肿瘤中发生的染色体异常来检测膀胱肿瘤。应用 FISH 技术可以在脱落的膀胱细胞中探测到染色体的异常。FISH 的敏感性为 69% ~ 87%。在低分级和低分期膀胱肿瘤中，FISH 的敏感性较低而且一致性较差，分别为 36% ~ 57% 和 62% ~ 65%。但是 FISH 在高级别和高分期膀胱肿瘤中有较高的敏感性（83% ~ 97%）。FISH 对原位癌的探测率几乎达到了 100%。FISH 的特异性与尿细胞学相近，达到 89% ~ 96%。另有学者指出，无论分级和分期，FISH 在膀胱肿瘤的随访中的价值超过尿细胞学。例如在原位癌的诊断中，尿细胞学的探测率 67%，而 FISH 的探测率为 100%。FISH 潜在的优势是可以探测到潜在的、不为尿道膀胱镜发现的疾病。阳性的 FISH 结果显示尿路上皮细胞癌变，或不稳定的尿路上皮。一个 FISH 的假阳性结果可以预测 3 ~ 12 个月 41% ~ 89% 的患者会发生膀胱肿瘤复发。FISH 的另一个优势是它不会受 BCG 治疗的影响。缺点是这种方法需要较多的劳动力和较长的学习曲线，而且费用较高，目前临床应用依然较少。

4. 微卫星分析

微卫星是存在于人类基因组中的高多态、短小、串联 DNA 重复序列。有 2 种类型的微卫星可以在许多肿瘤中发现：一个位点缺失的失杂合性（LOH）和微随体重复长度的改变。在膀胱肿瘤中，最常见的突变是 LOH。微卫星改变可以通过 PCR 应用特殊 DNA 探针探测到。微卫星在膀胱肿瘤诊断中总体的敏感性和特异性分别为 72% ~ 97% 和 80% ~ 100%。与普通的尿细胞学相比，微卫星分析可以像探测高分级和高分期膀胱肿瘤一样准确地探测低分级和低分期肿瘤。Frigerio 等应用尿细胞学和 LOH 分析取得了诊断原发肿瘤的高敏感度并且应用检测尿液能够探测到所有的复发病例。对分级为 1 ~ 2 的膀胱肿瘤其敏感性为 72%，对分级为 3 的肿瘤其敏感性为 96%。因而微卫星分析总的敏感性和特异性很好，但这个分析较为复杂并且昂贵，尚未在临床开展应用。

5. 免疫细胞学

免疫细胞学建立在应用探测肿瘤相关的抗尿路上皮肿瘤细胞上抗原的单克隆抗体。首先在 3 个荧光标记的抗体上标记黏蛋白样蛋白和大分子重量的癌胚抗原，然后在荧光显微镜下进行检测。敏感性为 38.5% ~ 100%。总体来讲免疫细胞学的敏感性是好的，但与常规的尿细胞学检查相比，在特异性方面并没有优势。

端粒是为保护基因在复制过程中的稳定性而存在于染色体末端的重复序列。在细胞的每一次分裂过程中都会出现端粒的丢失导致染色体不稳定和细胞衰老。膀胱肿瘤表达在每次 DNA 复制过程中在 DNA 末端再生端粒的端粒酶，从而使细胞永生化。确定端粒酶活性需要应用 PCR 技术。总的端粒酶试剂盒特异性和敏感性分别为 60% ~ 70% 和 70% ~ 100%。但是结果可能会受到感染和年龄的影响，因而不是探测膀胱肿瘤的最好标记物。

尽管上述的生物标记物相对于尿细胞学检查有较高的敏感性，但特异性均较低。NMP22 是一个敏感性较好，容易操作的标记物。BTA-stat 也可以在临床直接应用，但并不比尿细胞学更好。其他一些标记物需要高劳动强度并且昂贵。端粒酶和 BTA-TRAK 容易受到良性疾病的干扰。现阶段的生物学标记物临床应用前景光明，但依然需要大规模临床研究验证。目前为止没有一个标记物可以指导随访或降低尿道膀胱镜的使用。

六、临床及病理分期

因为肿瘤分期对于制定治疗策略至关重要，膀胱癌的准确分期是十分重要和必要的。

（一）病理分期

膀胱癌的病理分期是一个重要的预后指标，也是临床制订治疗方案的重要依据，目前由世界卫生组织（WHO）、美国癌症协会（AJCC）和国际抗癌协会（UICC）推荐使用的是 TNM 分期（T 代表肿瘤，N 代表淋巴结，M 代表转移），2009 年修订成第 7 版，2010 年 1 月 1 日开始使用。与 2002 年第 6 版分期相比，有一些改动，包括：①膀胱癌直接浸润前列腺间质归为 T_4，前列腺尿道部上皮下的侵犯则不再归入 T_4。②采用 WHO 建议的组织学分级系统，即用低级别及高级别取代了以往的 4 级分级法。③区域淋巴结包括初级引流区域淋巴结和次级引流区域淋巴结。初级引流区域淋巴结包括下腹部淋巴结、闭孔淋巴结、髂外淋巴结及骶骨前淋巴结；次级引流区域淋巴结为髂总淋巴结，因此髂总淋巴结内的转移不作为远处转移。N 分级系统随之发生了改变（见下述）。

根据原发肿瘤的大小及侵犯范围、有无区域淋巴结受累、有无远处转移进行如下分期：

T（原发肿瘤）

T_x：原发肿瘤无法评估

T_0：无原发肿瘤的证据

T_a：非浸润性乳头状癌

T_{is}：原位癌，"平坦肿瘤"

T_1：肿瘤浸润上皮下结缔组织

T_2：肿瘤浸润膀胱壁肌层

pT_{2a}：肿瘤浸润浅肌层（内侧 1/2 肌层）

pT_{2b}：肿瘤浸润深肌层（外侧 1/2 肌层）

T_3：肿瘤浸润膀胱周围组织

pT_{3a}：仅显微镜下可见

pT_{3b}：肉眼可见（膀胱外形呈肿块）

T_4：肿瘤浸润以下任何组织：前列腺间质、精囊腺、子宫、阴道、盆壁、腹壁

T_{4a}：肿瘤浸润前列腺间质、子宫、阴道

T_{4b}：肿瘤浸润盆壁，腹壁 N（区域淋巴结）：包括初级和次级引流区域的淋巴结，所有主动脉分叉以上的淋巴结为远处淋巴结

N_x：淋巴结无法评估

N_0：无淋巴结转移

N_1：真性盆腔内区域淋巴结（下腹部、髂内、闭孔或骶骨前的淋巴结），单个淋巴结内发生转移

N_2：真性盆腔内区域淋巴结（下腹部、髂内、闭孔或骶骨前的淋巴结），多个淋巴结内发生转移

N_3：转移至髂总淋巴结

M（远处转移）

M_0：无远处转移（无病理 M_0，用临床的 M 来完成分期组）

M_1：远处转移

病理报告中应提供膀胱癌的组织学类型，如尿路上皮癌（伴/不伴鳞状分化、腺样分化等）、鳞状细胞癌、腺癌、未分化癌等。还应提供肿瘤的组织学分级、浸润范围、脉管及神经的侵犯情况及淋巴结的转移情况等。这些信息有助于临床判断预后，选择术后的治疗方案。

（二）经尿道膀胱肿瘤切除术（TUR-BT）在分期中的作用

首次电切的目的是确定正确诊断并切除可见肿瘤。小于 1 cm 的肿瘤可一次切除，但应该包括膀胱壁的部分组织。大的肿瘤应该分块切除，包括外生部分和其下方带有逼尿肌的膀胱壁，以及肿瘤边缘组

织并分别送病理检查。尽量避免使用电凝以避免对下方组织的破坏，从而保证标本的完整性和病理检查结果的可靠性。

首次电切后可能会出现分期偏低。如首次电切确定为 T_a 或 T_1 的肿瘤，可能为更高的临床分期，发生了肌肉侵犯的膀胱肿瘤。由于有肌层侵犯和无肌层侵犯的治疗是完全不同的，正确的临床分期就十分重要了。另外首次电切会有 10% 的漏切率。而漏切肿瘤对术后复发是一个显著的危险因素。

如果考虑到第一次电切由于肿瘤较大，或多发性肿瘤存在而有术后肿瘤残留，或病理科医生报告标本中无肌肉组织，首次电切报告为高级别非肌层浸润性膀胱癌或 T_1 期肿瘤，那么就应该进行二次电切。二次电切不只提高临床分期的正确性，同时增加无复发和无进展存活。切除部位应该包括第一次电切的位置。一般建议第一次电切后 2~4 周进行第二次电切。

第四节　非肌层浸润性膀胱癌治疗

一、非肌层浸润性膀胱癌的危险性分级

非肌层浸润性膀胱癌或表浅性膀胱癌占初发膀胱肿瘤的 70%。其中 T_a 占 70%、T_1 占 20%、T_{is} 占 10%。由于固有层内血管和淋巴管丰富，T_1 期肿瘤虽然与 T_a 期肿瘤都属于非肌层浸润性膀胱癌，但较 T_a 期更容易发生肿瘤扩散。

根据复发风险及预后的不同，《中国泌尿外科疾病诊断治疗指南》中将非肌层浸润性膀胱癌分为以下三组：①低危，初发、单发、T_a、G_1（低级别尿路上皮癌）（注：必须同时具备以上条件才是低危非肌层浸润性膀胱癌）。②高危，任何 T_1、G_3（高级别尿路上皮癌）、T_{is}。③中危，除以上两类的其他情况，包括多发、复发的 T_a、G_1（低级别尿路上皮癌）。非肌层浸润性膀胱癌的复发和进展与肿瘤数目、肿瘤大小、复发次数、肿瘤分期、肿瘤分级以及是否存在原位癌等因素密切相关，其中肿瘤数目对复发影响最大，其次的影响因素为肿瘤的复发率，尤其是术后 3 个月时有无复发。而肿瘤的病理分级和肿瘤分期则与肿瘤进展关系最为密切。

欧洲膀胱癌诊断治疗指南则根据 EORTC 评分表的肿瘤评分，将非肌层浸润性膀胱尿路上皮癌进行低危、中危和高危分组。该系统根据肿瘤数目、大小、复发频率、分级、分期和有无伴发原位癌等因素分别对肿瘤复发和肿瘤进展的影响给出不同的权重（分数），最终计算出总分。其中复发的总分为 0~17 分，进展的总分为 0~23 分。

二、经尿道膀胱肿瘤切除术

经尿道膀胱肿瘤切除（TUR-BT）术是临床诊断为非肌层浸润性膀胱癌的基本治疗方法，同时也是重要的诊断手段。肿瘤的确切病理分级、分期，都需要借助首次 TUR-BT 后的病理结果获得。非肌层浸润性膀胱癌的诊断更应该建立在 TUR-BT 术后病理诊断的基础上。

1. 目的和要求

经尿道膀胱肿瘤切除术有两个目的：一是切除肉眼可见的全部肿瘤，二是切除组织进行病理分级和分期。TUR-BT 术应将肿瘤完全切除直至露出正常的膀胱壁肌层。对于直径小于 1 cm 的肿瘤，可将肿瘤连带其基底的膀胱壁一起切除送病理检查；对于直径大于 1 cm 的肿瘤，可先将肿瘤的表面部分切除，然后切除肿瘤的基底部分。肿瘤切除后，再进行基底部组织活检，以确定肿瘤基底是否已经侵犯肌层，便于病理分期和下一步治疗方案的确定。考虑到有原位癌存在的可能，当肿瘤较大时，建议切取肿瘤周边的膀胱黏膜送病理检查。肿瘤、基底、肿瘤周边组织要分别送病理检查。为了获得准确的病理结果，建议 TUR 时尽量避免对组织烧灼，以减少对标本组织结构的破坏，也可以使用活检钳，对肿瘤基底部以及周围黏膜进行活检，这样能够有效地保护标本组织不受损伤。

前壁与顶部的膀胱肿瘤切除时不易接近，此时膀胱内灌入的液体不要太多，同时可以用手压迫下腹部，使肿瘤靠近电切镜。当肿瘤位于膀胱颈部附近，特别是合并前列腺增生时，往往不易看到肿瘤的全

貌，可以同时切除一部分膀胱颈或增生的前列腺腺体，以保证肿瘤切除的彻底性。切除输尿管口附近的肿瘤时应倍加小心，不能保留输尿管口时，可一并切除输尿管口，但应尽量使用电切，避免使用电凝，这样可以使输尿管口术后产生瘢痕狭窄的机会最小。同时，输尿管口的切除也有产生术后输尿管反流的可能性，应予以密切观察，必要时进一步处理。

2. 并发症

（1）术中出血与术后血尿：术中出血多由于肿瘤较大，盲目追求在肿瘤表面止血所致，应加快切除速度，在肿瘤切除彻底后于基底部充分止血。术后血尿则多因术中止血不彻底引起，TUR-BT 术后应常规留置导尿管，充分引流膀胱，如切除创面较大或有出血可能时应行膀胱持续冲洗，轻度血尿较常见，一般不需其他特殊处理。若术后血尿严重，无好转趋势，必要时应再次行经尿道电凝止血。

（2）膀胱穿孔：发生率<5%，一般发生于膀胱内注入液体过多，膀胱壁变薄，切除过深以及突然发生闭孔神经反射时。手术中避免膀胱过度充盈，减少闭孔神经反射等技术手段可减少膀胱穿孔的发生。大部分的膀胱穿孔为腹膜外穿孔，一般无须特殊处理，相应延长导尿管的放置时间即可。当盆腔内溢出的液体过多时，可行耻骨后引流。而当肿瘤位于膀胱顶部时，可能发生腹膜内穿孔，且腹膜内穿孔很少自行愈合，一般需要开腹手术或腹腔镜手术进行修补。

（3）闭孔神经反射：切除侧壁肿瘤时，有时电流会刺激闭孔神经产生反射，表现为手术切除侧的下肢急剧内收、内旋。闭孔神经反射是造成膀胱穿孔的主要原因，对闭孔神经反射的防范意识对避免其带来严重后果至关重要，可采用局部穿刺闭孔神经阻滞或全麻使用肌松药来减少闭孔神经反射。

3. 再次 TUR-BT 术

在 TUR-BT 手术过程中，肿瘤过大、患者情况不稳定、担心穿孔等因素有可能会使肿瘤切除不完全，但即使切除满意，仍有研究显示在术后 6 周内的再次 TUR-BT 术会发现 26% ~ 83% 的肿瘤残留可能，且有 18% ~ 37% 的高危肿瘤被分期过低。因此，再次 TUR-BT 术对于非肌层浸润性肿瘤同样有诊断和治疗的双重作用。目前多建议对于肿瘤切除不完全、切除标本内无肌层组织、T_1 期及高级别肿瘤，在术后 2 ~ 6 周再次行 TUR-BT 术，以达到获得更准确的肿瘤病理分期和降低术后复发率的目的。

4. TUR-BT 活检术

在行 TUR-BT 术切除可见肿瘤的同时，对其他可疑膀胱黏膜异常改变进行选择性活检非常重要，必要时采用冷活检会避免电灼对组织的破坏，增加病理诊断的可靠性。对于低危膀胱癌患者的正常膀胱黏膜，如低分级乳头状瘤或尿细胞学阴性时，不建议常规行随机活检，因为发现原位癌的可能性很低，一般不到 2%。而尿细胞学检查阳性一般意味着有高分级膀胱癌存在的可能，如果这时膀胱镜检没有发现明确的肿瘤或肿瘤表现为低危的乳头状肿瘤时，应考虑行随机活检或选择性活检，以明确是否有原位癌。文献报道，男性膀胱癌患者的前列腺部尿道和前列腺腺管会受到肿瘤的侵犯，尤其是当膀胱肿瘤位于膀胱三角区、颈部或有原位癌、多发性癌时，这种危险性会增大，应考虑行前列腺部尿道活检。前列腺部尿道活检对拟施行原位新膀胱手术的患者尤为重要。

三、经尿道膀胱肿瘤激光切除术

激光手术可以切割、凝固，也可以汽化，其疗效及复发率与经尿道手术相近，目前已有多种激光被广泛应用于泌尿科手术，在膀胱肿瘤的切除应用中，既往 Nd：YAG 激光的应用较多，现在随着激光技术的发展，近年来主要是钬激光（Ho：YAG 激光）、绿激光以及铥激光应用的报道。研究表明，应用激光来治疗非肌层浸润性膀胱癌是安全的，并可最大限度地降低肿瘤的浸润。Ho：YAG 激光是兼有切割和汽化功能的脉冲式激光，能量易被水吸收，使用相对安全，切割准确。有研究将应用 Ho：YAG 激光与 TUR-BT 术在治疗高危患者中的安全性、疗效、并发症发生率、手术后导尿管留置时间以及住院时间进行了比较，发现 Ho：YAG 激光与 TUR-BT 的有效性相当；应用 Ho：YAG 激光治疗的患者术后导尿管留置时间和住院时间较短，接受 Ho：YAG 激光治疗的患者手术并发症发生率低于 TUR-BT 治疗组患者。铥激光是一种新型的手术激光，可以选择脉冲或连续波模式，其有精准高效切割的特点。使用铥激光可以在肿瘤基底部进行切割，达到肿瘤包括膀胱壁的一并切除，且止血性能好。

激光切除的术前准备、术后处理以及并发症的预防与治疗与 TUR-BT 术基本相同。激光手术前特别是准备汽化切除肿瘤时需进行肿瘤活检以便进行病理诊断。激光手术对术中基底部的活检有困难，会影响肿瘤分期诊断，应尽可能在切除肿瘤后膀胱镜单独留取活检。故目前一般认为经尿道膀胱肿瘤激光切除适合于乳头状低级别尿路上皮癌，以及病史为低级别、低分期的尿路上皮癌。

四、光动力学治疗

光动力学治疗（PDT）是利用膀胱镜将激光与光敏剂相结合的治疗方法。肿瘤细胞摄取光敏剂后，在激光作用下产生单态氧，使肿瘤细胞变性坏死。膀胱原位癌、控制膀胱肿瘤出血、肿瘤多次复发、不能耐受手术治疗等情况可以选择此疗法。PDT 治疗后大多数患者会有膀胱刺激症状，一部分患者会出现血尿，可对症处理。过去全身应用光敏剂会出现皮肤过敏反应，需避光 1 个月，严重者可能出现膀胱挛缩。目前新型光敏剂 5-氨基酮戊酸（5-ALA）的应用，改为局部膀胱内灌注，术后无须避光，无皮肤光毒反应和膀胱挛缩的发生，应用前景更为乐观。

五、早期根治性膀胱切除术

尽管经过了局部治疗，很多高危的非肌层浸润性膀胱癌仍将进展为浸润性肿瘤。对于各种灌注治疗特别是 BCG 治疗早期失败的患者，约有 82% 会发生进展，而在 3 个月或更长时间治疗失败的患者的进展率只有 25%。有研究报道，高危患者在得到膀胱内局部治疗后，只有 27% 疗效很好，在随访 15 年后，只有少数患者膀胱功能完好，而超过一半的患者疾病进展，其中 1/3 的患者死于膀胱癌。而另一项研究则显示，早期行膀胱根治术病理诊断为 T_1 期的患者 10 年无病生存率可达 92%，而临床诊断为 T_1 直至根治切除时肿瘤已经侵犯肌层的患者的 10 年无病生存率只有 64%。

在肿瘤尚未侵犯肌层时行膀胱根治术被认为是早期膀胱根治切除术。建议对多发性 T_1G_3 肿瘤患者，以及伴随原位癌的单发 T_1G_3 肿瘤患者应行早期根治性膀胱切除术。相反，对于未并发原位癌的单发 T_1G_3 肿瘤患者，保留膀胱、应用膀胱灌注 BCG 或化疗药治疗并密切监护是恰当的治疗方法。

T_1G_3 膀胱移行细胞癌与膀胱原位癌是一种高度恶性肿瘤，可造成多种难以预测的后果。治疗方法的选择与治疗效果密切相关，根治性膀胱切除术可很好地预防复发与进展，提高生存率。治疗方法的选择需要与患者详细讨论，必须将肿瘤进展的危险与膀胱切除术的危险、并发症及其相关尿流改道对生活质量的影响相权衡。对于大多数患者而言，最初的治疗方案包括肿瘤完全切除术、详细的疾病分期、膀胱内 BCG 灌注治疗或膀胱灌注化疗。当病情持续进展时，医生与患者都应重新考虑治疗方案的选择。长期密切随访对于治疗这些疾病具有重要意义。对于具有不良预后因素的患者，应考虑直接采取膀胱根治性切除术。决定施行膀胱根治性切除术与手术的时机应根据疾病的进展，并以患者个体的意愿为基础不断重新考虑，合理的选择应该是对有危险的患者给予"及时的"膀胱根治切除术。这样做既能尽可能地保留膀胱，又尽可能减少发生肿瘤转移和死亡的机会。大多数文献认为，对于两周期 BCG 灌注治疗或 6 个月膀胱灌注化疗无效或复发的高危非肌层浸润性膀胱癌以及原位癌，建议行根治性膀胱切除术。

六、术后辅助治疗

（一）术后膀胱灌注化疗

TUR-BT 术后有 10% ~67% 的患者会在 12 个月内复发，术后 5 年内有 24% ~84% 的患者复发，可能与新发肿瘤、肿瘤细胞种植或原发肿瘤切除不完全有关。尽管在理论上 TUR-BT 术可以完全切除非肌层浸润的膀胱癌，但在临床治疗中仍有很高的复发概率，而且有些病例会发展为肌层浸润性膀胱癌。单纯 TUR-BT 术不能解决术后高复发和进展问题，术后辅助性膀胱灌注治疗对减少肿瘤复发的有效性已得到广泛证实。

研究显示，非肌层浸润性膀胱癌 TUR-BT 术后复发有两个高峰期，分别为术后的 100 ~200 d 和术后的 600 d。术后复发的第一个高峰期与术中肿瘤细胞播散有关，而术后即刻膀胱灌注化疗可以大幅降低由于肿瘤细胞播散而引起的复发。因此，目前各种非肌层浸润性膀胱癌的诊治指南均建议所有患者术后均进行即刻膀胱灌注化疗。

1. TUR-BT 术后即刻膀胱灌注化疗

TUR-BT 术后 24 h 内完成的化疗药物的灌注治疗被称为术后即刻膀胱灌注化疗。多个随机临床试验结果的荟萃研究结果显示，表柔比星或丝裂霉素等药物的术后即刻膀胱灌注化疗可以使肿瘤复发率降低 39%。有研究发现，对 T_a/T_1 期膀胱内单发与多发肿瘤患者 TUR-BT 术后即刻膀胱灌注化疗均可显著降低肿瘤复发的风险，但经过 1 次灌注治疗后 65.2% 的多发肿瘤患者出现复发，而单发肿瘤患者中只有 35.8% 复发，显示单次灌注不足以治疗多发性肿瘤患者。

出于对安全性的考虑，术后即刻化疗药物灌注对 TUR-BT 术中有膀胱穿孔或术后明显血尿的患者不宜采用。当 TUR-BT 过程中出现膀胱穿孔或接近穿孔时，膀胱灌注化疗药物可能导致药物泄漏到膀胱外，并可能引发严重并发症。曾有 3 例手术后即刻膀胱内灌注化疗药物引起严重并发症的报道，其中 2 例患者经保守治疗后恢复，1 例患者在接受剖腹探查术后因多脏器衰竭而死亡。因此，为了防止这类并发症发生，在出现明显的膀胱壁穿孔或疑似穿孔时，应避免手术后即刻膀胱灌注化疗。

目前，TUR-BT 术后 24 h 内即刻膀胱灌注化疗已经成为非肌层浸润膀胱癌患者术后灌注的标准方案，被临床诊治指南所推荐，TUR-BT 术后即刻膀胱灌注化疗对单发和多发膀胱癌均有效。低危非肌层浸润性膀胱癌术后即刻灌注化疗后，肿瘤复发的概率很低，因此即刻灌注后可以不再继续进行膀胱灌注治疗。

2. 术后早期膀胱灌注化疗及维持膀胱灌注化疗

对于中危和高危的非肌层浸润性膀胱癌，术后 24 h 内即刻膀胱灌注化疗不足以达到最满意的减少复发的效果，需继续进行后续的膀胱灌注治疗，每周 1 次，共 4~8 周，随后进行膀胱维持灌注化疗，每月 1 次，共 6~12 个月。一项对新诊断的 T_a/T_1 期膀胱尿路上皮癌患者 TUR-BT 术后不同周期灌注化疗药物的随机对照临床试验显示，在预防肿瘤复发上，长期膀胱内灌注表柔比星效果优于短期灌注，该研究 150 例患者经过术后即刻灌注化疗药物后随机进入长期治疗组（术后 1 年内接受了 19 次灌注表柔比星 30 mg/30 mL 生理盐水）与短期治疗组（术后 3 个月内接受了 9 次膀胱内灌注表柔比星 30 mg/30 mL 生理盐水），结果显示，长期灌注组与短期灌注组的 3 年无复发率分别为 85.2% 和 63.9%。在整个观察期内，长期灌注组的无复发率明显高于短期灌注组（$P<0.005$），而不良反应的发生率与严重程度两组间无明显差异。另有研究显示，非肌层浸润性膀胱癌维持灌注治疗 6 个月以上时不能继续降低肿瘤的复发概率，因此建议术后维持膀胱灌注治疗 6 个月。

膀胱灌注化疗主要用于减少膀胱肿瘤的复发，没有证据显示其能预防肿瘤进展。EORTC 和医学研究理事会（MRC）对既往完成的采用膀胱内灌注化疗的前瞻性Ⅲ期随机临床试验结果进行了研究分析。总共收入 2 535 名原发或复发性 T_a/T_1 期膀胱移行细胞癌患者，TUR-BT 术后立即给予及不给予辅助性预防膀胱灌注治疗的无肿瘤间隔期、进展为肌层浸润性肿瘤的时间、出现远处转移的时间、生存期和无进展生存期的长短进行了比较。结果显示，随访的中位生存期为 7.8 年，采用辅助治疗与无辅助治疗患者中，无肿瘤间期具有统计学显著性差异（$P<0.01$）。但在发展为浸润性肿瘤、出现远处转移的时间或生存期和无进展生存期的长短上，辅助性膀胱灌注治疗组未显示出明显优势。此研究认为尽管膀胱灌注化疗可以延长无复发的间期，但对于 T_a/T_1 期膀胱癌的进展并未显示出明显的优势。

3. 并发症

膀胱灌注化疗的不良反应与药物剂量和灌注频率有关。膀胱灌注化疗的主要不良反应是化学性膀胱炎，程度与灌注剂量和频率相关，TUR-BT 术后即刻膀胱灌注更应注意药物的不良反应。多数不良反应在停止灌注后可以自行改善。灌注期间出现严重的膀胱刺激症状时，应延迟或停止灌注治疗，以免继发膀胱挛缩。

（1）化学性膀胱炎：与膀胱灌注相关的化学性膀胱炎很常见，与化疗药物的膀胱黏膜刺激相关，主要表现为尿频、尿急、尿痛等膀胱刺激症状。文献报道，膀胱炎的发生率在丝裂霉素灌注者为 3%~40%，表柔比星灌注者为 10%~30%，多柔比星灌注者为 20%~40%。对于化学性膀胱炎的治疗包括抗胆碱能药物、抗生素等。如果化学性膀胱炎持续超过 48 h，需要延迟灌注、降低灌注剂量或应用喹诺酮类抗生素。

（2）血尿：膀胱灌注化疗的患者，约有40%出现血尿。常同时伴发膀胱炎，并与手术的切除范围相关。对于膀胱灌注后血尿的患者，要进行尿培养以除外细菌性膀胱炎。同时，应等到血尿好转后再继续进行膀胱灌注治疗。如果血尿持续，建议进行膀胱镜检以除外肿瘤残留。对于大量血尿的患者，可留置尿管并进行膀胱冲洗。

（3）膀胱挛缩：临床很少见，多与反复 TUR-BT 手术及多次膀胱维持灌注治疗有关。治疗方法包括停止膀胱灌注治疗、膀胱水扩张，必要时需行膀胱切除术。

（4）接触性皮炎：膀胱灌注丝裂霉素的患者，有19%会出现接触性皮炎。常表现为手掌、足底、会阴、胸部和面部的湿疹样脱皮。膀胱灌注丝裂霉素后排尿时要注意清洗手部、外阴及会阴部，以避免接触性皮炎的发生。治疗方法包括停止灌注、局部使用激素软膏缓解症状。

（5）骨髓抑制：很罕见，但偶有报道，主要由于膀胱创面大，加之灌注了过高剂量的化疗药所导致。处理方法包括停止膀胱灌注、检测白细胞数量及升白细胞等其他治疗。

（二）术后膀胱灌注免疫治疗

膀胱灌注免疫制剂会引起机体局部的免疫应答反应，表现为尿液中和膀胱壁内的细胞因子表达以及粒细胞和单核细胞的聚集，以此来达到预防膀胱肿瘤复发及治疗的目的。目前免疫治疗的确切作用机制尚在研究中，临床应用主要是卡介苗（BCG）的灌注治疗，其他还包括干扰素、钥孔虫戚血蓝蛋白（KLH）等其他免疫调节剂。

1. 卡介苗膀胱灌注治疗

（1）指征与疗效：BCG 是通过免疫反应介导达到治疗效果，其确切作用机制尚不清楚。目前临床研究证实，BCG 适合于高危或中危非肌层浸润性膀胱癌 TUR-BT 术后复发的预防，并有可能预防肿瘤的进展。研究显示 T_1 期膀胱尿路上皮癌 TUR-BT 术后 BCG 灌注与单纯 TUR-BT 手术比较，复发率分别为16%和40%，进展率分别为4.4%和40%，BCG 膀胱灌注作为膀胱原位癌与高级别非肌层浸润膀胱癌的最佳治疗方法已被广泛接受。

BCG 不能改变低危非肌层浸润性膀胱癌的病程，而且由于 BCG 灌注的不良反应发生率较高，对于低危非肌层浸润性膀胱尿路上皮癌不建议行 BCG 灌注治疗。对于中危非肌层浸润性膀胱尿路上皮癌而言，其术后5年肿瘤复发率为42%～65%，而进展率为5%～8%。因此，中危非肌层浸润膀胱尿路上皮癌膀胱灌注的主要目的是防止肿瘤复发，一般建议采用膀胱灌注化疗，也可以采用 BCG 灌注治疗。由于术后膀胱有创面，因此术后即刻灌注治疗应避免采用 BCG，以免引起严重的不良反应。

（2）剂量与疗程：最佳的 BCG 治疗疗程与剂量尚未被确定。大多数研究认为，BCG 治疗一般采用6周灌注诱导免疫应答，再加3周的灌注强化以维持良好的免疫反应。BCG 灌注用于治疗高危非肌层浸润膀胱尿路上皮癌时，一般采用标准剂量（81～150 mg）。也有研究发现采用1/3剂量 BCG 灌注治疗中危非肌层浸润性膀胱尿路上皮癌时，其疗效与全剂量疗效相同，不良反应却明显降低。

BCG 一般需维持灌注1～3年（至少维持灌注1年），因此建议在3个月、6个月、12个月、18个月、24个月、36个月时重复 BCG 灌注，以保持和强化疗效。

（3）并发症：BCG 膀胱灌注的主要不良反应为膀胱刺激症状和全身流感样症状，少见的不良反应包括结核败血症、前列腺炎、附睾炎、肝炎等。因此，TUR-BT 术后膀胱有开放创面或有肉眼血尿等情况，不能进行 BCG 膀胱灌注。

1）膀胱刺激症状：与 BCG 膀胱灌注相关的膀胱刺激症状很常见，近80%的患者灌注 BCG 后会出现膀胱炎。膀胱炎的治疗包括抗胆碱能药物、局部解痉、镇痛、非甾体类抗炎药、抗生素等。如果膀胱刺激症状持续超过48 h，需要延迟灌注、降低灌注剂量或应用喹诺酮类抗生素。

2）血尿：膀胱灌注 BCG 治疗的患者，约有90%出现血尿。常同时伴发膀胱炎，并与手术的切除范围相关。对于膀胱灌注后血尿的患者，要进行尿培养以除外细菌性膀胱炎。另外，要等到尿液清亮后再进行膀胱灌注治疗，以避免可能的全身反应。如果血尿持续，建议进行膀胱镜检以除外肿瘤残留。对于大量血尿的患者，要留置尿管并进行膀胱冲洗。

3）肉芽肿性前列腺炎：在采用 BCG 灌注的患者中较常见，但多数没有症状，只有 1% ~ 3% 有局部或全身症状。直肠指诊时，前列腺可以触及结节，PSA 可能升高，超声检查会发现低回声区。肉芽肿多位于前列腺的移行带前部，表现为界限清楚的低回声区。约有 5% 的患者需要治疗，一般采用口服异烟肼、利福平 3 个月，加用大剂量氟喹诺酮类抗生素和皮质醇。

4）附睾睾丸炎：由 BCG 污染的尿液引发，发生率约 10%，也有报道发生率仅 0.2%。一般采用口服异烟肼、利福平治疗。也可采用大剂量氟喹诺酮类抗生素治疗。症状持续时采用激素治疗。

5）全身 BCG 反应：罕见，表现为高热，可以进展为多器官功能衰竭。临床表现为肝大，双下肺捻发音。血流动力学异常、血象升高和肝功能异常。TUR-BT 术后 2 周内及肉眼血尿时应避免 BCG 灌注以防止全身反应的出现，术后膀胱刺激症状或血尿严重、超过 48 h 应及时进行尿培养、胸片、肝功能等检查。治疗包括停止 BCG 灌注，口服异烟肼、利福平治疗和乙胺丁醇 6 个月治疗。症状持续时，早期采用大剂量氟喹诺酮类抗生素以及大剂量激素治疗。

6）过敏反应：很罕见，主要表现为皮疹和关节疼痛。治疗一般采用抗组胺药和抗炎药。严重、持续的全身反应需要停止 BCG 灌注，加用异烟肼、利福平和皮质醇。

2. 其他免疫调节剂的膀胱灌注治疗

其他一些免疫调节剂也可以有助于预防膀胱肿瘤的复发，包括干扰素、钥孔虫戚血蓝蛋白（KLH）等。

（1）干扰素：干扰素是由抗原刺激应答而产生的糖蛋白，具有多种抗肿瘤活性，其中干扰素的应用最为常见，一般认为膀胱灌注最少用量应该在 100 万单位以上方可具有一定效果。但到目前为止，干扰素单独应用预防非肌层浸润性膀胱癌术后复发以及治疗原位癌的效果有限，明显低于 BCG 灌注。

目前研究更多关注与化疗药物或 BCG 联合应用以提高疗效，减少不良反应，尤其是用于补救治疗时。有研究表明干扰素 α 与表柔比星或丝裂霉素等化疗药物联合应用时疗效有相加作用，干扰素与 BCG 的联合治疗具有潜在优势并可减少 BCG 的用量而不影响疗效，从而减少不良反应的发生。

（2）钥孔虫戚血蓝蛋白（KLH）：钥孔虫戚血蓝蛋白（KLH）是一种从钥孔虫血淋巴中提取的含铜的抗原蛋白。自 1974 年 Olsson 偶然观察到 5 mg 钥孔虫戚血蓝蛋白（KLH）可使患者免疫并明显降低浅表性膀胱癌的复发以来，许多实验室与临床研究证实了 KLH 的免疫治疗效果。

（三）复发肿瘤的灌注治疗

非肌层浸润性膀胱癌复发后，一般建议再次行 TUR-BT 治疗，如术后病理证实依然为非肌层浸润性肿瘤，可依照 TUR-BT 术后分级及分期，重新确定方案进行膀胱灌注治疗。由于初次治疗后患者一般都接受过化疗药物或 BCG 的灌注治疗，复发后的再次治疗的选择就变得更加复杂，这些患者复发与进展的危险性也会大幅提高。若首次治疗为化疗，一般建议采用 BCG 灌注治疗，因为这种情况下 BCG 会有更好的疗效，而化疗的无病生存率只有大约 20%。对于首次 BCG 灌注治疗者，可以考虑仍给予第二次的 BCG 灌注治疗，因为仍可能有 30% ~ 50% 的患者会有疗效，但如果患者不能耐受 BCG 灌注，也可以采用补救性的化疗药物灌注治疗。如果复发次数超过 2 次，以后的治疗中再使用 BCG 或化疗药物灌注的失败率可高达 80%，对于此类患者应考虑更积极的根治性治疗。

由于高级别膀胱癌 BCG 治疗后 3 ~ 6 个月间的应答率可由 57% 升高至 80%，国外一般将 BCG 治疗后 6 个月复发或无效称为 BCG 治疗失败。BCG 治疗失败又被分为 BCG 难治（BCG 治疗后病情无好转或恶化）、BCG 抵抗（BCG 初次治疗后复发但为低级别低分期肿瘤，再次 BCG 治疗可缓解）和 BCG 复发（初次 BCG 治愈后的复发）。研究显示，BCG 难治的患者是非常高危的，如果患者年轻且一般状态好，应考虑立即行根治性膀胱切除术。

（四）膀胱原位癌的术后灌注治疗

膀胱原位癌的治疗方案是行彻底的 TUR-BT 术，术后行 BCG 膀胱灌注治疗。BCG 灌注每周 1 次，每 6 周为 1 个周期，1 个周期后有 70% 完全缓解。休息 6 周后，进行膀胱镜检和尿脱落细胞学检查，结果阳性者应再进行 1 个周期共 6 周的灌注治疗，可另有 15% 的病例获得缓解。休息 6 周后，重复膀胱镜检和尿脱落细胞学检查，若结果仍为阳性，建议行膀胱根治性切除术及尿道根治性切除术。对于缓解的病例，应在第3、第6、第12、第18、第24、第30和第36个月时进行1个周期的BCG灌注防止复发。BCG治疗缓解率在83%~93%，有11%~21%在5~7年内死于该病。无效及不完全反应肿瘤进展率为33%~67%。若治疗9个月时未完全缓解或肿瘤复发，则建议行根治性膀胱切除术。

第五节 肌层浸润性膀胱癌治疗

一、膀胱部分切除术

膀胱部分切除术作为治疗膀胱癌的方法已应用很长时间，也取得了一定的疗效，在一些患者甚至达到了与根治性全膀胱切除相当的效果。但是膀胱部分切除术的缺点是存在切口种植的风险，并且给以后可能需要的全膀胱切除带来极大困难。特别是高级别的浸润性膀胱癌，膀胱部分切除术后如后续辅助治疗措施（如化疗和放疗）跟不上，容易复发和转移。局部浸润性膀胱癌如果得不到有效控制而发展至全身性病变，到目前为止无论采取什么治疗，90%的患者在5年内会因膀胱癌死亡，因此确实有效的局部治疗是提高局部浸润性膀胱癌患者远期生存率的关键。鉴于膀胱部分切除术的以上缺点，美国和欧洲的膀胱癌指南中已多年未将膀胱部分切除术列入治疗浸润性膀胱癌的推荐项目。但我国幅员辽阔，人口众多，医疗卫生发展地域差别很大，特别是一些基层医院设备不足的情况依然存在，所以我国膀胱癌指南中仍然将膀胱部分切除术推荐为浸润性膀胱癌的治疗措施之一。但是从肿瘤控制和患者远期生存的角度来考虑，特别是对于术后无法或无条件实施辅助治疗（放疗或化疗）的患者，不应提倡更不应鼓励将膀胱部分切除术作为浸润性膀胱癌的常规治疗手段来推荐。

1. 适应证

尽管膀胱部分切除术在多国膀胱癌临床指南中已经不再推荐为浸润性膀胱癌的常规治疗手段，但在临床实践中，对某些浸润性膀胱癌患者，全膀胱切除不一定是最优的选择，相反膀胱部分切除术可能更适合。例如发生在膀胱顶部或远离膀胱三角区的孤立肿瘤，或者虽然肿瘤距膀胱三角区较近，但仍然能保证足够切缘，且术后辅助治疗措施能够跟上，或患者全身情况不容许或拒绝接受全膀胱切除术，在这些情况下有指征作膀胱部分切除术。脐尿管癌主要累及膀胱顶部，膀胱部分切除术与全膀胱切除术疗效相当，选择膀胱部分切除术能较好保持患者的生存质量。

2. 方法

手术实施膀胱部分切除术前应充分阅读盆腔CT片并根据膀胱镜检查结果，确定膀胱肿瘤的具体位置、数量和大小、基底情况和可能的浸润状况，决定切除部位和范围，力争将已有的肿瘤切除干净并防止脱落的肿瘤细胞污染切口而引起种植转移。

术前应进行简单的肠道准备，排空消化道。采用腰麻或硬膜外连续麻醉，并留置麻醉管用于术后镇痛。在麻醉消毒铺巾之后插气囊导尿管，气囊充水15~20 mL。取脐下正中切口。膀胱外分离的范围应根据肿瘤的部位和大小而定，尽量避免过多的分离。对位于顶部和前壁的肿瘤，尽量少分离膀胱两侧壁；对位于后壁的肿瘤，可直接切开腹膜进入腹腔，将附于膀胱的腹膜与膀胱一起切除；对位于侧壁的肿瘤，尽量不要分离对侧壁，并作同侧盆腔淋巴结清扫。

打开膀胱之前将膀胱内尿液吸干净并灌入高浓度的化疗药物（如50 mg丝裂霉素配成20 mL，50 mg表柔比星配成20 mL），保留15~20 min，在预先选定好的部位用组织钳钳住膀胱壁，经导尿管吸尽膀胱内药液，电刀切开膀胱，组织钳提起膀胱切口边缘，辨明肿瘤的确切位置，在距离肿瘤基底边缘2 cm处用电刀快速将肿瘤连同正常膀胱壁整块切除，注意不要让任何手术器械或敷料接触肿瘤。移除标本后，大量无菌水冲洗切口，2-0可吸收线全层连续缝合关闭膀胱，耻骨后放置引流管一根。膀胱造瘘与否依术者经验而定。

3. 辅助治疗和随访

术后根据病理检查结果确定是否给予辅助治疗。如肿瘤浸润已超过肌层或有淋巴结转移，术后

2~4周给予盆腔动脉化疗或盆腔放疗，或两者联合应用，以防肿瘤复发和转移。术后应按TUR-BT术后的要求进行膀胱内灌注化疗药物或免疫制剂预防膀胱内肿瘤复发，并定期进行膀胱镜检查。术后3个月复查做盆腔CT检查，以后每半年复查一次CT，如无复发，2年后每年复查一次CT，以便能及时发现盆腔内膀胱外肿瘤复发而能采取挽救性全膀胱切除术。

二、开放性根治性全膀胱切除术

尽管近年来局部外照射放射治疗和全身化疗单独或联合应用治疗肌层浸润性膀胱癌取得了一定疗效，但全膀胱切除和尿流改道仍然是最有效的治疗手段，是唯一可以挽救肌层浸润性膀胱癌患者生命的治疗方法，也是高危非肌层浸润性膀胱癌患者经保留膀胱手术和膀胱内灌注治疗失败后的最终选择。

但是全膀胱切除和尿流改道是泌尿外科领域中最具挑战性的手术，手术步骤多、手术时间长、操作烦琐、出血多，手术涉及泌尿、生殖和消化系统，有一定的手术死亡率，术中术后将近一半数患者会出现一种或多种并发症。20年前即使在非常有经验的大师级泌尿外科医生手中，全膀胱切除和尿流改道的平均手术时间也为9 h，平均输血2 500 mL，死亡率5%左右。随着手术技术的进步、缝线和手术器械的改进，现在该手术的手术时间已经大幅缩短，术中出血明显减少，并发症有所减少，安全性有所提高。尽管如此，即使对非常熟练的泌尿外科医生来说，全膀胱切除和尿流改道仍然是非常艰难的手术，平均手术时间还需4~5 h，约40%患者需要输血，术后各类并发症高达45%，死亡率为1%~3%。

（一）适应证

多发的浸润性膀胱尿路上皮癌、腺癌、鳞癌是全膀胱切除的绝对适应证。多发T_1G_3膀胱尿路上皮癌，或复发的T_1G_3膀胱尿路上皮癌，应及时接受全膀胱切除。膀胱肿瘤一旦浸润到膀胱外或有区域淋巴结转移，全膀胱切除后半数患者会出现复发或远处转移，成为全身性疾病，即使采用多药联合全身化疗，平均生存时间也只有11个月左右，5年生存率不到10%。而局限于膀胱的肌层浸润性膀胱癌在全膀胱切除后，5年无疾病生存率可达80%以上。膀胱部分切除术后肿瘤复发累及到膀胱外组织，全膀胱切除术无法达到控制肿瘤的目的，应用全身化疗或动脉化疗联合外照射放射治疗，可控制部分患者的病情。

（二）术前准备

全膀胱切除是复杂的大手术，膀胱切除后又需要利用肠道作尿流改道，术后泌尿系统或消化系统的严重并发症都有可能发生，一旦发生将是灾难性的，因此充分的术前准备非常重要。

患者方面的准备包括3个方面：患者和家属对全膀胱切除和不同尿流改道手术方式的认识与理解、对术后定期终身随访复查的认识、依从性以及社会经济支撑能力。患者对手术耐受性方面的准备，包括对重要生命器官功能状态的评价和对其功能不足的纠正，配备足够的血液制品，与麻醉师就患者的麻醉方式、术中对内环境平衡的要求以及利尿方式进行沟通和协调。按结肠手术要求进行肠道准备。

术者要做好体力和技术方面的准备，如此类手术的经验不多，应查阅文献和参考手术学书籍，熟悉手术步骤和制定应对术中可能出现问题的措施。

（三）手术方法

1. 麻醉和体位

一般采用气管内全身麻醉。如果患者比较瘦，全切后采用回肠导管术做尿流改道，估计手术在3 h内完成。也可采用硬膜外麻醉或联合麻醉。一般采用仰卧位，头低足高（15°左右），臀部用软垫垫高。如果需要切除尿道，则采用截石位，挂腿尽可能低，且尽可能保护好。消毒铺巾后，在手术台上插18号双腔气囊导尿管，用15~20 mL盐水充盈气囊，用血管钳夹闭导尿管，小无菌巾覆盖，便于术中控制膀胱充盈程度。

2. 切口

下腹部正中切口，从耻骨联合上缘到脐或脐上2 cm。

3. 手术步骤和操作

切开皮肤、皮下组织后，沿腹白线切开。经导尿管将膀胱充盈至150 mL左右以利于腹膜外分离。

用方头腹壁拉钩将切口拉开，于腹膜外钝性分离膀胱至两侧盆底筋膜，分离应紧贴盆壁筋膜，小心轻柔，脂肪中细小血管可用电凝处理后切断。暴露髂外血管和闭孔神经，在内环口附近切断并结扎输精管及伴行血管。只有将输精管和其血管切断之后才能将该处腹膜推开。再往内及上方推开腹膜，即可见到输尿管、髂内动脉和脐尿管动脉，多数情况下膀胱上动脉紧邻脐尿管动脉从髂内动脉发出，切断并结扎脐尿管动脉和膀胱上动脉。用吸引器将耻骨后疏松脂肪组织吸净，切断并结扎阴茎背浅静脉，也可用双极电凝处理阴茎背浅静脉。清除盆底筋膜表面的脂肪组织，清楚显示盆底筋膜在肛提肌与前列腺之间的返折，紧贴肛提肌筋膜表面剪开盆底筋膜，并切断耻骨前列腺韧带，2-0 Dixon 双环缝扎阴茎背深静脉丛。

从正中切开腹膜进入腹腔，探查腹腔。用大盐水垫将小肠阻隔于中上腹，自动拉钩牵开腹腔。在输尿管跨过髂血管部位切开后腹膜，分离输尿管。如计划在全膀胱切除后做原位新膀胱，应尽量分离至近膀胱处才离断输尿管。如选用回肠（或结肠）导管术或其他可控膀胱尿流改道，可在输尿管越过髂血管下方 2～3 cm 离断输尿管。应保持在鞘外分离输尿管，以保证输尿管的血运和蠕动功能。近端输尿管不结扎，也不放支架，根据尿液流入切口内的情况可以判断患者术中水化状态，随时与麻醉师沟通调整补液速度。

在双侧输尿管离断后，吸尽膀胱内尿液，将 50 mg 丝裂霉素或 50 mg 吡柔比星配成 30 mL 溶液经导尿管灌入膀胱内保留。用电刀从膀胱顶部沿脐尿管切开腹膜，将两侧脐尿管之间的腹膜连同膀胱一起做整块切除。

在膀胱直肠凹腹膜返折处剪开腹膜，一般能见到精囊。沿狄氏筋膜间隙钝性分离，将直肠前壁与前列腺后面分开，直至前列腺尖部，然后沿精囊和前列腺两侧向前列腺尖方向分离，因从髂内血管分支供应膀胱和前列腺的血管经由两侧进入膀胱和前列腺，切断这些部位的组织时应予结扎。如果全膀胱切除后采用新膀胱术作尿流改道，保留神经血管束有助于保持控尿功能，则应紧贴精囊和前列腺分离。如果肿瘤分期较晚，则需要将神经血管束一起作广泛切除。

将膀胱内灌注的药物以及尿液经导尿管吸干净。在前列腺尖部用剪刀锐性离断尿道前半部分，牵出导尿管，近端夹闭、切断并牵引，这样膀胱内尿液便不会流出而污染手术切口，避免可能引起的切口种植。尿道断端用 2-0 可吸收缝线间断缝合 3 针，留作新膀胱尿道吻合时牵引用，离断尿道后半部，移除标本。

仔细止血，止血时仍应注意保护神经血管束，避免大块缝扎或反复电凝止血。冲洗盆腔后，如尿道断端出血，可从尿道插入 F 18～20 号气囊导尿管，充盈气囊轻轻牵引压迫止血。

盆腔淋巴结清扫，应仔细清除髂外动、静脉周围的脂肪淋巴组织，闭孔神经周围、髂内血管和髂外血管周围以及骶骨前区的脂肪淋巴组织。

女性全膀胱切除基本步骤与男性全膀胱切除相同，但在腹膜外分离膀胱时需要切断和结扎子宫圆韧带。在子宫直肠凹切开腹膜返折，将部分阴道后壁与直肠前壁分开。在后穹隆切开阴道后壁，然后沿两侧向膀胱颈方向切断阴道后壁和前壁，向下分离尿道并切断尿道，将子宫和部分阴道与膀胱作整块切除。如采用原位新膀胱作尿流改道，则在膀胱颈与尿道交界处离断，否则应将 2 cm 左右近端尿道与膀胱一起切除。阴道断端用 1-0 可吸收线连续交锁缝合。留作新膀胱吻合用的尿道断端如有渗血，可采用气囊导尿管压迫止血或用止血蛋白胶喷布暂时止血。对采用其他尿流改道方式者，可用 2-0 可吸收线缝合尿道断端止血。最后做盆腔淋巴结清扫。

（四）手术范围

经典或标准全膀胱切除术的范围在男性应包括膀胱、前列腺、精囊、部分输精管，以及这些结构周围的脂肪淋巴组织，两侧脐尿管以及它们之间的腹膜和腹膜外脂肪淋巴组织，也与膀胱前列腺一起做整块切除。在女性则包括膀胱、子宫、附件和部分阴道及其周围的脂肪淋巴组织。

但临床上根据膀胱癌分期和病变范围，以及患者的年龄、对生育功能和尿流改道的要求，在有选择的病例中全膀胱切除术中可保留一些器官或组织。例如在男性中保留前列腺包膜，或保留全部输精管、精囊和前列腺。在女性保留附件，或保留子宫和阴道。在女性如计划做原位新膀胱，则应保留全部尿道。

（五）淋巴结的处理

全膀胱切除术应常规做盆腔淋巴结清扫。淋巴结清扫不仅有助于术后病理分期，也能改善淋巴结无转移和有转移患者的预后。根据淋巴结清扫范围不同，分局限淋巴结清扫和扩大淋巴结清扫。前者的范围包括 1、2、3、5、6 组的淋巴结。扩大淋巴结清扫还需要将髂总血管周围的淋巴脂肪组织一起清除。在有些大的医疗中心甚至将淋巴结清扫范围扩展到腹主动脉分叉以上、肠系膜动脉分支以下。

清除的淋巴结是整块送检还是分区标记送检对淋巴结检出的阳性率有影响，分区标记送检的阳性率较高，而前者容易漏诊，因此建议分区标记送检。有限淋巴清扫按 10 个区标记送检，扩大清扫按 12 个区标记送检。

（六）术后尿流改道

1. 全膀胱切除后尿流改道方法

全膀胱切除后尿流改道方法多种多样，各种术式及改良方法多达 100 余种，归纳起来可分为三大类：非可控性尿流改道、可控性尿流改道和原位新膀胱。非可控性尿流改道术一般来说手术比较简单、严重并发症相对较少、相对比较安全，但术后需要终身佩带集尿装置，对患者的外在形象、社交活动和生活质量影响比较大，此外需要定期更换集尿装置，需要一定费用。可控性尿流改道手术方式繁多，手术操作一般比较复杂、并发症比较多，术后虽无须带尿袋，对患者的自身形象维护较好，对社交和生活的影响比较小，但需要终身间歇性导尿，给生活带来诸多不便。原位新膀胱术后患者可以控尿和排尿，基本上能维持正常社交活动和生活质量，但手术操作复杂、并发症也比较多，而且有些并发症很难处理。

泌尿外科专家对全膀胱切除后尿流改道的方法进行不断的探索，从非可控性尿流改道到可控性尿流改道再到原位新膀胱，进行了不断改良与创新，也淘汰了许许多多的术式，而今原位新膀胱术和回肠导管术是最主要的尿流改道方式，因此下面主要介绍这两种改道方式。

（1）回肠导管术：回肠导管术最早由 Seiffert 提出，至今已超过 100 年的历史，后经 Bricker 定型并推广，至今应用已经超过半个多世纪，由于手术相对简单安全，远期并发症较少，目前仍然是全膀胱切除后最常用的尿流改道方式之一。

1）经典的回肠导管术（Bricker）：全膀胱切除后仔细止血，将左侧输尿管经乙状结肠系膜下隧道穿过，到达乙状结肠右侧，注意不要扭曲。在距回盲瓣 10～15 cm 处，于灯光下辨认出肠系膜血管及其分支走向，注意保留好回结肠血管，以免回肠末段和盲肠缺血坏死。分离出一段带系膜血管的回肠段，长 15～20 cm。用 1 号丝线间断内翻缝合将回肠做端端吻合，恢复肠道连续性，缝合关闭肠系膜裂孔以防止内疝。在右下腹壁预先标记的造口部位，用组织钳钳住皮肤并提起，用刀片切除约 2 cm 直径的皮肤，清除皮下脂肪组织，十字切开腹直肌前鞘（造口经腹直肌）或腹外斜肌腱膜（造口经腹直肌外侧），钝性分开腹直肌或腹内斜肌，切开腹直肌后鞘或腹横斜肌腱膜，建成一个通道供回肠导管通过，大小以能容纳两个手指尖为度。将回肠段远端经此通道引出至右下腹壁，用 4 号丝线将回肠段与腹直肌前鞘或腹外斜肌腱膜间断缝合而与腹壁固定，外翻回肠末端，缝合成乳头，并与皮肤固定。

也有在右下腹皮肤做 Z 形切口，将 Z 形皮瓣整合到回肠末端的乳头中。这种方法的缺点是，在尿液的长期刺激下，皮瓣的慢性炎症反应会造成乳头狭窄。乳头形成后，再吻合输尿管。将右输尿管末端剪开 0.5～1.0 cm 扩大口径，在回肠段合适位置，在系膜缘用剪刀剪去一小块浆肌层和黏膜，将输尿管末端与肠段作端侧吻合，采用 4-0 可吸收缝线间断缝合（Cordonnier 法）。同样方法吻合左侧输尿管。输尿管吻合后将回肠段近端断端用 2-0 可吸收线缝合关闭，再用 1 号丝线间断浆肌层缝合加固。输尿管内放置支架管经腹壁造瘘口引出，术后 7～14 d 拔除。输尿管吻合也可以采用另外两种方法：①将双侧输尿管末端剪开后，并排缝合成一个大口再与回肠断端做端端吻合。②将两个输尿管末端剪开后对缝，再与回肠末端做端侧吻合（Wallace）。

采用输尿管合并吻合时，一旦发生吻合口狭窄将会引起双侧上尿路梗阻，经再次开放手术用改良

Cordonnier 法重作输尿管吻合而治愈。手术结束时盆腔内放置引流管，缝合腹壁切口，腹壁造口接集尿袋。

2）改良回肠导管术：经典 Bricker 术并发症较多，特别是与造口有关的远期并发症如造口旁疝、造口回缩、造口狭窄或突出，处理非常困难。为减少或避免以上并发症，缩短手术时间，我们对 Bricker 术进行了多处改良。

改良之一：首先在体内制成半乳头。在截取回肠段后，先在其远侧端用 1 号丝线间断缝合 5 针，缝线要缝上回肠末端全层和距末端 1.5 cm 处的浆肌层，打结后即翻转成乳头。肥胖患者肠系膜脂肪很厚的话，需要去掉一些肠系膜上的脂肪，回肠末端才能翻转成均匀的乳头，但要注意不能伤及系膜中的血管。

改良之二：将造口置于右侧下腹壁腹直肌外侧缘并与腹外斜肌腱膜和腹横肌腱膜缝合固定。将腹外斜肌腱膜和腹横肌腱膜十字切开后，将其边缘用 2 号丝线缝成一层，间断缝合 6 ~ 8 针，打结后留作固定回肠段用。

改良之三：回肠导管经腹膜外隧道引至右下腹壁，而不是直接穿过腹壁。于右输尿管外侧后腹膜切口边缘钝性分离腹膜，对准右下腹壁造口位置，制成腹膜外隧道，用弯卵圆钳将回肠导管经此隧道引出至右下腹壁，用缝合腹外斜肌腱膜和腹横肌腱膜的缝线缝上回肠段的浆肌层，打结将其固定于腹壁，再用 4-0 可吸收缝线将肠乳头与皮肤间断缝合固定，即形成所期望的乳头。

改良之四：输尿管与回肠导管用 4-0 可吸收线连续交锁缝合方法作端侧吻合（改良 Cordonnier 法）。在回肠导管引出到腹壁、缝合固定并做好乳头之后，再行输尿管吻合。从腹壁乳头向回肠段内插入 8 号（根据输尿管管径可选用 8、10 或 12 号）单腔导尿管，在回肠段适当位置，在系膜缘用剪刀剪去一卵圆形浆肌层，长约 1.0 cm，宽约 0.5 cm，以回肠段内导尿管为指引，用电刀切开此处肠黏膜，将导尿管引出，将输尿管末端剪开约 0.5 cm，将导尿管插入输尿管作为临时支架，检查输尿管没有扭曲后，用 4-0 可吸收线从输尿管剪开的尖端开始，连续交锁缝合，每一针必须缝到输尿管全层和肠壁全层。先吻合右侧输尿管，再以同样方法吻合左侧输尿管。这样可以将输尿管吻合在适当的位置，不容易发生输尿管扭曲或位置不当等情况。

改良之五：输尿管内不放置支架，但回肠导管内放置支架。输尿管吻合完毕后，将导尿管退回到回肠段内并从其近端引出，将一根 24 号多孔胶管缝于导尿管末端，将此管牵引至回肠导管内作为支架，末端缝于乳头上固定，术后 2 周左右拔除。

改良之六：最后才关闭肠系膜裂孔。将肠系膜裂孔用 1 号丝线间断缝合关闭，以防止内疝。

改良之七：回肠导管完全置于腹膜外。用 1 号丝线将右侧后腹膜间断缝合，将输尿管吻合口和整个回肠段全部置于腹膜外。盆腔内留置一根 20 号胶管作为引流，缝合关闭腹壁切口，结束手术，立即在乳头接集尿袋。

（2）原位新膀胱术：原位新膀胱术是在全膀胱切除后，利用消化道的某一部分制成储尿囊，与尿道吻合，期望重建下尿路功能。原位新膀胱术于 1888 年由 Tizzoni 和 Fogg 提出并在雌性狗身上实施了该手术。1951 年 Couvelaire 重拾该理念。1988 年 Hautmann 的临床研究报道将该术式真正推向了临床实际应用。20 余年来该手术逐渐成为一些大医疗中心最常用的尿流改道方式之一。原位新膀胱手术最大的优点在于患者术后能够自己控尿和排尿，不需要带尿袋或自行导尿，能较好保持自身形象，基本上能维持正常生活和工作，因此很受患者欢迎。但是在手术不成功或有严重并发症的情况下，如尿瘘或完全不能控尿，则处理非常困难。而且手术步骤复杂、操作烦琐、手术时间长、术中出血多，对手术医生来说是极大的挑战；术后并发症多，有些并发症的处理困难，影响了临床效果，再加上对下尿路排尿和控尿生理功能认识上的一些错误，影响了原位新膀胱术在临床上广泛应用。

原位新膀胱根据利用消化道部位的不同可分为胃新膀胱、回肠新膀胱、结肠新膀胱和回结肠新膀胱。几乎所有术式中新膀胱都是截孔与尿道吻合，输尿管留置支架管 10 ~ 14 d。目前应用最为广泛的是回肠新膀胱。而回肠新膀胱又有许多术式或改良方法，其中最经典的是 Hautmann 新膀胱。有学者从 2000 年开展回肠原位新膀胱手术，至今已经积累了 400 多例经验。在 10 年实践过程中针对该手术的并发症和不足之处进行了多次多处改良，祈望将手术流程优化、操作简化，缩短手术时间，提高手术安全性，减少并发症，提高术后控尿效果，且不影响术后远期肿瘤控制效果，让术者感受手术乐趣，让患者感觉到手术的安全和效果。

1）经典 Hautmann 新膀胱手术（即"W"形回肠新膀胱术）：在全膀胱切除并仔细止血后，将左输尿管经乙状结肠系膜下隧道转移到乙状结肠右侧，在距回盲瓣 10～15 cm 处截取一段 60～80 cm 带系膜血管蒂回肠段，在恢复肠道连续性和关闭肠系膜裂孔后，在对系膜缘用电刀切开将分离的回肠段去管道化，然后排列成"W"形，用 2-0 可吸收线缝合成片。在肠片最低位置戳一个约 1 cm 大小孔，将此孔与尿道断端用 2-0 可吸收线间断缝合 4～6 针，打结于膀胱内。然后将输尿管分别吻合于"W"的两个内侧臂上，采用 Le Duc 方法，吻合后输尿管内留置的支架管经腹壁引至体外，术后 2～3 周拔除。经尿道留置气囊导尿管，再将肠片缝合成新膀胱，并用 24～26 号菌形管做新膀胱造瘘，盆腔和腹腔各放一根引流管，缝合关闭切口。

2）改良 Hautmann 手术：针对经典 Hautmann 手术存在的问题，对其进行了以下 6 点改良：①减短做新膀胱所用肠段的长度，由 60～80 cm 减少到 40～45 cm，这样所形成的新膀胱在初期可能容量较小，但新膀胱成熟后容量并不受影响。②不戳孔，将肠片最低处边缘直接与尿道连续缝合吻合。用 2 根 2-0 可吸收缝线，第一根线从尿道断端 6 点开始，顺时针方向连续缝合直到 12 点，另一根缝线也从 6 点开始，反时针方向连续缝合，在 12 点两根线汇合并打结，剪断一根，另一根留做缝合新膀胱前壁用。用一把特制的持针器对尿道吻合帮助很大。如此改良之后，新膀胱与尿道吻合不需要截孔，并采用连续缝合，既减少了操作，又能保留吻合口血运，可预防吻合口漏和狭窄。③采用改良黏膜沟法和半乳头直接种植法作输尿管吻合。尿道吻合后才进行输尿管吻合。a. 改良黏膜沟输尿管吻合法：在"W"的两个内侧臂上截孔将输尿管引入到新膀胱内，用 5% 葡萄糖注射液注入截孔下方的肠黏膜下，使肠黏膜与黏膜下层分离，剪除一块 1.5～2.0 cm 长、0.5 cm 宽的黏膜条，在肠壁形成一条黏膜沟，将输尿管末端劈开约 0.5 cm。根据输尿管内径的大小插入 8～12 号单腔导尿管作为临时支架，将输尿管末端置于黏膜沟内，用 4-0 可吸收缝线将黏膜沟远端肠壁黏膜和肌层与输尿管末端全层间断缝合三针，以牢固固定输尿管。其余部分只将黏膜沟边缘的肠黏膜与输尿管鞘缝合。吻合完毕后拔除临时支架管，观察尿液从吻合口喷出情况。b. 半乳头直接种植法：将输尿管引入膀胱内，输尿管内插入 F 8～12 号导尿管作为临时支架，用 4-0 可吸收缝线将肠壁全层与输尿管鞘间断缝合 4～6 针固定，将输尿管末端剪开 0.5 cm，外翻缝合成半乳头后，拔除临时支架管后应观察到尿液从新吻合的输尿管口喷涌而出；如未能观察到尿液喷出，可静脉注射 10～20 mg 呋塞米利尿，如果仍然无尿，则应检查患者水化状态，膀胱外输尿管是否充盈和其行程有无扭转。为使手术顺利进行，输尿管吻合前应嘱咐麻醉师给患者适当补液，让患者充分水化，以便在吻合完毕拔除临时支架管后，能及时观察新吻合的输尿管口情况。在新膀胱与尿道吻合之后作输尿管吻合可保证将输尿管吻合在新膀胱的合适位置。如果先吻合输尿管的话，在将肠片牵入盆腔与尿道吻合时，可能会出现输尿管张力，或发现输尿管吻合口位置不当，或输尿管扭曲，反复检查甚至返工，浪费时间。④输尿管吻合后不留置支架管：这样可减少术后护理工作量和拔管操作，有利于患者早期下床活动。⑤待输尿管吻合完毕，进行新膀胱造瘘，新膀胱成形完成后才缝合（1 号丝线）关闭回肠系膜裂孔，这样可以减轻先关闭肠系膜裂孔对将新膀胱牵入盆腔与尿道吻合的影响。⑥术后只安放一根盆腔引流管。将盆腔引流管和膀胱造瘘管经腹壁另截孔引出，缝合关闭切口，结束手术。

2. 不同尿流改道方法选择的原则、适应证和经验

（1）选择尿流改道方法的原则：全膀胱切除后如何选择尿流改道的方式，一直是泌尿外科医生和全膀胱切除患者十分关心的问题。尽管一个多世纪以来临床医学专家和泌尿外科医师们不断探索和改进，创造了许许多多的尿流改道方法和改进术式，从非可控性尿流改道到可控性尿流改道，利用组织工程进行膀胱替代或再生，利用肠道或胃替代膀胱重建下尿路功能（原位新膀胱），术后患者的生活质量有了很大改善，但都无法达到原有膀胱的功能状态，还存在诸多的并发症和问题，有些并发症处理非常困难而且严重影响患者的生活质量甚至威胁患者生命安全，到目前为止没有一种十分理想的尿流改道方式。因此，在选择尿流改道方式时要非常慎重。医师在选择尿流改道方式前，不仅要考虑到疾病本身，

如肿瘤的临床分期、是否侵犯后尿道或前列腺、精囊或神经血管束是否受侵犯，在女性患者肿瘤是否侵犯膀胱颈等，更要考虑到患者的年龄、对生活质量的要求。术前一定要向患者及其家属详细说明各种尿流改道方法和方式的大致做法、手术效果、早期和远期并发症以及针对并发症的措施、不同尿流改道方式对生活和工作的影响程度、不同方式的优缺点，特别要强调尿流改道手术后终身定期随访的必要性，一定要弄清楚患者及其家属对终身随访的依从性和坚持终身定期随访的能力。如果术者对尿流改道手术没有多少经验，手术前一定要仔细阅读有关文献和手术学书籍，熟悉手术操作的每一个步骤和细节，对可能导致严重并发症的关键步骤如肠吻合、新膀胱缝合、尿道吻合、输尿管吻合等操作一定要心中有数。

总体来说，选择尿流改道方式的原则是，根据疾病本身的病变程度，患者及其家属对尿流改道的认识、要求和对随访的依从性，以及医生的技术和经验，医生与患者和家属仔细商讨后，慎重选择。不顾实际情况，或不切实际的选择，可能对患者造成灾难性的后果。

（2）尿流改道方法的适应证。

1）回肠导管术：回肠导管术（Bricker）手术相对简单、手术时间短，早期和远期严重并发症相对较少，术后随访要求不高，是目前最简单和最安全的尿流改道方法之一，凡是不适合或不愿意接受原位新膀胱术或可控性尿流改道的患者都适合作回肠导管术。

如尿道有肿瘤或肿瘤侵犯尿道，需要做全尿道切除者；有尿道狭窄、排尿困难者；有尿道功能障碍、尿失禁者；肾功能障碍或肾功能不全；局部晚期肿瘤，需要广泛切除包括双侧神经血管束（男性），肿瘤侵犯膀胱颈或阴道（女性）需要切除部分尿道或大部分阴道；有重要器官功能障碍，不能耐受长时间手术者；远离医院居住而无法坚持定期随访复查，或没有能力或不愿坚持随访复查者，都有指征接受回肠导管术。

2）回肠原位新膀胱术：术后绝大部分患者能够控尿和排尿，能较好保持自身形象和生活质量，比较而言是目前较为理想的尿流改道方式，尽管 Hautmann 认为几乎 90% 的全膀胱切除患者适合做原位新膀胱，但我们认为原位新膀胱手术复杂、操作步骤多而烦琐、手术时间长、早期和远期并发症都比较多，术后需要终身监测尿道复发、膀胱容量和残余尿量以及肾功能情况。我国幅员辽阔，经济发展不平衡，医疗卫生条件不同地区差别较大，选择新膀胱手术应当考虑以下因素：①医生的技术水平和经验。②医院的配套设施情况。③膀胱肿瘤的临床分期。④患者的社会经济状况、对尿流改道的期望和对随访的依从性。

如果患者尿道功能正常，尿道没有肿瘤或未受肿瘤侵犯，前列腺没有肿瘤或没有肿瘤侵犯，肿瘤比较局限，全膀胱切除时至少能保留一侧神经血管束，肾功能正常、没有慢性代谢障碍性疾病，对终身定期随访复查有良好的依从性和能力，均可以考虑做原位新膀胱术，否则应选用回肠导管术或其他尿流改道方式。

3）可控性尿流改道：尽管现在很少应用，但在不适合做原位新膀胱的情况下，患者又不愿接受非可控性尿流改道，则有指征做可控性尿流改道。

（3）选择尿流改道的经验：浸润膀胱癌需要全膀胱切除和尿流改道的患者大多为老年人，合并有其他器官系统疾病的情况很常见，如高血压、冠心病、慢性肺部疾病（如通气功能障碍）、高脂血症和糖尿病。这些患者在全膀胱切除和尿流改道手术后容易出现并发症，死亡率高。简化手术操作、减少出血和缩短手术时间和避免并发症，是提高手术安全性的关键所在。对年资较低的泌尿外科医生来说，这类手术的机会和经验一般不会太多，选择尿流改道方式非常重要，因术后并发症主要与尿流改道有关，也是造成死亡的主要原因。

因此在选择尿流改道方法时一定要慎重考虑患者的实际情况和术者的经验包括发现和处理并发症的能力，尽量选择简单安全的改道方式，在技术成熟情况下再根据患者的具体情况选择兼顾患者生活质量的尿流改道方式。

3. 术后处理和注意事项

尿流改道手术方式繁多，无论哪种术式，术后都可能出现并发症，而且并发症的发生率还很高，几乎半数患者会出现并发症，因此除了术中积极预防以外，术后严密观察，早发现和早处理非常重要，可能避免并发症带来的严重后果。

（1）回肠导管术后要注意盆腔引流管引流液的颜色和量，并保持引流通畅：一般术后第 1 天引流量较多，与术中冲洗盆腔和腹腔后残留的冲洗液有关，第 2～第 3 天引流量应明显减少。盆腔引流管一般在患者进食并排便后，检查血象正常，确认没有肠漏和漏尿后才拔除。回肠导管一般会有肠黏液随尿液流出，特别是肠蠕动作用，在适度尿量情况下，回肠导管不会因黏液阻塞，不需要冲洗等特别处理。但有些患者肠黏液特别多而稠，在尿量不足或选用的支架管较细时，受黏液块堵塞可引起回肠导管内压过高，导致肠输尿管吻合口漏或回肠导管近端缝合处漏尿。对这种患者要定时清洗回肠导管内黏液和支架管内黏液，保持通畅。可用 8 号导尿管经回肠导管用生理盐水反复冲洗。此外要保持胃管引流通畅，保证良好的胃肠减压，督促患者尽量早期下床活动，并利用中医针灸和穴位刺激的方法促进肠蠕动功能的早期恢复，以预防肠麻痹、肠胀气和肠粘连。早期肠粘连、肠梗阻导致肠内压高，影响肠道血运和吻合口愈合，容易发生肠吻合口漏。一般在出院时拔除回肠导管内支架管，拔管后要仔细观察回肠导管尿液流出情况，如果尿液流出量明显减少，要检查是否存在回肠导管梗阻，个别情况下术中回肠导管方向放置反了，肠蠕动与尿流逆向，需要再手术纠正。一定要请造口护理师教会患者及其家属如何更换集尿袋和护理腹壁造口，以避免造口周围皮肤尿源性皮炎。出院时需要做腹部和盆腔 B 超检查，了解上尿路是否扩张，盆腔或腹腔有无积液。嘱咐患者出院后 2～4 周返院做第一次复查，以后 3～6 个月复查一次，需终身定期复查。

（2）回肠新膀胱术因吻合口多，发生并发症的机会增加，术后应特别注意预防，并加强观察，以便早发现和早处理。由于新膀胱手术时间比较长，术后当天应特别注意观察生命体征，如血压、脉搏、尿量、血红蛋白浓度、血氧饱和度和体温，判断血容量是否足够，是否有严重贫血，补液量是否足够或过剩等。如出现不能解释的脉搏增快（＞100 次/分），即使其他生命体征都正常也要引起足够的注意，这可能是休克或心衰早期的唯一表现，如未能早期发现和处理，可能酿成严重后果。

每天用生理盐水经导尿管冲洗新膀胱，将新膀胱内黏液和渗血冲洗干净，防止结成块堵塞导尿管或膀胱造瘘管，避免新膀胱内高压，预防新膀胱漏、输尿管膀胱吻合口漏和新膀胱尿道吻合口漏。一般每天冲洗 1 次即可，如黏液或渗血较多，应每天冲洗 2～3 次。

术后 2～3 周行新膀胱造影，无造影剂外漏即可拔除膀胱造瘘管，待瘘孔完全长好后拔除导尿管排尿。拔导尿管后短期内可能有尿失禁、尿频和排尿不出的情况。尿频和尿失禁随新膀胱容量扩大后会自然消失。在排除机械性梗阻后，仍然排尿不出主要与患者在排尿时不会用腹压和松弛尿道有关。回肠新膀胱在排尿时无收缩，排尿靠腹压，但排尿时无论腹压多高，只要尿道不松弛，就无法排出尿来。应用科普语言向患者讲解排尿生理，使其掌握正确使用腹压和松弛尿道的方法，一般可解决问题。有些患者立位排尿效果较好，有些患者需要坐位排尿。

出院时应对患者及其家属进行并发症和随访复查的宣教，让他们明白术后终身定期随访的重要性和含义。随访的主要内容应包括膀胱容量和残余尿量、上尿路和肾功能情况、血电解质和酸碱代谢情况和尿道肿瘤复发的问题。

（七）并发症

1. 全膀胱切除术并发症

血管损伤引起的大出血和直肠损伤是全膀胱切除术的主要并发症。即使没有大血管损伤，由于手术时间长，或解剖层次不清楚，术中失血超过 1 000～2 000 mL 的情况并非少见，如果麻醉师未能很好配合，未能及时补充损失的体液和血液成分，可致循环障碍和内环境失衡，严重时可发生休克和急性肾衰竭，患者死亡。

（1）大出血的预防和处理：全膀胱切除过程中容易发生大出血的情况主要见于阴茎背静脉丛处理不当、处理膀胱和前列腺两侧时误入其外侧的静脉丛和在淋巴结清扫时损伤髂内静脉及其分支，而损伤髂总和髂外血管的情况很少见。预防的关键在于术中暴露良好和解剖层次清楚。就处理阴茎背静脉而言，可参照 Walsh 解剖性耻骨后前列腺根治性切除术中描写的方法，在切开两侧盆底筋膜及耻骨前列腺韧带后，用2-0带针可吸收缝线双环缝扎阴茎背静脉丛。切开盆底筋膜时一定要在该筋膜返折的最低处或贴近肛提肌表面切开，可避免进入前列腺外侧的静脉丛而引起很麻烦的出血。

术中一旦发生血管损伤大出血，应保持冷静和头脑清醒，可用干纱布或棉垫先压迫暂时止血，一边通报麻醉师加快补液和准备血液制剂，一边迅速判断损伤血管类型和重要性，静脉出血如涌泉、颜色较黯，动脉出血压力高、喷涌而出、颜色鲜红。髂外或髂总血管损伤必须进行修复，否则会影响患肢功能。在压迫止血情况下，弄清出血的部位，用沙氏钳阻断损伤血管的近端和远端，用3-0或4-0血管线缝合修复即可。如术者自己没有修复血管的能力或经验，在压迫止血的同时应尽快请血管外科专科医师或有血管修复经验的外科医师协助，切忌用普通止血钳盲目钳夹，以免加重损伤给修复带来困难。髂内静脉或髂内动脉损伤可缝扎止血，不会影响功能。

（2）直肠损伤的预防和处理：全膀胱切除术中损伤直肠情况较少见，主要见于在切开膀胱直肠凹腹膜返折时选择的位置不当，以至于没能正确进入狄氏间隙，再加上分离动作用力不当，造成直肠前壁撕裂损伤。此外在最后处理前列腺两侧时，由于过度向前向上牵拉膀胱和前列腺，钳夹和切断前列腺两侧蒂时容易损伤直肠前壁。因此在移除膀胱前列腺标本后应常规仔细检查直肠前壁有无损伤，如有损伤，给予横行间断缝合，术后盆腔置引流和禁食，并严密观察，一般可愈合。如无修复经验，最好请普外科或胃肠外科医师协助处理。一般不必结肠造口。直肠损伤遗漏可酿成严重后果。

2. 尿流改道手术并发症

（1）回肠导管术：分早期并发症和远期并发症。早期并发症一般是指发生于手术后3个月以内的并发症。早期并发症主要有尿漏、肠漏和感染。远期并发症主要与造口和输尿管吻合有关，如小肠吻合口漏、输尿管吻合口漏、回肠导管漏、造口旁疝、造口回缩或狭窄、造口脱垂、输尿管吻合口狭窄、上尿路扩张积水、尿路感染、肾功能损害等。

1）小肠吻合口漏：主要与吻合口血运、吻合技术和术后早期肠梗阻肠胀气有关，因此保证吻合口血运、采用正确的吻合方法和术后胃肠减压以及促进肠蠕动功能早期恢复，是预防小肠漏的有效措施。一旦发生小肠漏应紧急手术，作吻合口切除再端端吻合。就小肠吻合口漏而言，处理上的任何延误只能增加患者的死亡风险。

2）输尿管吻合口漏：与输尿管末端血运受损、缝线质量差以及缝合技术不良有关。输尿管吻合方法有 Cordonnier 和 Wallace。吻合时输尿管内一定要放置临时支架管，缝合时要将输尿管全层与回肠壁全层缝上，作连续交锁缝合，可以防止漏尿。如发现漏尿，患者无发热、血象正常，且伤口引流管通畅，可以观察保守，大部分可愈合，但要跟踪随访，观察有无输尿管吻合口狭窄和上尿路积水发生。如果伤口引流管已经拔除，漏尿积聚可形成假性尿囊肿，患者有发热和血象异常，应尽早手术引流。

3）回肠导管漏：与回肠近端关闭的缝合技术不良或缝线质量有关。肠段血运不良、回肠导管内压力过高也是诱发因素。一旦确立诊断，应急诊手术探查和引流，如局部情况好，可对回肠近端再缝合。在女性出现回肠导管阴道瘘，引流通畅、无发热、血象正常，可以观察保守处理，如不愈合可后期修补。

4）造口旁疝：是回肠导管术后远期较多见的并发症之一。发生原因不大清楚，有文献报道经腹直肌造口较经腹直肌外侧造口发生切口旁疝的机会少，但其他文献没能重复出相同结果。将回肠导管完全置于腹膜外，且将其确实固定于腹外斜肌和腹横肌腱膜上，可避免造口旁疝的发生。轻度的造口旁疝没有什么影响，不需要处理。严重者可影响接集尿袋。造口旁疝修复很困难，无论是开放手术还是腹腔镜下手术修补，失败率高达50%，还有很多的并发症，因此预防非常关键。

5）造口回缩：也是回肠导管术后常见并发症之一。造口回缩与回肠导管固定方法不当有关，利用4号丝线间断缝合6~8针固定于腹直肌鞘（经腹直肌造口）或腹外斜肌与腹横肌肉腱膜（经腹直肌外造口）可以防止造口回缩的发生。造口回缩常伴有狭窄，既影响接集尿袋，也影响回肠导管尿液引流，这种情况下需要再手术重塑造口。

6）造口狭窄：造口回缩常伴有狭窄。造口时如将 Z 形皮瓣嵌入到乳头中，长期的尿液刺激和炎症反应可致造口狭窄形成。回肠导管与腹壁腱膜的良好固定可预防造口的回缩，也可预防造口狭窄。利用肠外翻形成完整乳头可预防造口狭窄。造口狭窄如影响到回肠导管的引流，则要再手术纠正。

7）输尿管吻合口狭窄：也是回肠导管术后远期常见并发症之一。可致同侧上尿路扩张积水和感染，影响肾功能。采用 Wallace 方法输尿管吻合，一旦发生吻合口狭窄可致双侧上尿路扩张积水。输尿管吻合口狭窄原因并不很清楚，可能与吻合口局部血运不良、漏尿等有关。由于发生率低，对不同吻合方法优缺的评价困难，也没有确实的预防方法。输尿管血运是从肾脏平面沿输尿管一直下行、行走于输尿管鞘内分布于其表面，因此分离时应在鞘外进行，才能保护好输尿管血运和其蠕动功能；吻合前一定要将输尿管末端剪开以便扩大吻合口，吻合时一定要放置管径合适的支架管，采用连续交锁缝合可以防止漏尿（从目前文献来看，连续交锁缝合较间断缝合好），吻合后拔除支架管并利尿，检查有无吻合口漏；回肠导管内放置支架管并保持引流通畅。笔者采取以上预防措施，施行 50 多例回肠导管手术，100 多例输尿管吻合无一发生吻合口狭窄。输尿管吻合口狭窄引起上尿路扩张，应争取早期手术纠正，以保护肾功能。

（2）回肠原位新膀胱术并发症：回肠原位新膀胱术后并发症比较多，早期主要并发症有：无尿或尿少，漏尿（输尿管新膀胱吻合口漏、新膀胱尿道吻合口漏和新膀胱漏）、肠漏（小肠吻合口漏）、感染、凝血功能异常、肺栓塞等。远期主要并发症有：输尿管吻合口狭窄、输尿管口粘连、尿道吻合口狭窄、排尿困难、尿失禁、反复尿路感染、代谢异常等。

1）尿少或无尿的预防：术后出现少尿或无尿可能与术中出血过多、血容量补充不足有关，如长时间容量不足或休克时间过长可能会发生急性肾衰竭。预防的关键在于术中麻醉管理和患者内环境的调整，这需要手术医生与麻醉师术前、术中及时沟通与紧密合作。及时补充血容量可以预防急性肾衰竭发生，也可很快妥善处理因容量不足引起的无尿或少尿。如已发生急性肾功能不全，则应严格控制液体量，否则容易引起肺水肿。如果术中内环境维持很好，容量足够，术后发生无尿，要考虑输尿管吻合口梗阻的问题，应严密观察，保守 24 ~ 48 h 无好转，在排除急性肾功能不全的情况下，行经皮肾穿刺造瘘引流或手术探查。

2）漏尿的预防和处理：漏尿主要与手术技术有关，预防的关键在于掌握好输尿管以及尿道吻合技术，选用材质优良和管径合适的支架管，术后保持引流通畅。一旦发现漏尿，首先应弄清楚是输尿管吻合口漏还是尿道吻合口漏，或新膀胱缝合处漏。如果留有支架管、盆腔引流管通畅、血象正常和患者无发热，保持支架管和新膀胱造瘘管通畅，输尿管吻合口漏或尿道吻合口漏均可保守治疗，一般可愈合，但少数可能会继发吻合口狭窄，需要长期随访观察，否则可能需要再手术干预。

3）肠漏的预防与处理：预防的关键在于术中注意保持吻合口血运和吻合技术，术后预防肠梗阻和胀气。一旦发生小肠漏应急诊手术，作吻合口切除再吻合。

4）感染的预防与处理：漏尿并引流不畅或尿路梗阻通常是感染的诱发或促成因素，由未能及时发现的漏尿或肠漏引起的感染和随后发生的多器官功能不全是全膀胱切除和尿流改道手术围手术期患者死亡的主要原因。早期发现、及时去除诱因或手术干预、抗感染和支持治疗，可避免患者死亡的严重后果。

5）凝血功能异常、血栓形成和肺栓塞的预防与处理：在合并有高脂血症、糖尿病和高凝状态的患者，手术应激或并发感染，术后容易出现凝血功能异常、血栓形成和肺栓塞。术中术后合理水化以及应用低分子肝素可预防血栓形成和肺栓塞。一旦出现血栓形成或肺栓塞，应及时请血液科和呼吸科有关专家协助处理。

6）输尿管吻合口狭窄的预防和处理：在输尿管鞘外分离、保持输尿管的血运和蠕动功能，输尿管末端剪开形成大口，以及吻合时放置支架管和无漏尿缝合是预防输尿管吻合口狭窄的主要措施。术后留置输尿管支架管并不能预防吻合口狭窄。内镜下扩张或狭窄切开并留置支架管，可使部分输尿管吻合口狭窄患者免于再次开放手术之苦。但开放手术输尿管再吻合是处理吻合口狭窄远期效果最好的方法。

7）输尿管口粘连的预防和处理：在采用半乳头直接种植法输尿管吻合的患者，输尿管口可以相互粘连或与新膀胱壁缝线处粘连，干扰输尿管末端蠕动而发生上尿路积水，目前没有确实有效的预防方法。经尿道膀胱镜检查可确定诊断并作粘连切断而治愈。

8）尿道吻合口狭窄的预防和处理：尿道新膀胱吻合口狭窄的原因并不清楚，可能与吻合口血运不良、吻合口漏尿有关。采用不截孔而直接连续缝合的吻合方法可预防吻合口漏尿和减少尿道吻合口狭窄。经尿道狭窄内切开和定期尿道扩张，一般可纠正。

9）排尿困难的预防和处理：尿道或吻合口狭窄可引起排尿困难，但新膀胱术后排尿困难更多见的是功能性的。原位新膀胱术后早期常有排尿困难和膀胱内较多残余尿，与排尿反射和应用腹压排尿没有很好协调有关，一般经过排尿训练可以康复。如残余尿量超过 100 mL 应给予间歇性导尿处理。一般半年左右能建立正常的排尿反射和正常排尿，但有些患者可能需要 2 年时间。

10）尿失禁的预防和处理：原位新膀胱术后短期内因新膀胱没有成熟、容量较小，可有尿频和尿失禁，一般 3~6 个月后能够恢复。永久性尿失禁与尿道括约肌功能不全有关，预防的关键在于全膀胱切除术中保留足够的后尿道与其周围的尿道横纹括约肌以及支配这些肌肉的神经血管束。尽管提肛训练有助于控尿功能的恢复，但原位新膀胱术后永久性尿失禁没有很好的治疗方法，佩带尿片可能是唯一可行的选择。

11）代谢障碍的预防和处理：肠道固有的吸收和分泌功能是肠道原位新膀胱术后代谢障碍发生的原因，尽量缩短用于制作新膀胱的肠段长度和避免过多残余尿可减少和减轻术后代谢障碍。将用于制作新膀胱的回肠长度缩短到 35~40 cm，术后很少出现代谢障碍的情况。如出现低血钾、慢性酸中毒等代谢变化，应口服补钾和碱性药物纠正。

12）尿路感染的预防和处理：新膀胱内不能保持无菌、尿路梗阻和尿液反流以及机体抵抗力降低是导致尿路感染的因素。结肠黏膜内寄生大肠杆菌的特性与回肠内基本上没有细菌的情况形成鲜明对比，因此尽量避免用结肠来作原位膀胱、输尿管与新膀胱抗反流吻合和处理尿路梗阻是预防尿路感染的主要措施。在发生尿路感染的患者，寻找以上因素并予以纠正，保持新膀胱内无菌状态，避免尿路感染反复发作，才能保护肾功能。

三、腹腔镜根治性全膀胱切除术

腹腔镜根治性膀胱切除术主要适用于肌层浸润性膀胱癌，与开放性手术适应证相似。因该术式涉及尿流改道，其难度较腹腔镜前列腺切除更大，在各类泌尿外科腹腔镜手术中技术要求最高。在腹腔镜根治性膀胱切除 Brick 术之后，又有了腹腔镜根治性膀胱切除并原位新膀胱手术的报道。

腹腔镜下膀胱全切—原位新膀胱术是较为理想的膀胱代替术式，患者术后生活质量高，易被患者接受；不过该术式操作复杂、手术难度高。但是，随着腹腔镜技术的进一步成熟，器械的不断改进，腹腔镜膀胱全切还是逐渐体现出它的优势。腹腔镜下切除膀胱前列腺，有助于细致、精确地处理盆底深部髂内动脉静脉的属支，保留神经血管束，精细分离精囊和狄氏筋膜，减少术中出血；尿道括约肌损伤概率较小，也有助于保留神经血管束。手术创伤小，术后恢复较快。避免肠管长时间暴露，有利于术后肠道功能恢复，减少术后肠粘连。随着腹腔镜技术的不断提高，该手术正在逐渐被越来越多的泌尿外科医生所接受。

四、随访

（一）保留膀胱手术后随访

保留膀胱手术患者的随访中，膀胱镜检查仍然是目前最重要的复查手段。进行膀胱镜检查时一旦发现异常则应该行病理活检。尿脱落细胞学及 IVP 和超声等检查虽然在随访中也有一定价值，但可不作为常规复查项目。目前公认的所有经历保留膀胱手术的患者都必须在术后 3 个月接受第一次膀胱镜检查，但是如果患者有高危因素或者肿瘤发展迅速则需要适当提前。以后的随访应根据肿瘤的复发与进展的危险程度决定。一旦患者出现复发，则治疗后的随访方案须重新开始。

我国膀胱癌诊断治疗指南推荐的意见为：所有患者应以膀胱镜为主要随访手段，在术后 3 个月接受第一次复查。低危肿瘤患者如果第一次膀胱镜检阴性，则 9 个月后进行第二次随访，此后改为每年一次直至术后 5 年。高危肿瘤患者前 2 年中每 3 个月随访一次，第 3 年开始每 6 个月随访一次，第 5 年开始每年随访一次直至终身。中危肿瘤患者的随访方案介于两者之间，由个体的预后因素决定。

（二）根治性膀胱手术后随访

接受根治性膀胱切除术的癌患者术后必须进行长期随访，随访重点包括肿瘤复发和与尿流改道相关的并发症。

根治性膀胱切除术后肿瘤复发和进展的危险主要与组织病理学分期相关，局部复发和进展以及远处转移在手术后的前 24 个月内最高，24～36 个月时逐渐降低，36 个月后则相对较低。肿瘤复发通过定期的影像学检查很容易发现，但是间隔多长时间进行检查仍然存在着争论。有学者推荐 pT_1 期肿瘤患者术后每年进行一次体格检查、血液生化检查、胸部 X 线片检查和 B 超检查（包括肝、肾、腹膜后等）；pT_2 期肿瘤患者术后每 6 个月进行一次上述检查而 pT_3 期肿瘤患者每 3 个月进行一次。此外，对于 pT_3 期肿瘤患者术后应该每半年进行一次盆腔 CT 检查。需要特别指出的是，上尿路影像学检查对于排除输尿管狭窄和上尿路肿瘤的存在是有价值的。

根治性膀胱切除术后尿流改道患者的随访主要涉及手术相关并发症（如反流和狭窄）、替代物相关代谢问题（如维生素 B_{12} 缺乏所致贫血和外周神经病变）、尿液贮存相关代谢问题（水及电解质紊乱）、泌尿道感染以及继发性肿瘤问题（如上尿路和肠道）等方面。

我国膀胱癌诊断治疗指南推荐意见为：①根治性膀胱切除术后患者应该进行终身随访。②随访间隔：pT_1 期每年一次，pT_2 期每 6 个月一次，pT_3 期每 3 个月一次。③随访内容应包括体格检查、血液生化检查、胸部 X 线片检查和 B 超检查（包括肝、肾、腹膜后等）。对于 pT_3 期肿瘤患者可选择每半年进行一次盆腔 CT 检查。可选择上尿路影像学检查以排除输尿管狭窄和上尿路肿瘤的存在。④尿流改道术后患者的随访主要围绕手术相关并发症、代谢并发症、泌尿道感染以及继发性肿瘤等几方面进行。

第六节　膀胱癌放疗与化疗

一、放疗

（一）适应证

膀胱癌放疗的适应证主要包括，浸润性膀胱癌为了保留膀胱不愿意接受根治性膀胱切除术，或患者全身条件不能耐受根治性膀胱切除手术，或根治性手术已不能彻底切除肿瘤以及肿瘤已不能切除时，可选用膀胱放射治疗或化疗结合放射治疗。

（二）放疗方案

膀胱癌的放疗方案主要包括根治性放疗、辅助性放疗及姑息性放疗。

1. 根治性放疗

膀胱外照射方法包括常规外照射、三维适形放疗及调强适形放疗。单纯放射治疗靶区剂量通常为 60～66 Gy，每天剂量通常为 1.8～2.0 Gy，整个疗程不超过 6～7 周。目前常用的放疗日程为：①50～55 Gy，分 25～28 次完成（>4 周）。②64～66 Gy，分 32～33 次完成（>6.5 周）。放疗对于膀胱癌的局部控制率为 30%～50%，肌层浸润性膀胱癌患者 5 年总的生存率为 40%～60%，肿瘤特异生存率为 35%～40%，局部复发率约为 30%。

目前为了提高膀胱肿瘤放疗有效率，出现了一些改进的放疗方式包括超分次放疗及加速放疗。超分次放疗即多次使用更小的放疗剂量达到的总剂量更大，目的是增强对肿瘤的控制而减少射线对周围正常组织的损害，超分次放疗的特点就是使正常组织比肿瘤组织更快地对小剂量放疗产生耐受性。Goldobenko 等在 177 例膀胱癌患者中比较 3 种不同的超分次放疗和传统放疗，结果发现超分次放疗可以明显增强局部的肿瘤控制，提高生存率。可是到目前为止还没有确定的大型试验使用超分次放射治疗膀胱癌，还需要一个大型的多中心对照试验来评估这种放疗的确切疗效。

2. 加速放疗

加速放疗的原理是克服由肿瘤再生引起的放疗抵抗性，它就是将传统的每次放疗间隔时间缩短而总剂量不变，从而限制肿瘤增殖的时间，Cole 等对 24 例浸润性膀胱癌患者使用每次 1.8 ~ 2.0Gy，每天两次，两次之间间隔至少 6 h 治疗 22 天。他们发现应用这种方法的不良反应是患者可以耐受的，患者两年生存率为 35%。虽然加速放疗和分次放疗的疗效仍需要大型的随机对照试验来证实，但临床超分次和加速放疗治疗浸润性膀胱癌已取得较好的疗效，尤其是在一些合适的患者中联合使用上述方法。

3. 辅助性放疗

根治性膀胱切除术前放疗并不能显明延长手术后患者生存期，且明显增加手术难度，没有显示出优越性。膀胱全切或膀胱部分切除手术未切净的残存肿瘤或术后病理切缘阳性者，可行术后辅助放疗。

4. 姑息性放疗

当某些患者因肿瘤巨大或者其他原因无法接受膀胱癌手术并产生无法控制的症状，如血尿、尿急、疼痛时刻通过短程放疗（7 Gy × 3 d；3 ~ 3.5 Gy × 10 d）减轻膀胱肿瘤的症状。但这种治疗可增加急性肠道并发症的危险，包括腹泻和腹部痉挛性疼痛。

二、化疗

（一）新辅助化疗

新辅助化疗即术前辅助化疗。新辅助化疗的目的主要表现在控制局部病变，使肿瘤缩小、降期，并使某些需要全切的患者保存膀胱，使某些本不能根治切除的膀胱肿瘤得以根治。并可以降低手术难度，消除微转移病灶，提高患者手术后中远期生存率。

新辅助化疗总有效率为 50% ~ 70%，有 10% ~ 20% 可达完全缓解（CR）。新辅助化疗可提高 T_3 ~ T_{4a} 生存率，对 T_1 ~ T_2 意义不大。联合用药效果优于单药。新辅助化疗确实可使对化疗反应较好的患者有益；可使部分本需要行全切的患者保留膀胱，使某些本不能根治性切除的膀胱肿瘤得以根治。但化疗后达 CR 的患者，如不继续接受手术治疗，将不能从中获益。目前新辅助化疗的疗程没有明确界定，但临床上建议采用基于铂类的联合化疗 2 ~ 3 个疗程。

（二）辅助化疗

对于临床 T_2 或 T_3 期患者，根治性膀胱切除术后病理若显示淋巴结阳性或为 pT_3，术前未行新辅助化疗者术后可采用辅助化疗。膀胱部分切除患者术后病理若显示淋巴结阳性或切缘阳性或为 pT_3，术后也可采用辅助化疗。

（三）转移性膀胱癌的化疗

转移性膀胱癌也应常规行全身系统化疗，尤其是无法切除、弥漫性转移、身体状况不宜或不愿意接受根治性膀胱切除术者。常用化疗方案如下。

1. MVAC（氨甲蝶呤、长春碱、多柔比星、顺铂）方案

此方案是传统的膀胱尿路上皮癌标准一线治疗方案。氨甲蝶呤 30 mg/m² 第 1、第 15、第 22 天静脉滴注，长春碱 3 mg/m² 第 2、第 15、第 22 天静脉滴注，多柔比星 30 mg/m² 第 2 天静脉滴注，顺铂 70 mg/m² 第 2 天静脉滴注，每 4 周重复，共 2 ~ 6 个周期。

尽管 MVAC 方案有效率较高，但是其毒性反应也较大，主要为骨髓抑制、黏膜炎、恶心、呕吐、脱发以及肾功能损害等，粒细胞缺乏性发热的发生率为 25%，2/3 级黏膜炎为 50%，化疗相关死亡发生率高达 3% 左右。

2. GC（吉西他滨和顺铂）方案

此联合化疗方案被认为是目前标准一线治疗方案。吉西他滨 800 ~ 1 000 mg/m² 第 1、第 8、第 15 天静脉滴注，顺铂 70 mg/m² 第 2 天静脉滴注，每 3 ~ 4 周重复，共 2 ~ 6 个周期。

第五章

前列腺癌

第一节　前列腺癌的流行病学与病因学

一、流行病学

在世界范围内，前列腺癌发病率在男性所有恶性肿瘤中位居第二。在美国前列腺癌的发病率已经超过肺癌，成为第一位危害男性健康的肿瘤。亚洲前列腺癌的发病率远远低于欧美国家，但近年来呈上升趋势，且增长比欧美发达国家更为迅速。根据国家癌症中心的数据，前列腺腺癌自 2008 年起成为男性泌尿系统中发病率最高的肿瘤，2014 年的发病率达到 9.8/10 万，在男性恶性肿瘤发病率排名中排第 6 位；死亡率达到 4.22/10 万，在所有男性恶性肿瘤中排第 9 位。值得注意的是我国前列腺腺癌发病率在城乡之间存在较大差异，大城市的发病率更高。2014 年前列腺腺癌城市和农村的发病率分别为 13.57/10 万和 5.35/10 万。

从发病年龄来看，我国城市地区自 60 岁开始出现前列腺癌的发病高峰，而在美国高峰年龄段由 50 岁开始。上海市男性前列腺癌发病率在 65 岁以后显著高于香港和台湾地区。由于人均寿命的延长，目前上海市 65 岁以上人口已经占总人口的 10% 以上，可以预见前列腺腺癌的绝对发病人数将出现井喷性增长。

此外，我国前列腺癌患者的分期构成与西方发达国家存在着巨大差别。以美国的情况为例，在其确诊的新发前列腺癌病例中，接近 91% 的患者为临床局限型前列腺癌，这些患者的一线治疗为根治性手术或根治性放疗，在接受标准治疗后预后较好，5 年生存率接近 100%。而我国的新发病例在确诊时仅 30% 为临床局限型患者，余者均为局部晚期或广泛转移的患者，这些患者无法接受局部的根治性治疗，预后较差。

二、病因学

前列腺癌的病因很复杂，大量的病因学研究和探讨提示以下几个因素与前列腺癌发病密切相关。

（一）遗传因素

前列腺癌的发病率在不同种族间有巨大的差异，遗传因素无疑是影响前列腺癌发病的主要因素之一。流行病学研究数据显示，如果一个直系亲属（兄弟或父亲）患有前列腺癌，其本人患前列腺癌的危险性会增加一倍；两个或两个以上直系亲属患前列腺癌，相对危险性会增至 5 ~ 11 倍。此外，流行病学研究发现有前列腺癌阳性家族史的患者比那些无家族史患者的确诊年龄早 6 ~ 7 年。前列腺癌患者群中一部分亚人群（大约 9%）为"真实遗传性前列腺癌"，指的是 3 个或 3 个以上亲属患病或至少两个为早期发病（55 岁以前）。

（二）年龄

年龄是前列腺癌主要的危险因素。前列腺癌在年龄小于 45 岁的男性中非常少见，但随着年龄的增大，前列腺癌的发病率急剧升高，绝大多数前列腺癌患者的年龄大于 65 岁。基本上，在 40 岁以后年龄每增加 10 岁，前列腺癌的发病率就几乎加倍，50 ~ 59 岁男性患前列腺癌的危险性为 10% ，而 80 ~ 89 岁男性患前列腺癌的危险性陡增至 70% 。

（三）种族

前列腺癌在非洲裔美国人（即美国黑种人）中的发病率最高，其次是西班牙人和美国白种人，而非洲黑种人前列腺癌的发生率是世界范围内最低的。居住在美国的亚裔男性前列腺癌的发生率低于白种人，但明显高于亚洲的本土男性。虽然前列腺癌在黄种人中的发病率还未达到欧美国家的水平，但无论是中国大陆、中国台湾、中国香港，还是日本、韩国、新加坡，前列腺癌的发病率都呈现逐年升高的趋势。

（四）饮食

一些研究显示，经常食用含有高动物脂肪食物的男性是前列腺癌的易发人群，因为这些食物中含有较多的饱和脂肪酸。从 32 个国家的研究结果发现，前列腺癌死亡率与总脂肪摄入量有关。而平时饮食中富含蔬菜和水果的人患病概率较低。

（五）雄激素水平

体内雄激素水平高也是前列腺癌的可能诱因之一。雄激素可以促进前列腺癌的生长。

（六）环境因素

研究发现，亚裔从本土移居到美国后前列腺癌的发病率明显上升，这提示地理环境和饮食习惯等因素都影响前列腺癌的发生。外源性因素会影响从所谓的潜伏型前列腺癌到临床型前列腺癌的进程。这些因素的确认仍然在讨论中，但高动物脂肪饮食是一个重要的危险因素。其他危险因素包括维生素 E、硒、木脂素类、异黄酮的低摄入。阳光暴露与前列腺癌发病率呈负相关，阳光可增加维生素 D 的水平，可能是前列腺癌的保护因子。在前列腺癌低发的亚洲地区，绿茶的饮用量相对较高，绿茶可能为前列腺癌的预防因子。

总之，遗传是前列腺癌发展成临床分型的重要危险因素，而外源性因素对这种危险可能有重要的影响。现在关键问题是尚无足够的证据建议生活方式的改变（降低动物脂肪摄入及增加水果、谷类、蔬菜、红酒的摄入量）会降低发病风险。

第二节 前列腺癌的病理学

前列腺癌的病理诊断是临床医师对患者进行治疗、判断预后的重要依据，病理科医师给临床医师提供前列腺癌的类型、Gleason 评分、浸润范围及病理分期等。本节将对前列腺癌的病理特征、临床医师通过不同方法获得的前列腺标本如何进行病理诊断以及与前列腺癌预后关系非常密切的分级系统——前列腺腺癌 Gleason 评分系统作一简要的阐述，这些内容对泌尿外科医师理解病理报告、阅读病理报告后处理患者是很重要的。

一、前列腺癌的病理特征

前列腺任何部位都可发生癌，但绝大多数发生在前列腺外周区。一般认为前列腺癌约 70% 起源于外周区，15% ~ 25% 起源于移行区，5% ~ 10% 起源于中央区。临床 T_2 期的癌及 85% 的细针活检诊断的未触及肿块的癌（T_{1c} 期）几乎都在前列腺外周区。超过 85% 的前列腺癌呈多灶性生长。

前列腺癌很少出现出血、坏死、明显的间质反应等改变，因此大体改变常不明显。有时可形成较大的结节，呈灰白或灰黄色，质地较硬，切面缺乏海绵状孔隙，但这种改变是非特异性的，很难与炎性结节或间质增生性结节鉴别。前列腺癌的最终诊断依赖于前列腺穿刺活检标本或切除标本的病理诊断。

（一）前列腺癌显微镜下的一般特点

前列腺癌最重要的组织学特征是浸润性生长、明显的核仁及缺乏基底细胞。前列腺癌组织与其他恶性肿瘤一样会浸润正常组织，常浸润前列腺间质，甚至浸润前列腺外组织如前列腺外脂肪组织、横纹肌组织、膀胱和精囊腺组织，也可进入血管和淋巴管形成癌栓，这些生长方式明显影响前列腺癌患者的预后。

显微镜下前列腺癌主要表现为小腺泡增生（约70%），有时见大腺泡增生。增生的腺泡可散在分布，也可出现背靠背、共壁、搭桥，形成大片融合性腺泡群；甚至腺样结构基本消失，形成实性巢状、片状、条索状结构或单个细胞散在分布。有时表现为大腺泡结构如筛状、乳头状等结构。前列腺腺癌细胞核空，增大，常有明显增大的核仁，但核异型小，少数情况下异型明显，如在治疗后复发或已广泛播散的终末期病例中。

除了上述一般的特征外，前列腺癌还可出现一些提示性的组织形态学特征，如肾小球样结构、黏液性纤维增生或称胶原小结等特异性的形态特征；前列腺癌腺腔内可出现一些异常物质如嗜酸性结晶体、嗜碱性黏液或粉染浓聚的颗粒状分泌物；癌细胞的胞质染色较深、嗜双色性，腺腔腔缘比较平滑，可出现凝固性坏死、核分裂及细胞的异型性等。

（二）前列腺癌的病理类型

前列腺癌主要分为两大类：前列腺腺癌及特殊类型的前列腺癌。前列腺腺癌占90%以上，除了经典型外，还有很多的亚型，认识这些亚型有助于前列腺腺癌的诊断，可进行合适的Gleason评分；特殊类型的前列腺癌包括前列腺导管腺癌、尿路上皮癌、鳞形细胞癌、基底细胞癌及神经内分泌癌等，对特殊类型的前列腺癌应注明其组织学类型，如能进行Gleason评分应给予评分。

1. 前列腺腺癌

上面提到的是经典型前列腺腺癌的组织学特征，除此以外，前列腺腺癌还可出现一些特殊的组织学及细胞学形态，学者们根据其特殊的形态报道了一些前列腺腺癌的组织学亚型，如黏液癌、印戒细胞癌、泡沫状腺体型癌/黄色瘤样癌、假增生型前列腺腺癌（PHPA）、萎缩型癌、嗜酸细胞癌、淋巴上皮瘤样癌及肉瘤样癌。不同组织学亚型的前列腺腺癌分化程度不同，生物学行为不一，病理医师在报告前列腺腺癌不同的组织学亚型时应同时报告其Gleason评分。下面简单介绍一些较为常见的组织学亚型。

（1）黏液癌：诊断前列腺原发性黏液癌前应先排除转移性黏液癌。前列腺的黏液癌又称胶样癌，组织学形态与胃肠道的黏液癌相似，肿瘤内出现细胞外黏液湖，黏液湖内漂浮腺样、筛状或条索状癌细胞，且这种形态占≥25%的肿瘤量。目前有两种方法对前列腺黏液癌进行Gleason评分，一种方法是忽略细胞外黏液的存在，按漂浮在黏液湖中肿瘤细胞的基本组织结构特征进行Gleason评分，大多数黏液癌为Gleason评分4+4=8的癌，也可以是Gleason评分3+3=6的癌；另一种方法则是认为所有的前列腺黏液癌都是Gleason评分4+4=8的癌。到底用哪种方法进行评分更合适还需要进一步随访，但因这种肿瘤一般具有侵袭性的生物学行为，多发生骨转移，可能认为其为Gleason评分4+4=8的癌更为合适。该肿瘤在进展期时血清酸性磷酸酶及PSA升高。

（2）前列腺印戒细胞癌：组织学特征为肿瘤细胞胞质内空泡将细胞核推挤至细胞一侧致核呈新月形，使得肿瘤细胞呈印戒样，故称印戒细胞癌。当超过25%的肿瘤为印戒细胞癌时方可诊断为印戒细胞癌。与黏液癌相似，诊断前列腺原发性印戒细胞癌前应先排除转移性或浸润性印戒细胞癌，原发性者或多或少同时存在经典型前列腺腺癌成分。根据印戒样癌细胞是否有腺管形成对前列腺印戒细胞癌进行Gleason分级，大多数印戒细胞癌属于5级，少数为4级，预后较差。

（3）泡沫状腺体型癌（黄色瘤样癌）：前列腺泡沫状腺体型癌或称黄色瘤样癌的肿瘤细胞具有丰富的泡沫状胞质，细胞核小而深染，核浆比小，少数细胞有明显核仁。根据癌细胞排列的组织结构将泡沫状腺体型前列腺腺癌进行Gleason分级，可分为3~5级。

（4）假增生型前列腺癌：假增生型前列腺癌（PHPA）是指由类似于良性增生型腺体的恶性腺体构成的癌。组织学上肿瘤以大、中腺体增生为主，腺体有分支和（或）腔内乳头状内折，腔缘呈波浪状或呈囊状扩张；腺腔内常有嗜酸性结晶体和嗜酸性颗粒状物，可有淀粉样小体残留；腺上皮细胞呈柱状，核位于基底部，总能找到明显增大的核仁。肿瘤性大、中腺体常大量紧密挤压在一起，可出现间质浸润、神经周围浸润、前列腺外组织浸润和（或）远处转移。PHPA如何进行Gleason分级以及其生物学行为评判目前尚无定论，多数学者认为将其归入 Gleason 3 级比较合适。

（5）萎缩型癌：前列腺萎缩型癌是指无治疗史的癌组织以小腺体结构为主，癌细胞胞质少甚至缺乏，类似良性不完全性萎缩或萎缩后增生的腺体，但癌细胞表现为细胞核增大、明显核仁、浸润性生长、缺乏基底细胞、表达 AMACR 等特征。对前列腺萎缩型癌的分级也是根据癌细胞排列的组织结构，按 Gleason 分级标准进行分级，大多属于 3 级，少数为 4 级。

还有一些特殊的组织学亚型包括嗜酸细胞癌、淋巴上皮瘤样癌、肉瘤样癌，均很少见，可根据癌细胞排列的组织结构进行 Gleason 分级。

2. 特殊类型的前列腺癌

特殊类型的前列腺癌包括导管腺癌、尿路上皮癌、鳞形细胞癌、基底细胞癌及神经内分泌癌，多不适合用 Gleason 分级系统来判断其分化及恶性程度。大部分肿瘤对内分泌治疗反应比普通型前列腺癌差，恶性程度较高，患者常在短期内转移或死亡。

（1）导管腺癌：单纯的前列腺导管腺癌占前列腺癌的 0.4% ~0.8%。以往认为前列腺导管腺癌来自精阜前列腺囊的 Mullerian 结构，形态与子宫内膜样癌相似，因此曾被称为子宫内膜样癌。但随后研究发现睾丸切除术对肿瘤的治疗反应好，超微结构研究、组织化学及免疫组织化学研究均证实其来自前列腺。

前列腺导管腺癌有两种生长方式：①发生于中央区的导管腺癌表现为息肉状或菜花状突出于前列腺部尿道的外生性肿块，多数生长于精阜内或精阜周围，出现排尿梗阻症状或者血尿。肿瘤起自于尿道周围大的初级导管。②发生于外周区的导管腺癌表现为前列腺实质内弥漫浸润性生长方式，类似于普通的前列腺（腺泡）癌，可在细针穿刺标本中诊断。组织学上表现为乳头状、筛状、腺管状结构的大腺泡；细胞呈高柱状，胞质丰富，嗜双色性或透明，胞核位于细胞基底部，呈单层或假复层排列，排列拥挤相互重叠，细胞异型性较经典型前列腺癌明显，有的病例细胞仅有轻度异型。

大多数研究发现导管腺癌的生物学行为与 Gleason 评分 4 +4 =8 的腺泡癌相似，且导管腺癌常表现为筛状、乳头状结构特征，因此病理诊断应为前列腺导管腺癌，Gleason 评分为 4 +4 =8。在导管腺癌和腺泡癌混合存在时，病理报告中应注明有导管腺癌，此时导管腺癌可作为 Gleason 4 级的结构。但有人认为前列腺导管腺癌不适合进行 Gleason 评分。单纯的前列腺导管腺癌直肠指诊及血清 PSA 水平常为正常，因此临床常过低诊断，多数前列腺导管腺癌发现时已是侵袭性进展期肿瘤。

（2）尿路上皮癌：尿路上皮癌很少原发于前列腺，大多数由原发于膀胱或尿道的尿路上皮癌沿前列腺导管向前列腺实质内浸润形成实性或假腺样癌巢，原前列腺导管和腺泡的基底细胞层可长时间保存。在膀胱癌根治手术标本中，35% ~45% 病例见癌组织累及前列腺，若将前列腺全部取材则发现前列腺的受累率可能会更高。

前列腺近端导管被覆尿路上皮细胞，可发生前列腺原发性尿路上皮癌，占前列腺癌的 1% ~4%，其形态与膀胱的尿路上皮癌相似，细胞核明显异型，核分裂象多见，常有鳞状上皮化生。诊断原发性前列腺尿路上皮癌必须首先排除膀胱或尿道的尿路上皮癌浸润。前列腺原发尿路上皮癌几乎均有间质浸润，易浸润膀胱颈及周围软组织，超过一半的病例是 T_3 或 T_4 期的肿瘤。20% 的病例发生转移，骨、肺及肝是最常见的转移部位。与前列腺腺癌相反，骨转移多为溶骨性的。T_3 期肿瘤患者经放疗的 5 年存活率大约为34%。少数局限于前列腺（T_2 期）的肿瘤，根治性手术可使一些病例获得长期的无病生存。

（3）鳞形细胞癌：完全的前列腺原发性鳞形细胞癌（PSCC）罕见，占前列腺癌的 0.5% ~1%，来源尚不明，可能起源于尿道旁前列腺导管上皮的鳞状上皮化生或前列腺腺泡基底细胞的鳞状上皮化生。组织学形态与其他部位的鳞形细胞癌一样，Mott 认为诊断原发性前列腺鳞形细胞癌的标准包括：①存在明显恶性肿瘤证据，如浸润性生长方式及细胞的异型性。②存在鳞状上皮分化的特征，如角化珠和细胞间桥。③缺乏腺体分化的特征。④无其他部位原发性鳞形细胞癌的证据，尤其是膀胱。前列腺鳞形细胞癌预后差，常转移至骨（主要为溶骨性病变）、肝及肺，诊断后预计生存时间为 14 个月。目前尚无一致的治疗方法，治疗手段包括根治性手术、放疗、化疗、内分泌治疗或综合疗法。如为器官局限性肿瘤应行根治性切除手术；术后可采用内分泌治疗、化疗、放疗等综合性治疗措施。无血清的 PSA 升高，包括转移的病例。

（4）基底细胞癌：前列腺基底细胞癌是来自前列腺基底细胞的恶性肿瘤，其组织学形态多样。①类似于皮肤的基底细胞癌，可见大的基底细胞样细胞巢，其外周细胞呈栅栏状排列，可见坏死。②类似于旺炽型基底细胞增生或腺样囊性癌样，细胞排列成腺样、小梁状、筛状及实性结构。肿瘤细胞胞质少，细胞核染色深，可有空泡形成。部分病例有灶性鳞状上皮化生、尿路上皮细胞样和腺样分化。诊断基底细胞癌的组织学标准包括浸润性生长、侵犯至前列腺外组织、神经周围侵犯、坏死及间质的促结缔组织增生性反应。由于病例很少，随访时间短，目前基底细胞癌的生物学行为及治疗方法尚不明确。

（5）神经内分泌癌：前列腺癌的神经内分泌分化包括：①经典型前列腺腺癌伴灶性区神经内分泌分化，临床意义尚不确定，对预后的影响尚有争议。②类癌（WHO 新分类中高分化神经内分泌肿瘤），十分罕见，因病例少，尚不清楚其生物学行为。③小细胞癌（WHO 新分类中分化差的神经内分泌癌）。

前列腺的小细胞癌是高度恶性神经内分泌肿瘤，不到前列腺癌的 1%。组织学形态类似肺小细胞癌，都可发生于年轻患者。肿瘤细胞呈弥漫性片状、巢状浸润，癌巢中央有大片凝固性坏死。癌细胞核小，燕麦状或圆形，染色质细而均匀，核仁不明显，胞质很少。大约 50% 的病例为小细胞癌与经典型前列腺腺癌混合存在，预后不良。前列腺小细胞癌内分泌治疗无效，治疗以手术为主，可辅以化疗。完全性小细胞癌患者与混合性小细胞癌及前列腺腺癌患者的预后相比无明显差异，平均存活期不到 1 年，病理报告中应注明有无小细胞癌成分。

（三）高级别前列腺上皮内瘤变

高级别前列腺上皮内瘤变（HGPIN）是目前被公认的前列腺癌的癌前病变，与前列腺癌的关系非常密切。前列腺上皮内瘤变（PIN）是指前列腺导管或腺泡保留了固有导管或腺泡的大轮廓及基底细胞，但导管或腺泡上皮细胞具有异型性，表现为上皮细胞核增大及核仁增大。即细胞学异型的细胞仅限于上皮层内，腺泡周围仍有连续或间断的基底细胞层存在，且基底膜完整。根据腺泡结构复杂程度和细胞异常程度，特别是核仁增大程度的不同将 PIN 分为低级别和高级别两种。低级别 PIN（LGPIN）的临床和生物学意义不明确，与癌的发生无明显相关性，在病理报告中不必注明。

二、前列腺腺癌的 Gleason 评分系统

前列腺腺癌的分级是前列腺病理学的一个重要组成部分，有多种分级系统对前列腺腺癌进行组织病理学分级，如 Gleason 分级、Mostofi 分级和 MD Anderson 医院分级等，其中 Gleason 分级系统是目前前列腺腺癌应用最广泛的组织病理学分级系统。Gleason 分级系统（5 级 10 分制）是由美国 Donald F. Gleason 于 1966 年在总结了 4 000 多例前列腺癌标本的组织学特点和临床特征的基础上，首先提出仅根据低倍镜下肿瘤的形态结构（腺体分化和浸润程度）来分级，不考虑细胞学特征如细胞核的异型性和细胞分化程度。1993 年 WHO 推荐 Gleason 分级系统作为前列腺腺癌的标准病理分级系统，认为该分级系统与前列腺腺癌的生物学行为和预后有良好的相关性，2004 年版 WHO 泌尿与男性生殖系统肿瘤分类正式将 Gleason 分级纳入其中，目前已成为前列腺腺癌最常用、最重要的组织病理学分级系统。

Gleason 分级系统根据低倍镜下肿瘤腺体结构的分化程度，分为 5 种结构（5 个级别），即 1 ~ 5 级（1 级分化最好，5 级分化最差）。由于肿瘤的异质性，在同一标本中常见到一种以上的结构（pattern）/级别（grade），即存在主要的（占优势的）结构和次要的（占第二优势的）结构，二者均影响患者预后。为了更准确地反映前列腺腺癌的生物学行为，Gleason 提出了联合分级（Gleason 评分），即将常规 HE 切片中肿瘤的主要结构及次要结构分别分级，二者相加得出 Gleason 评分。例如，若一个前列腺腺癌标本大部分区域为 Gleason 4 级，少部分区域为 Gleason 3 级，那么其 Gleason 评分为 4 + 3 = 7。若只有一种结构，则主要结构和次要结构的分级相同，如一个只有 Gleason 3 级的前列腺腺癌，其 Gleason 评分为 3 + 3 = 6。Gleason 评分范围包括完全由 Gleason 1 级构成的肿瘤即 Gleason 评分 2（1 + 1 = 2）到完全未分化的肿瘤构成的 Gleason 评分 10（5 + 5 = 10），共 9 个等级。即使只有很少量的肿瘤，绝大多数病理科医师仍倾向于报告主要及次要结构，这样不至于造成误解。例如，病理科医师仅报告

"Gleasocn 4 的前列腺腺癌"可理解为 Gleason 结构 4（高级别癌）或 Gleason 评分 4（低级别癌）。

（一）2005 年国际泌尿病理学协会（ISUP）修订的 Gleason 分级标准

Gleason 分级系统于 1966 年提出后，对医学及前列腺腺癌的研究及认识均发生了非常巨大的影响。在 20 世纪 60 年代，尚没有血清 PSAL 检测、直肠 B 超和 MRI 等检查手段，诊断主要靠肛门指诊检查，Gleason 研究的多为晚期前列腺腺癌（86%）。前列腺组织的获得方法也有明显不同，当时穿刺方法是靠肛诊触及肿块后经直肠用粗针穿两针，直到 20 世纪 80 年代才有目前采用的经直肠 B 超引导下 6 针及更多针的多点细针穿刺活检，因此在 Gleason 时代没有对前列腺多点及细针穿刺组织条的 Gleason 评分问题。Gleason 时代前列腺腺癌根治手术相对少见，对前列腺标本的取材也不像现在那样完整及广泛，因此对前列腺根治标本中多个结节如何进行 Gleason 评分以及第三成分如何评价等问题没有阐述，也缺乏穿刺和根治标本之间的对照分析资料。由于缺乏基底细胞免疫组化标记，当时诊断的 Gleason 评分 $1+1=2$ 的"腺癌"现在大多诊断为良性的腺病，许多当时被诊断为 3 级的大腺泡结构癌现在认为是 HGPIN。Gleason 分级系统对随后陆续发现的各种前列腺腺癌形态学变异（组织学亚型），如黏液腺癌、导管腺癌、泡沫状癌和假增生型癌等没有提出分级标准，对前列腺腺癌的某些结构如肾小球样结构、黏液性纤维增生（胶原小结）也没有提出分级标准。基于以上的局限性，Gleason 分级系统逐渐在变化，2005 年国际泌尿病理学协会（ISUP）对前列腺腺癌 Gleasocn 评分标准化问题进行了讨论并达成了新的共识，对原有的 Gleason 分级标准作了一些必要的修改和补充。

2005 年修订的 Gleason 分级标准如下。

1. Gleason 1 级

肿瘤形成界限清楚、膨胀性生长的结节，结节内腺体排列紧密，大小形状均匀一致，为圆形、卵圆形中等大小腺体（比 Gleason 3 级的腺体大），彼此分离，腺体之间的间质成分少，肿瘤不浸润周围良性前列腺组织。腺上皮细胞呈单层立方状，细胞核较小，可查见明显核仁，胞质丰富、淡染。

2. Gleason 2 级

与 Gleason 1 级相似，肿瘤结节边界比较清楚，但边缘可有微小浸润。与 Gleason 1 级相比，2 级的腺体排列比较松散，腺体大小及形态也较不一致，腺体圆形、卵圆形，保持独立。腺体之间的间质成分较多，但一般不超过一个腺体大小。1 级及 2 级癌大多发生在移行区，很少位于外周区。

3. Gleason 3 级

有 2 种形态：①完全独立分散的腺体，典型的比 Gleason 1 级或 2 级的腺体小，在良性腺体之间的间质内呈浸润性生长，没有边界，腺体大小形态各异，但单个腺体的轮廓清楚，保持独立，周围有间质围绕。②边界清楚，外形光滑圆钝，大小不超过正常腺泡的筛状和乳头状大腺泡结构的腺体，腺体呈膨胀性生长，没有间质浸润。

4. Gleason 4 级

有 3 种形态。①融合性小腺泡群，呈不规则的互相吻合的筛状或乳头状结构。②低分化腺癌：由成簇细胞构成，腺腔形成不好，较小或没有腺腔，边缘不清楚。③大于正常腺泡的筛状结构腺体，边缘不规则。④肾上腺样结构，表现为胞质透亮、核小而深染的肿瘤细胞形成片状结构，似肾透明细胞癌。

5. Gleason 5 级

有 2 种形态。①基本没有腺体分化，肿瘤呈实性片状、条索状结构或单个肿瘤细胞。②粉刺癌，中央有粉刺状坏死，周围为乳头状、筛状或实性结构。

（二）Gleason 分级中的注意问题

在某些前列腺腺癌中，除了主要及次要结构以外，还存在第三种结构。如果第三种结构为低级别的癌（Gleason 1～3 级）则忽略不计；如果为高级别的癌（Gleason 4、5 级），则根据标本类型不同而进行不同的评分。研究表明在根治性前列腺切除标本中，如果第三种结构为 Gleason 高级别的癌，则对前列腺腺癌的生物学行为起负性作用，但预后并不总与最主要结构和第三结构的 Gleason 分级相平行，因此在根治性前列腺切除标本中，如果存在第三种结构是高级别的癌，则按肿瘤量占主要和次要结构的分级进行 Gleason 评分，将第三种结构的分级在备注中加以说明。针刺活检标本中，任何量的高级别肿瘤在前列腺切除标本中都可能有更明显的高级别肿瘤，因此若肿瘤由不同比例的 Gleason 3 级、4 级及 5 级组成，则将主要结构及最高级别结构的分级相加得到 Gleason 评分，可以诊断为 Gleason 评分为 3 + 5 = 8。

活检标本的 Gleason 分级与随后的前列腺切除标本的 Gleason 分级相关性较好。最常见的导致分级不符合的原因是肿瘤的分级介于两个级别之间。在活检标本中几乎从不诊断 Gleason 评分 2 ~ 4 的前列腺腺癌，由于该类前列腺腺癌少见，几乎仅见于移行区，而穿刺活检标本主要在外周区取材；Gleason 1 级及 2 级的肿瘤结节通常较穿刺针直径大，其边界在穿刺活检中难以确定；过去大多数在活检标本中诊断为 Gleason 评分 2 ~ 4 的前列腺腺癌在现在则诊断为 Gleason 评分 5 ~ 6；Gleason 评分 2 ~ 4 的前列腺腺癌癌生物学行为惰性，易使临床医师低估肿瘤的恶性潜能，并延误治疗。

三、不同方法获得的前列腺标本的评价

临床医师采取的前列腺标本根据方法不同有以下几种：前列腺穿刺活检标本、前列腺电切标本、全前列腺切除标本以及前列腺根治性切除标本。

（一）前列腺穿刺活检标本的评价

从前列腺不同区域穿刺活检获得的标本应放在标明部位的不同容器内送病理检查。病理科医师在取材时应将每一个不同区域的组织制作 1 个蜡块，不能将所有活检组织制作 1 个蜡块或将取自前列腺一侧的组织制作 1 个蜡块。病理科医师对每一条组织应分别报告，若为前列腺腺癌则分别报告其 Gleason 评分；如果所有穿刺组织均放在一个容器中无法区分部位，则给每一条组织一个单独的评分，或给一个总的 Gleason 评分。这样做的原因主要是：①病理报告某一部位为不典型小腺泡增生或疑似癌时，临床医师在重复活检时重点取该部位。②前列腺不同的部位有一些诊断误区，如基底部的精囊腺组织或中央区及尖端的尿道球腺等组织在形态上与高级别上皮内瘤变相似，标明部位有助于病理科医师识别这些诊断误区。③若行近距离放疗则有助于确定靶位。④每一蜡块最多放两条组织条，这样有助于防止遗漏小灶癌或少量高级别癌，也可以避免因组织条过多导致组织破碎而无法判断癌组织累及组织条的数目、累及的百分比。

病理科医师在穿刺活检报告中还会提供前列腺腺癌的组织学类型，肿瘤的量，有无脂肪、血管、淋巴管、神经甚至精囊腺组织的浸润。前列腺腺癌有许多组织学类型，有些组织学类型如导管腺癌、小细胞癌、鳞形细胞癌、腺鳞癌、基底细胞癌等生物学行为不同于普通的前列腺腺癌，这些类型的前列腺腺癌对内分泌治疗缺乏反应，应单独诊断。穿刺活检标本中肿瘤量的测量包括阳性组织条的数目、所有组织条中总的癌的长度（mm）或每一组织条中癌的百分比，也可以给出所有送检标本中癌的总百分比。研究发现没有哪一种测量方法更为优越。前列腺穿刺活检标本中的前列腺腺癌的 Gleason 分级高、肿瘤量大常提示前列腺根治标本中肿瘤的 Gleason 分级高及肿瘤的量大。但由于取样误差，穿刺活检标本中 Gleason 分级低或肿瘤量少在前列腺根治标本中并不一定能得到同样的结果。穿刺活检标本中若发现癌组织侵犯神经，提示在前列腺切除标本中发现癌组织侵犯前列腺腺外组织的风险高；如有脂肪、精囊腺组织的浸润，提示肿瘤已侵犯前列腺腺外组织；如有血管、淋巴管的浸润，则提示肿瘤发生转移的概率高。

有时在前列腺穿刺活检标本中仅见到少量排列紧密的小腺泡群，提示有前列腺腺癌的可能而不足以诊断前列腺腺癌。这些腺泡的形态类似分化较好的前列腺腺癌，但缺乏充分的病理诊断特征（如病灶位于穿刺组织条的边缘或尖端，无法判断其是否在良性腺体间浸润。此时，若腺体没有明显的细胞和组织结构的异型，则不能确诊为癌）或者腺泡数量太少，只能怀疑而不能被确诊为癌。此时病理科医师会报告为"不典型小腺泡增生（ASAP）"或者描述为"小灶不典型腺体"，在早期文献中被称为不典型腺体或疑似癌。ASAP 不是一个独立的疾病或特定的诊断，也不是癌前病变，是许多疑似癌而又不能确定为癌的非典型小腺泡增生性病变的总称，作为一种病理诊断曾备受争议。在诊断 ASAP 时，病理科医师应在报告中加备注，说明为什么该灶疑似癌但诊断依据不充分，建议再次活检。ASAP 提示癌的危险性超过高级别前列腺上皮内瘤变（HGPIN）、血清 PSA 升高（大于 4 ng/mL）和年龄（>65 岁）等

危险因素。因此 ASAP 越来越引起临床和病理科医师的重视。也有人提出 ASAP 的名称缺乏警示意义，不足以引起患者和临床医师的重视，应恢复使用"疑似癌"的名称。因此专家建议，对诊断为 ASAP 的所有患者无论其血清 PSA 是否升高，都应在 3 个月内重复穿刺活检，重复穿刺活检应增加原来 ASAP 部位的取样针数。

（二）经尿道前列腺电切标本的病理评价

对经尿道前列腺电切标本（TURP），病理科医师应尽可能多地取材。推荐的取材方法是将送检的标本称重，12 g 以内的组织用 4~6 个蜡块全部包埋，超过 12 g 的组织每增加 5 g 则增加一个蜡块。病理报告中应提供前列腺腺癌的组织学类型、Gleason 评分、肿瘤的量以及肿瘤侵犯情况。根据肿瘤累及标本的百分比，以 5% 作为临床区分 T_{1a} 期及 T_{1b} 期的界限。研究发现 TURP 标本若包埋 6~8 个蜡块，所有 T_{1b} 的肿瘤都能被发现；如包埋 8~10 个蜡块，超过 90% 的 T_{1a} 病变可被发现。小于 65 岁患者的 T_{1a} 期肿瘤也应采取积极的治疗，因此这些患者的所有 TURP 标本必须全部检查。

最易与低级别腺癌混淆的是不典型腺瘤样增生（AAH，又称腺病），在 1.6% 的良性前列腺电切标本及 0.8% 的前列腺细针穿刺活检标本中发现 AAH 的存在。AAH 常因尿路梗阻进行的前列腺电切时偶然发现，发生于前列腺的移行区，常为多灶性。AAH 在结构上类似于前列腺腺癌，也是紧密排列的小腺泡群，但细胞无明显核仁及其他异型性，腺泡周围有完整或断续的基底细胞存在，常规苏木素－伊红染色切片辅以基底细胞的免疫组织化学标记以及 AMACR 染色可以进行鉴别。AAH 组织学上类似于前列腺腺癌，没有肯定的证据表明 AAH 患者存在或发展为前列腺腺癌的风险更高；但也有文献认为其为 Gleason 2 级的前列腺腺癌的癌前病变。

（三）根治性前列腺切除标本的评价

由于前列腺腺癌缺乏其特征性的大体表现，因此对根治性前列腺切除标本，病理取材应规范，对前列腺每一象限均进行检查，这样才能对前列腺腺癌进行准确的病理分期。参考美国印第安纳大学医学院程亮医师介绍的"前列腺腺癌根治标本的处理方法"。

1. 标本取材方法

（1）将根治性前列腺切除标本置于 10% 中性甲醛溶液中固定 24 h，固定液的量需超出前列腺的 5~10 倍，前列腺组织不能碰到标本缸的侧边。

（2）取材时将前列腺标本用墨汁浸没或用不同颜色的墨水涂抹整个前列腺表面，以辨别相应的解剖位置。

（3）从前列腺基底部切下精囊腺，沿长轴用三明治法对精囊腺组织取材。

（4）以垂直于直肠表面方向横切下 4~5 mm 厚度的前列腺尖部和基底部组织，即为前列腺远端和近端切缘，然后以 2 mm 的间隔垂直于墨水标记的表面切开，分左右侧切缘，包埋所有组织进行镜检。

（5）剩下的前列腺标本以垂直于直肠表面方向、3~5 mm 厚度连续做横切面。

（6）一般每个分左上、左下、右上、右下象限，每个象限取 4 个组织块，即取 16 个组织块进行镜检。剩余前列腺标本按原解剖位保存好，以备补充取材。

（7）如果所取组织的切片内未见癌灶，则包埋所有剩余标本做镜检。

（8）当包埋了整个前列腺组织后，镜下仍未发现肿瘤，可考虑深切所有的蜡块；同时将原来诊断的切片重新阅片以确定原诊断。

（9）有盆腔淋巴结清扫标本时，包埋所有标本进行镜检，以免仅取大体所发现的淋巴结而偶然漏诊。

仔细阅读以上取材组织块的切片，在报告中病理科医师提供肿瘤的组织学类型，Gleason 分级，肿瘤累及前列腺的范围，有无侵犯前列腺外脂肪组织，切缘情况，有无累及精囊腺、神经、血管、淋巴管等情况，如有盆腔淋巴结清扫标本则注明淋巴结转移情况。

2. 前列腺腺外组织浸润

前列腺缺乏组织学上独立的包膜，它的外周是一层不完整的纤维肌性组织，这层组织与前列腺腺内的纤维肌性间质连续，因此病理很难对包膜浸润或包膜穿透作出明确定义。在描述肿瘤浸润超出前列腺的范围至前列腺周围软组织时，用"前列腺外浸润"这个名称优于用"包膜穿透"。在确信肿瘤侵及"包膜"但未扩展到前列腺外时，有些作者用"包膜侵犯"这个词。如在前列腺纤维肌性组织外的脂肪组织或神经血管束中有癌组织浸润，是前列腺腺外组织浸润的标志。当肿瘤浸润前列腺腺外脂肪组织并引起促结缔组织增生性间质反应时，病理科医师往往难以判断位于纤维间质中的癌是在前列腺内还是前列腺外，这种情况在经过内分泌治疗或放疗后再切除的前列腺腺癌中比较多见。前列腺前叶和近膀胱颈部前列腺外的脂肪组织较少，诊断前列腺腺外浸润也较困难。因此前列腺腺外浸润的诊断有时还要结合临床手术所见和影像学资料做综合判断。前列腺尖端横纹肌间质内有癌浸润不是前列腺腺外组织浸润的依据。

3. 精囊腺侵犯

当癌组织浸润至精囊腺的肌层时方可诊断精囊腺侵犯。根据这一定义，肿瘤侵犯精囊腺提示预后不良。侵犯精囊腺最常见的通路是肿瘤在前列腺基底部穿透至前列腺外，在精囊腺周围软组织生长扩散，最终侵入精囊腺。少见的情况下，肿瘤可通过射精管直接扩散到精囊腺或者从前列腺基底直接侵入精囊腺。更少见的情况下，肿瘤可散在转移至精囊腺。前列腺腺癌局部扩散还可侵犯直肠，此时很难与原发的直肠肿瘤鉴别，这种情况很罕见。

4. 神经周围侵犯

神经周围空隙是前列腺外周区腺癌从前列腺内向前列腺外浸润的重要通道之一。在根治性前列腺标本中发现神经侵犯本身并不提示预后更差，因为神经周围侵犯仅代表肿瘤沿着阻力小的地方扩散而不是侵入淋巴管。

5. 脉管侵犯

在根治标本中是否有血管、淋巴管浸润不影响病理分期，也不作为独立的预后指标，但存在脉管侵犯增加根治性前列腺切除术后复发的风险，如有脉管侵犯则应报告给临床。

6. 肿瘤量

要计算前列腺根治标本中的肿瘤量必须将整个根治标本全部取材，从学术角度来看有这样做的必要，但在实际工作中不太现实，也不需要这样做。将前列腺组织全部包埋或将大部分外周区及小部分前列腺前叶组织包埋，二者对发现癌的分级、分期符合率达97.5%。多数研究发现如考虑到Gleason分级、病理分期及切缘情况，肿瘤的量不能作为独立预测根治性前列腺切除术后肿瘤的进展因素。因此，目前尚不建议为临床治疗目的计算根治性前列腺切除术中肿瘤的量，但至少要将两侧外周区肉眼可见的可疑癌灶和可能阳性的切缘全部取材，如果第一次取材组织中没有发现癌，则将剩余的组织全部包埋。

7. 切缘情况

切缘阳性与患者术后进展有关，增加肿瘤局部复发的危险性。根治性前列腺切除标本在取材前用墨水将周围均涂上颜色，当墨水着色处有癌组织（癌组织同样被墨水着色）时才判断为切缘阳性。前列腺尖端切缘（下切缘）和靠近膀胱颈部的切缘（上切缘）阳性对临床和预后有更重要的意义，常据此决定患者是否需要行术后放疗。即使组织学上是阳性切缘，再次加切组织并不总能发现肿瘤，因此有阳性手术切缘患者中仅约50%的病例在根治性前列腺切除术后发生肿瘤进展，也有证据表明肿瘤紧靠切缘并不一定有更高的复发风险。如果术后病理发现切缘不是前列腺外脂肪组织或纤维肌性组织，而是正常的前列腺腺体，病理报告中应注明，因为若手术时前列腺组织未切净，留有小块前列腺组织，则术后患者的血清PSA仍可能维持在一个比较低的水平，而不一定是因为肿瘤复发所致。

8. 盆腔淋巴结转移

淋巴结转移是预后不良的重要标志，转移灶常为多灶性小结节或弥漫的淋巴管扩散而非大的转移灶，对清扫的盆腔淋巴结应连同淋巴结周围脂肪组织一起包埋行常规病理检查，以免遗漏小的转移灶。如果临床医师要根据盆腔淋巴结阳性与否来决定是否进行根治性前列腺切除术，则可对盆腔淋巴结进行冷冻切片检查有无转移。

在多参数分析中，Gleason评分、前列腺腺外侵犯、手术标本切缘是预测肿瘤进展（即术后血清

PSA 水平升高）强而独立的因素。Gleason 评分 2 ~ 4 的患者几乎均可被手术治愈。Gleason 评分 8 ~ 10 的患者前列腺切除后预后差，淋巴结转移与否是主要的预后决定因素。Gleason 评分 5 ~ 7 的肿瘤占精囊腺及淋巴结阴性的根治性前列腺切除术切除病例的 88%，其预后可通过多种临床及病理参数来进行判断。

前列腺腺癌最常见的转移部位是淋巴结和骨。前列腺腺癌肺转移在尸检时非常常见，几乎所有病例同时伴骨侵犯。临床上，前列腺腺癌转移到肺常无症状。尸检中发现前列腺癌在转移到淋巴结、骨和肺之后，常见的转移部位包括膀胱、肝脏及肾上腺。

第三节　前列腺癌的诊断与分期

一、临床表现

早期前列腺癌通常没有症状，多数患者是通过体检筛查发现肿瘤，少部分患者甚至是因为行前列腺增生手术后病理诊断，也有部分人在死亡时终身携带未被发现的前列腺癌，尤其是 PSA 问世以前极为常见，这些大多属于进展缓慢的低危前列腺腺癌。前列腺腺癌发展到晚期可能出现不同的临床症状，主要如下。

（一）排尿障碍

肿瘤侵犯或阻塞尿道、膀胱颈时，则会出现类似下尿路梗阻或刺激症状。因前列腺腺癌多数发生在前列腺外周带，对尿道的压迫影响较小，排尿功能障碍一般进展缓慢，表现为尿频、排尿费力、尿线变细、夜尿增多等类似前列腺增生症状。对于进展快的患者可能症状明显，严重者可能出现急性尿潴留、尿失禁。

（二）出血

表现为血尿、血精等。前列腺癌出现血尿很少见，多数是因为肿瘤侵犯尿道、膀胱颈引起的血尿，发生率大约 15%，可以是镜下血尿，严重时呈肉眼血尿，应该与膀胱癌鉴别。出现血精可能是肿瘤侵犯至输精管或精囊所致。老年人出现血精应该考虑到前列腺腺癌的可能性。

（三）疼痛

前列腺癌引起疼痛极为少见，如肿瘤侵犯或压迫输精管会引起腰痛、射精痛，部分患者出现患侧睾丸疼痛。癌灶突破包膜侵犯盆腔神经丛的分支时，可出现会阴部疼痛。

（四）转移灶引起的症状

1. 骨转移

前列腺癌极易发生骨转移，而骨转移引起的症状通常是最常见或最早发生的。常见转移部位依次是胸椎、腰椎、肋骨、骨盆，有时可发生在四肢长骨、胸骨等。骨转移的主要表现为疼痛和骨折。疼痛多表现为持续的腰、背、髋部隐痛或钝痛，部分患者出现坐骨神经痛。因前列腺癌骨转移多为成骨性，骨折发生率明显低于破骨性骨转移所致。前列腺癌引起的病理性骨折以股骨和肱骨等长骨为多见，脊椎骨折虽然不多见，但后果严重，脊椎骨折引起下肢截瘫可直接影响患者的生存。部分患者出现骨髓抑制症状，表现为出血、白细胞减少或贫血等。

2. 淋巴结转移

前列腺癌淋巴结转移多无临床症状。晚期患者如果髂窝淋巴结肿大压迫髂静脉可能导致下肢水肿和阴囊水肿，腹主动脉旁淋巴结肿大压迫可出现相应的临床表现。

3. 内脏转移

肺转移表现为咳嗽、咯血、呼吸困难、胸痛、胸腔积液；肝转移表现为黄疸、肝功能异常；胃肠道转移表现恶心、呕吐、出血、上腹痛等；颅脑转移可引起头痛、嗜睡、复视等神经系统症状。

4. 恶病质

与其他恶性肿瘤一样，前列腺癌到终末晚期会出现全身情况恶化、极度消瘦、DIC、严重贫血等表现。

二、直肠指检

前列腺癌的诊断方法很多，诊断流程应该包括临床初步筛查，影像学检查，前列腺穿刺活检明确诊断，进一步检查进行临床分期。临床上绝大多数前列腺癌患者通过前列腺系统性穿刺活检可以获得组织病理学诊断。然而，最初可疑前列腺癌通常由前列腺直肠指检或血清前列腺特异性抗原（PSA）检查后再确定是否进行前列腺活检。因此，直肠指检联合 PSA 检查是目前公认的早期发现前列腺癌最佳的初筛方法。

大多数前列腺癌起源于前列腺的外周带，直肠指检（DRE）对前列腺癌的早期诊断和分期都有重要价值。对于 50 岁以上或有前列腺癌家族史的 45 岁以上男性每年应接受例行 DRE 检查。典型的前列腺癌在直肠指检时可扪及坚硬如石的不规则结节，边界不清，无压痛或轻压痛，活动度差。DRE 发现前列腺结节应该与前列腺结石、肉芽肿性前列腺炎、前列腺结核鉴别。

值得提出的是 DRE 发现典型的结节，对前列腺癌诊断和分期具有重要的价值，但无结节发现并不能排除前列腺癌，部分小肿瘤发生在前列腺移行区 DRE 很难发现，应该进行影像学检查。另外，DRE 因检查者个人经验不同而致检查结果差异较大，临床上应结合 PSA 和影像学检查做出初步判断。

因为 DRE 检查对前列腺进行触摸按压，可能会导致 PSA 入血而影响血 PSA 值，应先抽血检查PSA，后进行 DRE。

三、前列腺特异性抗原检查

1. 前列腺特异性抗原概述

前列腺特异性抗原（PSA）作为肿瘤标记物在前列腺癌的诊断、分期以及监测和随访中得到广泛应用。PSA 于 20 世纪 70 年代早期被发现，1986 年首次应用在临床，并很快取代前列腺酸性磷酸酶成为最重要的前列腺癌的肿瘤标记物。PSA 的发现，对前列腺癌的诊断和治疗监测具有划时代的意义。

PSA 是一种丝氨酸蛋白酶，也称为人类腺激肽释放酶3，是人类腺激肽释放酶家族的成员之一，编码基因位于 19 号染色体的长臂，其分子结构为 237 个氨基酸组成的单链糖蛋白，具有糜蛋白酶样活性，半衰期为 2.2～3.2 d，由前列腺腺泡及导管上皮细胞合成，储存在胞质小体、粗面内质网和溶酶体中，通过胞吐作用分泌入前列腺导管腔内。

射精时，大部分 PSA 释放出来，成为精液的组成部分，精液中 PSA 的浓度很高，为 0.2～5 g/mL。研究发现，精液中含有精液凝胶素 I、II 和纤溶酶，这些蛋白构成了精液凝块的主要部分，它们在射精时形成，具有捕获精子的作用，而 PSA 的蛋白水解作用可以使精液凝块液化，从而使精子可以运动。少量 PSA 可通过上皮基底膜和前列腺间质扩散进入血清，发生前列腺癌时，PSA 的合成并未增加，由于上皮基底膜的破坏，屏障消失，使释放入血清的 PSA 增加。另外，癌变时细胞极性消失，胞吐作用可直接把 PSA 分泌到前列腺间质中，也造成血清 PSA 增加。

2. 检查时机

中华医学会泌尿外科学分会（CUA），美国泌尿外科学会（AUA），美国临床肿瘤学会（ASCO）和欧洲泌尿外科学会（EAU）指南都建议 50 岁以上男性每年应接受例行 DRE、PSA 检查。对于有前列腺癌家族史的男性人群，应该从 45 岁开始进行每年一次的检查。

国内经专家讨论达成共识，CUA 指南推荐对 50 岁以上有下尿路症状的男性进行常规 PSA 和 DRE 检查，对于有前列腺癌家族史的男性人群，应该从 45 岁开始定期检查、随访。PSA 异常者应该复查，复查前了解有无影响 PSA 的因素存在，排除影响因素或怀疑有炎症存在，给予抗感染治疗后再复查PSA。对于老年男性 DRE 发现异常，应该进行 PSA 检查。老年男性有骨痛、骨折，前列腺癌的可能性很大，PSA 检查不可忽视。B 超或 MRI 等影像学发现前列腺异常回声或异常信号时应该进行 PSA 检查。

因为一些临床操作和疾病可能会影响血 PSA 值，因此 CUA 指南推荐 PSA 检测应在前列腺按摩后一周，直肠指检、膀胱镜检查、导尿等操作48 h 后，射精24 h 后，前列腺穿刺一个月后进行。如果患者有急性前列腺炎、排尿困难或尿潴留等疾病，给予抗炎处理和解除梗阻后再进行 PSA 检查。

3. 结果判定

目前国内外比较一致的观点是，血清总 PSA（tPSA）＞4.0 ng/mL 为异常。对初次 PSA 异常者建议复查。当 tPSA 介于 4～10 ng/mL 时，发生前列腺癌的可能性为 25% 左右（欧美国家资料）。

前列腺癌发病率和 PSA 值在不同人种有着极大差异。中国男性前列腺癌发病率明显低于美国和欧洲，不同 PSA 水平的前列腺癌穿刺阳性率在中国人明显低于美国人。因此，降低 PSA 临界值是否适合中国人目前尚无任何证据。

4. 游离 PSA

游离前列腺特异性抗原（fpSA）和总前列腺特异性抗原（tPSA）作为常规同时检测。多数研究表明 fPSA 是提高 tPSA 水平处于灰区的前列腺癌检出率的有效方法。

当血清 tPSA 介于 4～10 ng/mL 时，fPSA 水平与前列腺癌的发生率呈负相关。研究表明若患者 tPSA 在上述范围，fPSA/tPSA＜0.1，则该患者发生前列腺癌的可能性高达 56%；相反，如 fPSA/tPSA＞0.25，发生前列腺癌的可能性只有 8%。CUA 指南推荐 fPSA/tPSA＞0.16 为正常参考值（或临界值）。如果 fPSA 为 4～10 ng/mL，fPSA/tPSA＜0.16 时，应该进行前列腺穿刺。

5. PSA 密度

PSA 密度（PSAD），即血清总 PSA 值与前列腺体积的比值。前列腺体积是经直肠超声测定计算得出的。目前国际公认的 PSAD 正常值为＜0.15。因为血清 PSA 值与前列腺体积成正比关系，在血清 PSA 轻度增高时，PSAD 可有助于区分前列腺增生症和前列腺癌。当患者 PSA 在正常值高限或轻度增高时，用 PSAD 可指导医师决定是否进行活检或随访。PSAD 可作为临床参考指标之一。

6. PSA 速率

PSA 速率（PSAV）是 PSA 升高的速度，即连续观察血清 PSA 水平的变化，前列腺癌的 PSAV 显著高于前列腺增生和正常人。其正常值为＜0.75 ng/（mL·年）。如果 PSAV＞0.75 ng/（mL·年），应怀疑前列腺癌的可能。PSAV 比较适用于 PSA 值较低的年轻患者。在两年内至少检测 3 次 PSA。

$$PSAV = [（PSA2-PSA1）+（PSA3-PSA2）] /2$$

7. 血清良性 PSA（BPSA）与血清 PAS 前体（proPSA）

血清 PSA 多数与血浆蛋白结合的形式存在，游离 PSA 占 5%～40%。血清游离 PSA（fPSA）有多种异构体形式存在，其中 BPSA 被认为与良性前列腺增生有关，占血清 fPSA 的 20%～30%；proPSA 是 PSA 前体，以一种无活性的 PSA 形式存在，占血清 fPSA 的 30%～40%，proPSA 被认为与前列腺癌密切相关。BPSA 和 proPSA 的临床意义包括：

（1）检测 proPSA，proPSA/fpSA 对前列腺癌的诊断较 tPSA、fPSA/tPSA、cPSA 等具有更高特异性和敏感性，尤其是对 PSA＜4 ng/mL 的患者。

（2）通过检测 BPSA、BPSA/fPSA、proPSA、proPSA/fpSA、proPSA/BPSA 对前列腺癌与良性前列腺增生的鉴别具有重要的临床意义。

四、经直肠超声检查

经直肠超声（TRUS）检查是前列腺癌诊断的重要方法之一，其简便易行，应与 PSA 结合作为前列腺癌的初筛方法。前列腺癌好发于外周带，经直肠超声检查可以清晰显示前列腺内结构、移行区和血流变化，精确测量前列腺和前列腺内肿块体积。

在 TRUS 引导下在前列腺以及周围组织结构寻找可疑病灶，并能初步判断肿瘤的体积大小。TRUS 检查发现前列腺低回声结节，怀疑前列腺癌时行前列腺穿刺活检。大约有 50% 直肠指检未发现的肿瘤可经 TRUS 检查发现，TRUS 检查还可以了解前列腺包膜完整性，精囊、膀胱、直肠和直肠窝有无异常。在癌组织侵犯和突破前列腺包膜时 B 超显示包膜及包膜以外低回声占位。TRUS 检查在前列腺癌诊断特异性方面较低，发现一个前列腺低回声病灶要与正常前列腺、前列腺增生（BPH）、前列腺上皮内瘤变（PIN）、急性或慢性前列腺炎、前列腺梗死和前列腺萎缩等鉴别。在 TRUS 引导下进行前列腺的系统性穿刺活检，是前列腺癌诊断的主要方法。

五、前列腺穿刺活检

前列腺系统性穿刺活检是诊断前列腺癌最可靠的检查。目前最常用的穿刺方法有经直肠超声引导下穿刺和经会阴部穿刺。经会阴穿刺方法多采用近距离照射治疗的粒子置入方法，即经直肠超声定位后经会阴穿刺活检。此方法虽然同样能准确定位和有较高穿刺阳性率，但创伤较大，疼痛明显，通常需要麻醉。目前广泛接受和应用的方法是经直肠超声引导下前列腺系统穿刺。

1. 穿刺时机

因前列腺穿刺通常会穿破前列腺包膜引起出血，在 MRI 检查时对前列腺包膜完整性判断产生干扰，可能影响影像学临床分期。因此，如果确定行前列腺穿刺，在穿刺前先行 MRI 检查可能对前列腺癌局部分期更有参考价值。如果先行前列腺穿刺活检病理确诊前列腺癌，后行影像学检查进行临床分期，应该在穿刺 3~4 周后行 MRI 检查。间隔时间越长因穿刺造成的前列腺被膜损伤和出血吸收愈合越好，对 MRI 临床分期的影响越小。

2. 穿刺指征

对于前列腺穿刺指征国内外有不同观点，这可能与种族不同，与发病率、前列腺癌与 PSA 关系等有关。在美国、欧洲、亚洲部分国家，如日本，前列腺癌发病率高，有 1/4~1/3 的前列腺 PSA 为 4.1~10 ng/mL。因此，有人提出将 PSA 正常临界值降至 2.5 ng/mL。然而中国的前列腺癌发病率明显低于上述国家，低 PSA 的前列腺癌诊断率很低，如李鸣等报道 PSA 4~10 ng/mL 的前列腺癌穿刺阳性率仅为 15%，参考 f/tPSA 穿刺阳性率可提高到 17.4%。因此，CUA 指南将 PSA 4~10 ng/mL 定为灰区，在灰区内应该参考其他 PSA 指标。前列腺穿刺指征包括：

（1）直肠指检发现结节，任何 PSA 值。

（2）B 超发现前列腺低回声结节或 MRI 发现异常信号，任何 PSA 值。

（3）PSA >10 ng/mL，任何 f/t PSA 和 PSAD 值。

（4）PSA 4~10 ng/mL，f/t PSA 异常或 PSAD 值异常。

如果 PSA 4~10 ng/mL，f/t PSA、PSAD 值、影像学均正常，应严密随访。

3. 患者的准备

穿刺前应向患者详细介绍穿刺活检的目的和可能存在的风险。了解患者有无穿刺禁忌证，常规检查血常规和出凝血时间。如患者正在使用抗凝药物，则应停用一周。对于精神过度紧张的患者可以适当给予镇静药。经 TRUS 穿刺前，要求患者排干净大便，必要时使用开塞露或灌肠，穿刺前 1 d 和穿刺后几天口服抗生素。对于严重糖尿病，严重脑、心血管疾病，出血倾向和凝血功能障碍的患者应慎重。

4. 穿刺分区与穿刺针数

有关前列腺穿刺点和针数有许多不同的方法，最早由 Hodge 提出的 6 点穿刺法被认为是标准的系统穿刺。后来经大量的临床研究发现增加穿刺点能明显增加穿刺阳性率，并不明显增加并发症。因此，10 针以上的穿刺方法逐渐被广泛接受，包括 5 区 11~13 针等。

5. 穿刺步骤

患者常取左侧卧位，并尽量靠近床边。专用的端射式直肠探头，配以专用穿刺架。目前常采用 18~20G、长 20 cm 的穿刺针和自动活检枪。经 TRUS 将前列腺分区，设计穿刺部位和针数。局部麻醉，多应用利多卡因凝胶。前列腺系统穿刺完后，在结节病灶处补穿几针。

6. 穿刺后处理

预防性口服抗生素，连用 1~3 d，如患者发热可给予静脉抗生素。嘱患者多饮水，保持大便通畅。穿刺后出现血尿、血精、便血等，多数可自行恢复，必要时给予相应处理。

7. 重复穿刺

根据 PSA 值不同、肿瘤大小、位置不同、前列腺癌穿刺阳性率不同，许多患者需要进行第二次甚至更多次穿刺才能明确诊断。第一次前列腺穿刺阴性结果，在以下情况需要重复穿刺：

（1）第一次穿刺病理发现非典型性增生或高级别 PIN。

（2）PSA > 10 ng/mL，任何 f/t PSA 或 PSAD。

（3）PSA 4 ~ 10 ng/mL，复查 f/t PSA 或 PSAD 值异常，或直肠指检或影像学异常。

（4）PSA 4 ~ 10 ng/mL，复查 f/t PSA、PSAD、直肠指检、影像学均正常。严密随访，每 3 个月复查 PSA。如 PSA 连续 2 次 > 10 ng/mL 或 PSAV > 0.75/（mL·年）应再次穿刺。

因为前列腺穿刺是一种创伤性诊断方法，穿刺后可能出现发热、出血等，应当等患者完全恢复再考虑第 2 次穿刺。重复穿刺间隔时间尚有争议，目前多数主张间隔 1 ~ 3 个月再进行下一次穿刺。如果两次穿刺阴性结果，有上述重复穿刺指征者，应该进行两次以上穿刺。对于多次穿刺也有不同观点，Djava 比较了前列腺穿刺活检第 1、第 2、第 3、第 4 次的肿瘤检出率分别为 22%、10%、5% 和 40%。而且，第 3 和第 4 次检出的肿瘤 Gleason 分级、分期和肿瘤大小均低，因此，他们并不主张第 3、第 4 次穿刺。

如果两次穿刺均为阴性，并存前列腺增生导致的严重排尿症状，可行经尿道前列腺切除术（TURP），将标本送病理进行系统切片检查，发现癌组织应该按前列腺癌进行治疗。值得指出的是，TURP 术后，送检组织未发现癌并不能排除前列腺癌，因为前列腺癌多发生在外周带，而 TURP 切除的以增生的内腺移行带为主。如果患者 PSA 持续升高，应该继续诊断。

六、影像学诊断

（一）磁共振成像

MRI 具有较好的组织分辨率和三维成像特点。前列腺外周带 T_2 加权像中高信号区内出现低信号征象时，前列腺癌的可能性大，有一定诊断参考价值。移行区的异常信号应与前列腺增生鉴别。MRI 检查可以较清楚地显示前列腺包膜的完整性，因此在区别局限性与侵犯性前列腺癌方面有参考价值。MRI 预测前列腺癌侵犯包膜或包膜外浸润的准确率达 70% ~ 90%。MRI 在诊断有无精囊侵犯方面的准确率可达近 90%。有时 MRI 可以显示神经血管束（NVB）有无受侵犯，这对根治手术是否可行 NVB 保留具有重要价值。MRI 还可以显示是否侵犯前列腺周围组织及器官，盆腔淋巴结受侵犯情况及骨转移的病灶，在临床分期上有较重要的作用。磁共振光谱学检查（MRS）是根据前列腺癌组织中枸橼酸盐、胆碱和肌酐的代谢与前列腺增生和正常组织中的差异呈现出不同的光谱线，在前列腺癌诊断中有一定价值。正常前列腺组织中枸橼酸盐代谢明显高于胆碱 + 肌酐的代谢，如果胆碱 + 肌酐/枸橼酸盐 > 0.86 时癌的可能性大。

MRI 检查发现前列腺肿瘤时应该与其他前列腺肿瘤鉴别，如前列腺肉瘤。前列腺肉瘤多发生在较年轻的患者，进展很快，在 MRI 的表现多为肿瘤弥漫性增大，内部信号不均匀，挤压直肠、膀胱等邻近器官，前列腺周围脂肪层消失。

MRI 检查在鉴别前列腺癌与伴钙化的前列腺炎、较大的良性前列腺增生、前列腺瘢痕、前列腺结核等病变时常无法明确诊断。

MRI 在前列腺癌骨转移的诊断方面也有很好的参考价值，一般情况下，如果全身骨扫描发现可疑病灶，应该行 MRI 或 CT 进一步明确诊断。

（二）腹部 CT 检查

CT 对前列腺的外周带、中央带及移行带，以及前列腺被膜的分辨不如 MRI，对早期前列腺癌诊断的敏感性也低于 MRI。当癌组织局限于包膜内时，因癌组织与正常组织的 CT 值相近，诊断较困难，除含有大量黏液的黏液癌可见低密度区。如果癌组织突破前列腺包膜，CT 可见前列腺包膜外缘突出，病变较大时可见前列腺轮廓改变、病变区前列腺周边脂肪层消失征象，或肿瘤向膀胱内突出，此时 CT 有一定的诊断价值。

CT 发现上述征象时应与其他前列腺疾病鉴别。因为 CT 的诊断价值有限，前列腺癌患者进行 CT 检查的目的主要是协助临床医师进行肿瘤的临床分期。对于肿瘤邻近组织和器官的侵犯及盆腔内转移性淋巴结肿大，CT 的诊断敏感性与 MRI 相似。

此外，CT 在骨转移的诊断也有一定价值，因为大多数前列腺癌的骨转移是成骨性转移，CT 上表现为高密度影。对于破骨性转移，CT 上表现为低密度的骨质破坏。如果全身核素检查发现骨转移病灶时，可行 CT 或 MRI 进一步明确诊断。

（三）全身核素检查（ECT）

前列腺癌的最常见远处转移部位是骨骼。ECT 可比常规 X 线片提前 3～6 个月发现骨转移灶，敏感性较高但特异性较差，因此目前多不推荐低危前列腺癌进行骨扫描检查。因为在美国、欧洲多数国家和地区以及日本等发达国家实行 PSA 筛查，70%～90% 前列腺癌诊断时为局限或局部进展前列腺癌。因为在我国没有常规的 PSA 筛查，有相当一部分患者属于晚期，接近一半的前列腺癌在诊断时已发生远处转移或局部进展。因此，CUA 指南推荐一旦前列腺癌诊断成立，建议进行全身骨显像检查（特别是对于 PSA >20 ng/mL，GS 评分 >7 的病例），有助于准确判断前列腺癌的临床分期。

（四）X 线检查

X 线检查不作为常规前列腺癌诊断方法，如果骨扫描怀疑骨转移时，可行局部 X 线检查进一步明确诊断。因此，X 线检查只作为前列腺分期，了解有无转移。前列腺癌骨转移在 X 线的表现为多发的密度增高的斑块状阴影，可见骨质破坏的密度降低区。病理性骨折时 X 线检查见骨折发生在骨转移病灶部位。

因此影像学检查在前列腺癌的诊断方面都存在局限性，最终明确诊断还需要前列腺穿刺活检取得组织学诊断。

七、临床及病理分期

早在 1956 年，由 Whitmore 首先提出前列腺癌的 ABCD 分期方法。1975 年，Jewett 对此方法进行了修改，形成了 Whitmore-Jewett 分期系统。此分期系统在 20 世纪 70～90 年代被广泛认可和应用。另一种常用的分期方法是 TNM 分期，TNM 分期方法于 1975 年问世后，由美国癌症联合会（AJCC）和国际抗癌协会（UICC）于 1997 年做了新的规定，2002 年做了进一步更新。与 Whitmore-Jewett 分期系统比较，更新后的 TNM 分期更能够准确反映肿瘤局部浸润情况、局部淋巴结转移、远处淋巴结转移、远处转移的情况。TNM 分期在制定恰当的治疗方法、观察疗效和判断预后等临床实际操作中较 Whitmore-Jewett 分期系统更有优势。因此，TNM 分期方法至今已逐渐替代了 Whitmore-Jewett 分期方法，现今已极少应用后者。

前列腺癌分期的目的是指导临床治疗方法的选择和预后评价。TNM 分期是目前临床广泛认可和采用的分期方法。前列腺癌的临床分期方法主要依靠影像学检查，包括 MRI、CT、骨扫描、X 线等检查，直肠指检（DRE）、穿刺活检阳性针数和部位也是分期的重要方法，PSA 和 Gleason 评分对临床分期有协助和参考价值。病理分期是最终的分期，以 pT_1、pN_1 等表示。以下是 TNM 分期的临床意义和标准。

1. T 分期

表示原发肿瘤的局部情况，主要通过 DRE、MRI 和前列腺穿刺阳性活检数目和部位来确定，肿瘤病理分级和 PSA 可协助分期。

2. N 分期

表示淋巴结情况。临床 N 分期主要靠 CT、MRI、B 超等方法，根据淋巴结大小、形态进行判断，了解淋巴结转移情况。准确的 N 分期只有通过淋巴结切除活检才能明确。N 分期对准备采用根治性疗法的患者是重要的，分期低于 T_2、PSA <20 ng/mL 和 Gleason 评分 <6 的患者，淋巴结转移的机会小于 10%。

3. M 分期

主要针对远处淋巴结转移、骨骼转移和其他器官和组织转移。骨扫描、MRI、CT、X 线检查是主要的检查方法。尤其对病理分化较差（Gleason 评分 >7）或 PSA >20 ng/mL 的患者，应常规行骨扫描检查。出现其他器官转移的患者多数预后极差。

第四节　前列腺癌观察等待治疗

前列腺癌的治疗方法很多，包括观察等待、前列腺根治性切除手术、近距离照射治疗（放射性粒子置入）、体外放射治疗、内分泌治疗、化疗、冷冻治疗、高能聚焦超声等局部治疗方法，以及骨转移治疗、疼痛治疗等。临床上根据患者的年龄、身体状况、临床分期、病理分级等选择不同的治疗方法和治疗方案。

一、前列腺癌的自然病程

与其他恶性肿瘤相比，前列腺癌是一种发展缓慢的疾病，尤其是那些低危前列腺癌。早年就有人总结了大量前列腺癌的发展趋势，认为早期前列腺癌一半以上生存期长达 10 年，30% 的患者生存期超过15 年。Bames 认为 2/3 的以上的前列腺癌并非死于前列腺癌。

自 20 世纪 70 年代以来，涌现出一系列的前列腺癌观察等待的报道。Chodak 等（1994 年）报道了828 例来自欧洲、北美和以色列的前列腺癌患者的流行病学资料，认为低分化前列腺癌的死亡率是高分化前列腺癌的 10 倍，低分化前列腺癌的 10 年生存率仅为 34%，而高分化前列腺癌为 87%。JonesGW（1992 年）报道了局限前列腺癌长期观察等待的结果，233 例局限前列腺癌患者观察 22 年，其中 44 例患者因疾病进展接受了 ^{125}I 组织间置入治疗，其余患者均未接受外放疗和根治性手术治疗。本组患者的总生存率与同时期美国平均生存年龄表中同龄人无差异。Johansson JE 等（2004 年）报道了早期前列腺癌自然病程的研究结果，他们对 223 例 $T_1 \sim T_2N_xM_0$ 前列腺癌患者采用观察等待处理，如果患者出现症状，可给予内分泌治疗。结果 39 例（17%）患者经历了疾病进展和进一步处理，大多数患者在前 10 ~ 15 年病情稳定。继续观察 15 ~ 20 年（此时仍有 49 例存活）结果无疾病进展生存、无转移生存和前列腺癌特异生存均明显下降。作者认为早期前列腺癌的自然病程很长，多数患者在长时间后逐渐出现疾病进展和转移，因此，他们提出只有患者的预期寿命大于 15 年才考虑行根治性手术治疗。

前列腺癌的自然病程长，进展缓慢是不争的事实，但是否应该提倡早期前列腺癌的观察等待也有不同观点。Bill-Axelson A 等（2005 年）比较了早期前列腺癌观察等待和根治性手术治疗的结果，其中348 例采用观察等待，347 例根治性手术。平均随访 8.2 年，106 例（30%）观察等待组患者和 83 例（24%）根治手术组的患者死亡（$P = 0.04$），其中 50 例（14.4%）观察等待组患者和 30 例（8.6%）根治手术组的患者死于前列腺癌，观察时间越长死于前列腺癌的风险越高。观察 5 ~ 10 年，前列腺癌的风险、远处转移的风险和局部病灶进展的风险均明显增高。因此，作者认为根治性手术治疗可以降低前列腺癌疾病特异死亡率和总死亡率，降低远处转移和局部病灶进展的风险。

上述 Bill-Axelson A 的报道只考虑了生存和疾病进展风险，而并未考虑患者的生活质量。Katz G 等（2007 年）比较了治愈性治疗与观察等待的健康相关生活质量（HRQOL），治愈性治疗组的患者不仅要经受手术或放射治疗的打击和痛苦，治疗后的并发症也明显影响他们 HRQOL。尿失禁、性功能障碍是影响治愈性治疗组患者 HRQOL 的最主要的问题，各项 HRQOL 评分指标在治愈性治疗组患者均显著低于观察等待组。对于早期低危前列腺癌选择观察等待能保证患者的生活质量。

二、观察等待治疗的概念

观察等待治疗指主动监测前列腺癌的进程，在出现病变进展或临床症状明显时给予其他治疗。近年来人们更多地使用主动监测这一名词。观察等待这一方法的问世主要是前列腺癌是发展缓慢的疾病。如果没有前列腺癌筛查，许多低危前列腺癌并不被临床发现而伴随患者到死亡，患者并非死于前列腺癌。这类患者如果通过各种筛查手段被临床诊断为前列腺癌，他们将经历不同的治疗，如根治性手术、内分泌治疗等，遭受创伤和经历多种治疗带来的不良反应。基于上述原因，多年来有许多人提出了质疑，认为是否应该将所有前列腺癌都诊断出来，尤其是那些无临床意义的低危前列腺癌。

甚至近年来有大量文献对 PSA 筛查提出质疑，认为常规 PSA 筛查与不筛查比较虽然发现的前列腺癌多，但生存率两组无差别。由此推断 PSA 筛查使前列腺癌诊断病例增加，而增加的部分大多数是无临床意义的低危前列腺癌，对这些患者治疗与不治疗其生存率并无差别。因此，观察等待治疗适合部分前列腺癌患者。

三、适应证

观察等待治疗并非放弃治疗，而是主动监测前列腺癌的进程，定期随访观察患者，在出现病变进展或临床症状明显时给予其他治疗。目前，越来越多的早期和中、低危前列腺癌被诊断，在临床上很难判断哪些属于不发展或发展缓慢无临床意义的低危前列腺癌，哪些患者可能会快速进展。因此选择观察等待治疗的患者一定要严密监测。对于观察等待治疗的适应证目前很不统一，在美国和欧洲部分国家和地区对前列腺癌观察等待的适应证放得比较宽。虽然前列腺癌的自然病程长、进展缓慢，但不采用积极治疗仍有一定疾病进展的风险。因此，CUAL 指南推荐的适应证有以下两种情况。

（1）低危前列腺癌（PSA 4~10 ng/mL，GS≤6，临床分期≤T_{2a}），不接受积极治疗引起的不良反应的患者。

（2）晚期（M_1）前列腺癌患者，仅限于个人强烈要求避免治疗伴随的不良反应，对于治疗伴随的危险和并发症的顾虑大于延长生存和改善生活质量的预期。

四、随诊方法和注意事项

选择观察等待治疗的患者必须充分知情，了解并接受肿瘤局部进展和转移的危险，并能够接受密切的随访，对临床局限性前列腺癌并适合根治性治疗的患者，如选择观察等待治疗，患者必须了解并接受局部进展和转移的危险。

对于观察等待的患者必须密切随访，每 1~3 个月复诊一次，不能按时随访或依从性差的患者尽量不选用观察等待。如果患者长期病情稳定，可每 3 个月随诊一次，但如果随访指标不稳定应该缩短随访间隔，每 1 个月随访一次。随访检查项目包括 PSA、DRE、临床表现，其中临床表现应该注意患者排尿症状，有无血尿、血精，有无骨骼疼痛等。如果发现 PSA、DRE 有进展，或出现临床表现应该进行影像学检查，包括 B 超、MRI 等。通过上述 DRE、PSA 检查和影像学检查，确定有前列腺癌病变进展的患者可考虑转为其他治疗。

五、进展患者的治疗

选择观察等待治疗的患者出现病变进展，选择的治疗方法很多，根据患者具体情况而选择，如果患者符合条件，应该首先考虑治愈性治疗。

（1）根治性前列腺切除手术：对于观察等待发生进展患者，如果肿瘤局限于前列腺，患者身体状况良好，预期寿命 >10 年者可考虑行根治性手术治疗。具体参考根治性手术章节。

（2）近距离照射治疗：对于观察等待发生进展患者，如果肿瘤局限于前列腺，预期寿命 <10 年，>5 年者可考虑行近距离照射治疗。

（3）体外放射治疗：对于观察等待发生进展患者，肿瘤局部进展（$T_{1\sim4} N_{0\sim1} M_0$），但无远处转移，不能采用根治性治疗的患者可给予体外放射治疗。

（4）内分泌治疗：对于观察等待发生进展患者，肿瘤局部进展或无局部进展，远处转移或无远处转移，高龄不符合根治性治疗条件或患者不愿接受根治性治疗的可选用内分泌治疗。对于观察等待治疗的患者如果疾病进展，采用间歇内分泌治疗或单纯去势治疗可能是较好的选择。

第五节　前列腺癌根治性手术治疗

一、开放根治性前列腺癌切除手术

前列腺癌根治性手术是治疗局限性前列腺癌最有效的方法，已有 130 余年的历史。手术有 3 种主要术式，即传统的经会阴、经耻骨后（逆行法、顺行法）及近年发展的腹腔镜和机器人辅助腹腔镜前列腺癌根治手术。

1866 年，德国 Kncher 首先创立了经会阴前列腺癌根治术，1905 年 Young 首先描述了这一术式，使此术式成为治疗前列腺癌的标准术式。1947 年 Millin 首先提出了耻骨后路径前列腺癌根治术，1949 年 Memmelaar 和 Millin 首先完成该手术；但直到 20 世纪 70 年代人们才认识到清扫盆腔淋巴结是治疗前列腺癌的一个重要步骤，并使耻骨后入路成为前列腺癌根治术的主要术式。1979 年 Walsh 和 Reiner 精确描述了阴茎背深静脉丛和前列腺周围解剖。

1982 年 Walsh 和 Donker 改进了耻骨后路径前列腺癌根治手术的术式，显著降低了手术失血量和尿失禁、阳痿发生率。1990 年 Schuyyesseler 首先采用腹腔镜行盆腔淋巴结切除术，随后有人开始应用腹腔镜行前列腺癌根治术。近年腹腔镜技术快速发展与成熟，许多腹腔镜专业化中心已经常规开展腹腔镜根治性前列腺切除术，包括保留神经血管束的根治术。腹腔镜手术的疗效与开放性手术类似，但术中和术后并发症明显减少。2002 年 Stolzenburg 等首次报道腹腔镜腹膜外根治性前列腺切除术，进一步降低了手术并发症。近几年出现的机器人（达·芬奇系统）辅助腹腔镜技术使复杂的腹腔镜手术变得简单化，更易于掌握，学习时间明显缩短，这一神奇技术必将改变泌尿外科的未来。

有人认为耻骨后入路比经会阴入路的手术切缘阳性率低，也有人认为腹腔镜淋巴结切除加经会阴前列腺切除术比耻骨后手术的并发症少，但都缺少充分的随机研究证据。目前，根治性前列腺切除术中耻骨后入路仍是应用最多的主流术式，其可于术中完成淋巴结转移状况评估，且手术并发症低。经会阴手术已经较少应用，因为此入路无法同时进行淋巴结的评估，需要术前或术中先用腹腔镜完成盆腔淋巴结切除术。腹腔镜前列腺癌根治术是近年快速发展起来的新技术，与开放性手术比较，其技术难度较大、学习时间长、设备较昂贵，多局限在较大的医疗中心开展。然而随着技术日益成熟和普及，出血少、损伤小、恢复快等优势使腹腔镜前列腺癌根治性手术越来越多地被采用。

（一）适应证

前列腺癌根治性手术应该用于可能治愈的前列腺癌，也就是说肿瘤应局限于前列腺，尚未浸透包膜或固定，尚未发现区域淋巴结转移或远处转移（即临床 T_1、T_2 期肿瘤）。已经明显侵犯前列腺包膜外或精囊，或明显存在淋巴结转移或远处转移的肿瘤，均不适合根治性手术治疗。手术适应证不仅应考虑肿瘤的临床分期，也应考虑患者的预期寿命，还应考虑患者的健康状况。手术没有硬性的年龄界限，不应仅因年龄因素拒绝患者的手术要求。但应告知患者，70 岁以后伴随年龄增加手术并发症及死亡率也会增加。

1. 临床分期

（1）T_1 期：随着经尿道前列腺切除术（TURP）和前列腺特异性抗原（PSA）的广泛应用，T_1 期患者已经成为根治性前列腺切除术的主要治疗对象。其中包括 T_{1a} 期患者中年龄较轻、预期寿命 ≥15 年、尤为肿瘤分级较高者（B 级推荐）；T_{1b} 期和 T_{1c} 期患者中预期寿命 ≥10 年者（A 级推荐）。

T_{1a} 期患者如不治疗，5 年后肿瘤进展率约为 5%，10 ~ 13 年后进展率可高达 50%；T_{1b} 期患者如不治疗，5 年后大多数会出现肿瘤进展；T_{1c} 期患者尽管 11% ~ 16% 的肿瘤属于无临床意义的肿瘤，但多数仍属有临床意义的肿瘤，而且 30% 已达局部晚期癌。

（2）T_2 期：如患者预期寿命 ≥10 年，根治性前列腺切除术是首选标准治疗（A 级推荐）。T_2 期患者预后很好，然而，如不治疗，T_{2a} 期患者 5 年后肿瘤进展率为 35% ~ 55%，T_{2b} 期患者 5 年内肿瘤进展率将超过 70%。因此年龄较轻或身体较好的患者应选择前列腺根治性切除术，以获得更好的生活质量；对于年龄较大，预期寿命 <10 年或身体较差，有手术禁忌证的患者，最好选择激素疗法 + 放疗（A 级推荐）或放疗（B 级推荐）。

（3）T_{3a} 期：某些经选择的临床 T_{3a} 期患者，如预期寿命 ≥10 年，可以将根治术作为一种治疗选择。可以配合新辅助内分泌治疗或辅助内分泌治疗。

只有分期过度的临床 T_3 期肿瘤（约占 15%，实为 pT_2 期肿瘤）和个别的 pT_{3a} 期肿瘤可以从根治术中获益。例如有学者对血清 PSA < 10 ng/mL 的临床 T_{3a} 期肿瘤行根治术，患者 5 年无病生存率超过 60%。然而 T_3 期肿瘤的根治术治疗仍有争议。T_3 期患者 30%～50% 已有淋巴结转移，肿瘤根治术 5 年后无病生存率约为 20%，pT_{3b} 期患者多数在术后早期已出现肿瘤进展，手术效果较差。鉴于 T_3 期肿瘤手术并发症较高，手术切缘阳性、肿瘤局部复发、淋巴结及远处转移的风险也较高，多数学者不同意采用根治性手术治疗，而是采用日益流行的内分泌治疗与放疗联合疗法。

2. 预期寿命

局限性前列腺癌患者应以根除肿瘤为目标，预期寿命 ≥ 10 年者均可选择根治性前列腺切除术，其中 T_{1a} 期患者预期寿命应 ≥ 15 年，方可从根治术中获益。

3. 健康状况

前列腺癌患者多为高龄男性，身体状况不佳与手术并发症的发生率密切相关。因此，只有身体状况良好，没有严重的心肺疾病，才适合进行根治性前列腺切除术。

（二）禁忌证

以下情况属于前列腺癌根治性手术的禁忌证：

（1）患有增加手术危险性的疾病，如严重的心血管疾病、肺功能不良等。

（2）患有严重出血倾向或血液凝固性疾病。

（3）已有淋巴结转移或骨转移。

（三）手术方法

1. 耻骨后根治性前列腺切除术

术野开阔，操作简便易行，可经同一入路完成盆腔淋巴结切除，达到真正意义的根治治疗。手术分为两步进行：①改良式盆腔淋巴结切除术。下腹正中切口，整块切除髂动脉、髂静脉前面、后面及血管之间的纤维脂肪组织，下至腹股沟管，后至闭孔神经后方。取出切除组织后立即进行冷冻切片病理学检查，如发现淋巴结转移则应终止根治性手术。②根治性前列腺切除术。手术切除范围包括完整的前列腺、双侧精囊和双侧输精管壶腹段、膀胱颈部。术前应做好肠道准备、备血；经直肠穿刺活检者应等待 6～8 周再行手术，以免因炎症反应造成直肠及周围组织损伤，同时保留神经手术也较容易。以下是手术的方法、步骤。

（1）患者仰卧位，垫高臀部，手术台呈 20° 头低位。插入 F22 30 mL 气囊导管，排空膀胱。保留尿管有利于对前列腺尖部的操作，如有必要可放置肛管。

（2）耻骨联合至脐的下腹正中切口（下腹横切口很难进行盆腔深部操作，故不推荐），在中线处分开腹直肌，提起半月线将腹膜和筋膜从腹壁后分离下来，注意紧贴腹横筋膜分离以免损伤腹壁下血管，用牵开器撑开切口并将膀胱向上牵开。

（3）剪开前列腺两侧靠近盆腔侧壁的盆内筋膜，注意切开处需与前列腺和膀胱保持一定距离。用手指钝性分离前列腺尖部两侧靠近肛提肌腹的间隙，直视和用手触摸确定两条耻骨前列腺韧带，紧贴耻骨离断。

（4）解剖、分离阴部血管。

（5）解剖前列腺尖部，注意避开前列腺尖两侧缘后方的神经血管束。

（6）在尿道和前列腺尖部交接处用丝线或可吸收线双重缝扎含有背深静脉的组织，然后切断。用热盐水纱布暂时压迫两侧闭孔窝阻止渗血。将阴茎背静脉远端与尿道周围组织连续缝合，再连续缝合背静脉近端紧贴前列腺尖部游离尿道周围，切开尿道前壁，预先缝置尿道吻合线 6 针，依次完成 12 点、2 点、10 点、7 点、5 点，最后缝 6 点。直角钳紧贴尿道后壁分离穿过，注意保护神经血管束及直肠，切断尿道后壁。

（7）在两侧将前列腺筋膜向头端打开，沿神经血管束和前列腺侧后缘之间向头端分束游离、结扎前列腺两侧侧蒂，保留神经血管束。提起尿管及前列腺尖，在直肠和前列腺后壁之间分离，直至显露精囊和输精管。在精囊外侧靠近前列腺结扎切断血管。横断膀胱颈前壁，切除精囊及输尿管壶腹段。

（8）重建膀胱颈：自前向后间断缝合膀胱颈，使之缩至仅容一指尖；再间断缝合3～4针使膀胱颈口黏膜外翻，防止吻合口挛缩，缝合重建的膀胱颈恰似网球拍状；最后在膀胱颈口前后各自间断缝合浆肌层一针，以加强膀胱颈的控尿能力。用预置的6针可吸收线间断缝合膀胱颈，或连续缝合完成膀胱尿道吻合。

2. 前列腺癌的盆腔淋巴结清扫术

随着前列腺特异性抗原（PSA）的应用，前列腺癌淋巴结转移的发生率降至目前的2%～6%。这使得许多泌尿外科医师缩小前列腺癌根治术淋巴结清扫的范围或者不再实施淋巴结清扫。然而，目前的影像学和分子标记物仍然无法准确地预测前列腺癌的盆腔淋巴结转移，盆腔淋巴结清扫（PLND）仍然是前列腺癌分期最可靠的手段。Prasad SM（2008年）总结了2003—2005年共2 702例接受前列腺癌根治术的患者，总体上共有68%的手术实施了盆腔淋巴结清扫术，其中开放前列腺癌根治术（ORP）中83%实施了盆腔淋巴结清扫，而微创前列腺癌根治术（MIRP）中只有13%实施了盆腔淋巴结清扫。对于前列腺癌盆腔淋巴结清扫的范围也有不同意见，Heidenreich等对103例患者实施了扩大淋巴结清扫术，范围包括双侧髂外、闭孔、髂内、髂总以及骶骨前淋巴结，并和100例接受标准淋巴结清扫的患者进行了比较，扩大淋巴结清扫术和标准淋巴结清扫术的淋巴结转移发现率分别为26.2%和12%，扩大淋巴结清扫组中一些患者尽管闭孔淋巴结阴性，但髂内和骶骨前淋巴结却出现阳性，27例淋巴结转移的患者中的26例（95.8%）PSA大于10.5 ng/mL，且术前穿刺Gleason大于7分。淋巴结清扫术相关的并发症取决于清扫的范围，更常见于扩大淋巴结清扫术。Clark等进行的随机对照研究发现，扩大淋巴结清扫术的术后并发症明显多于标准淋巴结清扫术，扩大淋巴结清扫术发生的并发症占所有淋巴结清扫并发症的75%。淋巴结清扫术的并发症通常包括淋巴结囊肿、下肢水肿、肾静脉血栓形成，其发生率分别为3.3%、4.1%和1.6%。

改良式盆腔淋巴结清扫术手术步骤如下：

（1）进入膀胱前间隙后，在膀胱两侧分别用手指分离膀胱与髂血管之间的间隙，自腹股沟内环处将腹膜向内上方推开，游离精索。

（2）用拉钩将膀胱拉向内侧，结肠及腹膜拉向上方，用耙状拉钩将腹膜向外侧提起。切开髂静脉上的纤维脂肪组织，向远侧清扫直至清除腹股沟管附近的Cloquet前哨淋巴结。自骨盆骨面及耻骨梳韧带上清除所有纤维脂肪组织，止于旋髂静脉。

（3）切开髂动、静脉之间的组织，显露动脉的前方和内侧，外侧的组织不予处理。

（4）将分离的动、静脉之间的组织从髂静脉下方穿过，以细线结扎提起。

（5）游离这些组织至小骨盆内侧壁，以显露闭孔神经。提起闭孔淋巴结组织，向闭孔方向游离剩余的组织。

（6）结扎闭孔动、静脉，集束结扎所有来自下肢的淋巴管。钝性清理闭孔神经后面的组织，取出切除的组织。

（7）切除髂内动脉及其分支周围的纤维脂肪组织至盆腔。结扎、切断闭锁的脐动脉。

3. 经会阴根治性前列腺切除术

由于经会阴途径直肠损伤机会大，精囊切除困难，神经血管束不易观察，术后勃起功能障碍发生率高，同时无法完成盆腔淋巴清扫，使该术式的应用受到限制。而近年腹腔镜手术的快速发展重又带动该术式的兴起。手术同样分为两步进行。

（1）腹腔镜盆腔淋巴结切除术：同改良式盆腔淋巴结切除术。

（2）根治性前列腺切除术：手术切除范围和术前准备同上。手术的方法、步骤如下：

1）患者过度截石位，头低臀高、双足悬吊、会阴向上30°～45°。

2）会阴部倒U形或倒Y形切口。

3）经尿道插入长Young牵拉器至尿道球部，便于触及前列腺尖。

4）切开会阴浅筋膜，进入两侧坐骨直肠窝；切断中心腱，直达直肠纵肌。

5）牵拉器插入膀胱，将前列腺拖入切口，分离肛提肌，切断直肠尿道肌。

6）在前列腺尖部纵行切开 Denonvillier 筋膜后层，在此平面向两侧、向后分离前列腺的后面直至精囊，沿途谨慎保护好位于两旁的神经血管束。

7）在前列腺尖部切开尿道壁，更换短牵拉器并自切开处插入，直视下完全切断尿道。

8）向下牵拉前列腺，分离前列腺的前面直至膀胱颈，然后离断膀胱颈。

9）离断双侧输精管，游离双侧精囊，整块取出前列腺。

10）膀胱颈成形后与尿道吻合。

（四）并发症

1. 手术主要并发症及发生率

目前围手术期死亡（0～2.1%）、术中严重出血（1.0%～11.5%）、术后阴茎勃起功能障碍（29.0%～100.0%）、轻度尿失禁（4.0%～50.0%）、重度尿失禁（0～15.4%）、膀胱尿道吻合口狭窄（0.5%～14.6%）、直肠损伤（0～5.4%）、尿道狭窄（2.0%～9.0%）、深部静脉血栓（0～8.3%）、淋巴囊肿（1.0%～3.0%）、尿瘘（0.3%～15.4%）、肺栓塞（0.8%～7.7%）。腹腔镜前列腺癌根治术还可出现沿切口种植转移、转行开腹手术、空气栓塞、高碳酸血症、继发出血和穿刺处切口疝等并发症。随着对局部解剖的进一步认识及手术技巧的提高，这些并发症发生率仍在逐渐降低，而且有些并发症如在术中及时发现，积极处理并不对患者造成明显影响。

2. 术中预防并发症的关键措施

前列腺癌根治手术的并发症发生率与很多因素有关，包括手术者的熟练程度、临床分期、患者的体型和有无手术史等，此外手术的细致、解剖层次和视野清晰程度等与并发症的发生密切相关。

（1）避免严重出血：应在术中仔细可靠地缝扎阴茎背静脉丛。仔细处理前列腺尖部和两侧韧带。

（2）减少尿失禁的发生率：应在术中保护好直肠尿道肌、尿道断端及尿道外括约肌，保留耻骨前列腺韧带及耻骨直肠悬带，解剖性裁剪前列腺尖，尽量增加功能尿道长度，重视膀胱颈重建。

（3）减少直肠损伤：应在术前充分做好肠道准备，术中认清直肠尿道肌、狄氏（Denonvillier）筋膜等解剖结构，沿正确层面游离前列腺，一旦损伤肠壁应及时修补。

（4）减少勃起功能障碍（ED）发生率：应在术中谨慎解剖神经血管束并小心保护，也可应用电刺激确定神经血管束位置并予以保留。如保留双侧神经血管束，术后勃起功能恢复率为85%，而单侧为25%，不保留者则为0。损伤神经血管束后可应用腓神经移植使部分患者恢复自然勃起。

（5）预防吻合口瘘及狭窄：应在术中仔细止血，并使吻合严密而无张力；将膀胱黏膜间断缝合覆盖肌层表面，使新的膀胱出口黏膜外翻，可以防止吻合口挛缩；术后保留尿管3周，防止吻合口狭窄。

3. 并发症的处理

（1）淋巴囊肿：B超可以诊断，可采用穿刺抽吸治疗。

（2）尿失禁：提肛训练及抗胆碱能药物可逐渐改善，疗效不佳者需行人工括约肌植入术。

（3）直肠损伤：术中仔细检查，发现后仔细分层缝合，必要时行结肠造口，同时过度扩张肛门括约肌。

（4）阴茎勃起功能障碍：术中尽量保护神经血管束，术后试用磷酸二酯酶V型抑制剂（如万艾可、艾力达、希爱力等），严重者也可采用阴茎假体植入术。

（5）膀胱尿道吻合口狭窄：可采用扩张治疗，逐渐延长扩张间隔时间；扩张无效者可慎行膀胱颈尿道内切开。

二、腹腔镜根治性前列腺切除手术

腹腔镜手术的问世和发展是外科手术史上的一次革新，把外科手术推向一个新的高潮。腹腔镜前列腺癌根治手术始于20世纪90年代，人们用腹腔镜行盆腔淋巴结切除对前列腺癌进行分期。到1996年Price DT进行了腹腔镜前列腺切除手术动物试验，阐明了腹腔镜前列腺切除的可行性。1997年SchuesslerWW首次报道了腹腔镜前列腺癌根治手术的初步结果。此后，腹腔镜前列腺根治手术的报道如雨后春笋，充分显示了腹腔镜前列腺癌根治手术的优势。与开放前列腺癌根治手术比较，腹腔镜手术有创伤小，手术出血少，恢复快，术后并发症少等优势。目前在许多医院和医疗中心，腹腔镜前列腺根治手术已逐渐取代开放性手术。腹腔镜前列腺癌手术有经腹腔和经腹膜外耻骨后两种途径，手术时间短、术后恢复时间、总的治疗效果和术后并发症发生率二者无明显差异。Guilonneau 等比较了经腹腔和经腹膜外两个途径各 100 例，结果手术时间、出血量和围手术期并发症等两组无差异。因此，采用哪种途径应该根据术者的习惯和患者具体的情况选择。

（一）适应证

腹腔镜根治性前列腺切除术的适应证与开放性手术相同。

（1）局限前列腺癌。$T_{1\sim2}N_0M_0$ 患者，$T_{3a}N_0M_0$ 期前列腺癌如果患者年龄和身体条件符合根治性手术也可选择手术，可给予新辅助或辅助内分泌治疗。

（2）预期寿命 >10 年。

（3）是否选择保留神经血管束（NVB）手术。前列腺尖部触及结节和 MRI 可疑 NVB 受侵犯不能选择保留 NVB 手术；PSA >20ng/mL，Gleason 评分 ≥8 的患者慎重选择保留 NVB 手术。选择保留 NVB 手术还要根据患者意愿。

（二）禁忌证

同开放手术。

（三）术前准备

术前常规检查血尿常规，心、脑、肝、肾等重要器官功能，血生化，血电解质。服用抗凝药物如阿司匹林等应该停药 7～10 d，术前 1 d 进无渣饮食、肠道准备。其他如同开放性手术。

（四）腹腔镜器械准备

腹腔镜手术设备和器械的准备是保证手术成功的关键。成功的气腹制作和清晰的视野是保证腹腔镜手术顺利进行的关键，而这些均有赖于设备的完好无损。腹腔镜前列腺癌根治术所需的主要设备和器械包括：气腹机、超声刀器械和主机、冲洗/吸引器、气腹针、5 mm 和 10 mm 或 12 mm 套管针、0°或 30°腹腔镜、双极电凝、剪刀，抓钳/分离钳以及所需的消耗品包括钛夹、Hem-o-Lock、血管闭合器（Endo-GIA）、可吸收线等。因反复消毒和使用容易损坏上述器械，尤其是腹腔镜、套管针等，应该及时更换。

（五）手术方法

腹腔镜根治性前列腺癌切除术的手术与开放耻骨后前列腺癌根治术的前列腺切除和后尿道膀胱颈吻合步骤大致一样，不同的是手术入路和操作方式。腹腔镜是术者通过下腹部 5～6 个穿刺孔，在腹腔镜监视器监视下操纵器械完成的，并不直接接触手术部位。因此，手术难度最大，学习时间长。初学者应该遵循先体外操作、动物试验，最后进行人体手术操作的学习程序。以下是经腹腔途径手术步骤：

（1）体位。患者取仰卧位，两腿分开，臀部抬高，调节手术床呈 30°头低脚高位。消毒后留置 F20 导尿管。

（2）置入套管针和腹腔镜。在脐下缘弧形切开皮肤 1.5 cm，将气腹针刺入腹腔，注入 CO_2 至腹腔使压力达 13～15 mmHg。拔出气腹针，经此孔穿入 10 mm 套管针（Trocar）。首先探察有无腹腔内器官损伤，然后在腹腔镜直视下分别穿入另 4 个 Trocar。位置分别为脐下 2 cm 处水平，两侧腹直肌外缘各一个 10 mm Trocar 和两侧髂前上棘上方各一个 5 mm Trocar。通过 Trocar 分别置入不同的操作器械。

（3）游离膀胱顶和前壁。盆腔探察了解有无异常，如损伤出血、粘连、畸形等。于膀胱顶前部打开腹膜，进入膀胱前与腹壁间隙，充分游离此间隙。

（4）盆腔淋巴结清扫。包括髂内、髂外、闭孔、骶前淋巴结等。

（5）切开两侧盆内筋膜，充分游离前列腺两侧和暴露耻骨前列腺韧带，切断两侧耻骨前列腺韧带，充分暴露阴茎背深静脉丛（DVC）。

（6）解剖前列腺尖部，注意避开前列腺尖两侧缘后方的神经血管束。

（7）结扎 DVC。用 1-0 可吸收线缝扎 DVC，缝针应该从 DVC 与尿道之间穿过，避免损伤尿道和 DVC。切断 DVC，或此时不切断 DVC，等处理前列腺尖部时切断。

（8）确定膀胱颈的位置。由于无法用手直接触摸，术中可用腹腔镜器械探及前列腺和膀胱交界处寻找膀胱颈，也可牵拉 Foley 尿管观察水囊位置协助判断。

（9）切开膀胱颈。用超声刀沿膀胱前列腺交界处切割直达膀胱尿道黏膜。切开膀胱尿道黏膜，继续向膀胱后壁分离。

（10）游离输精管和精囊。切断膀胱颈后壁黏膜，分离逼尿肌与前列腺包膜，沿膀胱后继续分离暴露输精管壶腹，充分游离后切断。充分暴露精囊并完整分离切除双侧精囊。

（11）切开 Denovillier 筋膜游离神经血管束（NVB）。同上牵拉切断的输精管和精囊，同时向下压直肠显露狄氏筋膜，在前列腺基底部精囊下方 0.5 cm 处切开 Denovillier 筋膜，沿前列腺与直肠之间继续分离直至前列腺尖部。处理两侧前列腺侧韧带时注意止血，游离保护两侧 NVB（必要时）。

（12）切断 DVC，切断前列腺尖部尿道。切断 DVC 后充分游离前列腺尖部尿道。此时应该保留足够长尿道以保证不损伤尿道括约肌，保证术后控尿功能。

（13）重建膀胱颈。如果膀胱颈口过大，可在后壁间断缝合膀胱颈。经尿道在膀胱内置入 Foley 尿管，冲起气囊，间断或连续缝合膀胱颈和尿道，直至完成膀胱尿道重建。

（14）取出切除的前列腺，缝合伤口。

（六）并发症

腹腔镜前列腺癌根治手术的并发症与开放性手术并发症大多相似。不同的是因为腹腔镜使用 CO_2 气体建立手术空间，CO_2 可能引起并发症。

1. CO_2 可能引起的并发症

（1）皮下气肿。

（2）气腹针及套管针穿刺损伤腹腔内脏器和大血管。

（3）肺气体栓塞。

（4）CO_2 在血中转换为碳酸，致高碳酸血症和酸中毒。

（5）气腹使膈肌抬高、胸腔压力增高，造成限制性通气障碍，回心血流量减少。

2. 出血

根据大多数报道腹腔镜手术的出血量少于开放性手术。一个熟练的腹腔镜术者行前列腺癌根治手术一般不需要输血。Simforoosh N 比较了开放性手术与腹腔镜前列腺癌根治手术，开放性手术的出血量明显高于腹腔镜手术，开放组 19.7% 需要术中输血，而腹腔镜组 9.6% 需要术中输血。出血量与术者的经验、肿瘤分期、手术难度、患者胖瘦、有无手术史、有无伴随疾病及身体状况等有关。前列腺癌根治手术的主要出血见于处理背深静脉、切断膀胱颈、处理前列腺侧韧带、前列腺尖部和游离精囊等时。术中应该做到解剖清楚，操作细致，止血彻底。在穿刺气腹针和套管针 Trocar 时应小心，有刺入 Trocar 时损伤下腔静脉和髂血管等大血管引起大出血的案例，尤其是腹腔镜手术新手。超声刀和双极电凝在术中止血效果较好。

3. 脏器损伤

最常见的有直肠损伤、输尿管损伤、膀胱损伤等。在穿刺气腹针和套管针 Trocar 时容易损伤小肠，手术分离时容易损伤直肠和输尿管，尤其是有手术史或其他原因造成的粘连。对于术前分期过低，术中发现有肿瘤外侵造成粘连的更容易损伤直肠。直肠损伤可于术中行修补，如果修补失败可行结肠造瘘。

4. 尿失禁

尿失禁是前列腺癌根治术后最常见的并发症。无论是开放性手术，腹腔镜或机器人辅助腹腔镜手术均不可避免。不同手术方法的尿失禁发生率有所不同。尿失禁的发生率因不同术者，不同患者情况而差别很大。以下几个因素可能与尿失禁的发生有关。

（1）术者的熟练程度：术者的经验，细致操作是避免尿失禁发生的主要因素。

（2）肿瘤情况：临床分期，病理分级，以及肿瘤有无侵犯前列腺尖部，与手术的具体操作和切除范围有关，与术后尿失禁发生相关。

（3）患者的情况：患者胖瘦、有无腹腔和盆腔手术史等因素与手术难度密切相关。

避免尿失禁发生，除了术前准确分期、细致操作外，术者经验十分重要。在分离前列腺尖部时注意充分保留足够尿道以确保不损伤尿道括约肌，另一个重要环节是尽可能保留控尿神经。

5. 阳痿

阳痿是前列腺癌根治手术的常见并发症，如不采用保留神经血管束（NVB）的术式，术后大多数会发生阴茎勃起功能障碍。阳痿的发生与年龄、患者术前的基础性功能状态等密切相关。随着人们生活水平的提高，不断对物质生活和精神生活的追求，越来越多的人要求保留性功能。随着科技的不断发展，腹腔镜和机器人的问世，近年来解剖性手术的进一步发展，保留性神经的手术越来越普遍、越来越精细。近年来，大量文献报道了保留性神经的手术效果。Greco F 等对腹腔镜与开放手术的术后性功能做了比较，术后 1 年有 66% 腹腔镜组和 51% 开放性手术组患者可过正常性生活。

手术中是否行保留 NVB 还要视情况而定：对于 T_{2c} 和 T_{3a} 的患者要慎重选用，因为往往有临床分期过低现象存在；对于怀疑有神经血管束侵犯的患者应禁忌选用；对于高龄、术前无性功能或不要求保留 NVB 的患者可不行保留 NVB 手术，因为保留 NVB 延长了手术时间，增加出血量和对患者的打击，尤其是临床 T_{2c} 和 T_{3a} 患者增加切缘阳性率。

三、机器人辅助腹腔镜根治性前列腺切除手术

腹腔镜应用于泌尿外科手术，使切口缩小达到了极限，通过视频辅助，使手术的操作部位有理想的显露。但是，在关注其优点的同时，传统腹腔镜也存在着诸多不利之处，如镜头的不稳定性；视野是二维的，没有立体感；直器械自由度小；不符合术者人体工程学标准等。机器人辅助腹腔镜技术从 21 世纪初开始广泛应用于腹腔镜外科手术领域，其利用手术机器人手术系统的灵活性、精确性和可操控性，使手术的微创化程度进一步加深，克服了传统腹腔镜的不足，使得微创手术能更加完美。近年来，欧美国家及我国相继开展了机器人辅助腹腔镜根治性前列腺切除手术（RLRP）治疗局限性前列腺癌。

（一）机器人手术概述

1. 机器人外科的发展历史

纵观外科手术机器人的研究和临床应用发展历史，可以分为两种类别的手术机器人。

（1）持镜机器人：1994 年持镜机器人应用于临床，通过语音命令自动调节手术视野，可完全取代扶镜手的工作。

（2）操作机器人：均属于主仆机器人系统。1998 年第一代操作机器人（ZEUS、宙斯）面世，由于系统的局限性，后来被 Intuitive 公司收购。2000 年第二代操作机器人研制成功，并以文艺复兴时期伟大发明家"达·芬奇"命名该手术系统（da Vinci⑧System），于当年 7 月经美国 FDA 批准成为允许在临床使用的第一个合法的商品化手术机器人。早期的 daVinci⑧手术系统为 3 个机械臂，新型 daVinci⑧S 手术系统（2006 年）包括 4 个机械臂，最新的 daVinci⑩Si 手术系统（2009 年）则为高清三维视觉，整体更加小巧和高效。

2. 机器人手术系统组成（以 daVinci⑧S 手术系统为例）

da Vinci⑧S 手术系统是一个成熟的机器人手术平台，包括 3 个主要部分：医生控制台、手术车和影像处理系统。

医生控制台是机器人手术系统的控制中心，放置于消毒无菌区域之外。医生通过使用手柄和脚踏板控制位于患者体内的手术微器械和三维立体腔镜。其中三维视觉影像系统可将手术视野放大 12 倍，为在盆腔等有限空间内仔细进行组织解剖、分离、切除和施行精细缝合提供良好视野。外科医生通过操作控制台的助手获得和开放性手术一样直觉控制、运动范围和组织处理能力；且系统可以自动滤除手臂的自然颤抖和无意识移动，维持操作的准确性，避免误损伤。

手术车是机器人手术系统的运转部分，它的基本功能是支撑手术器械臂（3 个）和镜头臂（1 个）。

其中最具特色的为机器人手臂的"内手腕"系统（EndoWrist⑧），能够提供 7 个自由度的活动范围，即常规器械的 5 个自由度和关节腕左右、上下方向的 2 个自由度，由此精准、无缝的复制医生主手的操作动作，以期达到术者的手在患者体内做手术的效果。

机器人手术系统为外科医生提供了超越人手和普通腹腔镜器械所能达到的更好的灵活性、精确性及可操控性。但是，目前该系统也存在诸多不足，如没有触觉反馈系统，体格庞大，术者与助手交流不便，成本及维护成本较高等。

3. 手术机器人的优缺点

手术机器人的最大优点是视野清楚，手术解剖精确，机械臂多角度移动灵活，它能为术者提供一个真实、精确、放大、高清晰的手术视野。daVinci 机器人辅助腹腔镜在泌尿外科最早用于前列腺癌根治术，后逐渐扩大适应证，目前常用的适应证包括膀胱全切术、肾切除术、肾部分切除术、肾盂输尿管成形术、输尿管再植术等。理论上讲，daVinci⑧机器人辅助腹腔镜手术适用于所有单纯腹腔镜手术适应证，更适用于高精度、复杂、深部位的手术。这对于前列腺根治术来说相当重要，因为前列腺癌手术部位深，在保护神经血管束和前列腺尖部时手术精细且难度大。与开放性手术相比，腹腔镜手术创伤更小，手术刀口更美观，而且术后恢复快。

通过比较，机器人辅助腹腔镜手术与开放性手术虽然并发症发生率和切缘阳性率相似，但出血量少，尿控率和术后阴茎勃起功能恢复，腹腔镜手术明显优于开放手术。

手术费用较贵，限制了其普及。烦琐费时的术前准备限制了部分手术适应证，单纯肾上腺腺瘤切除、肾囊肿去顶、双侧精索静脉高位结扎、腹膜后淋巴结活检等手术单纯腹腔镜目前可能更有优势。Intuitive Surgical 公司将有第三代、第四代产品推出，不断改进优化，希望机器人辅助腹腔镜手术将来能发挥更大的优势。

在 2009 年的美国泌尿外科年会上，据统计目前美国前列腺癌根治术的手术方式中，机器人辅助手术大约占 63%，开放性手术占 36.8%，而传统腹腔镜手术仅占 0.2%。LRP 的逐渐减少，是由于越来越多的泌尿外科医生转为应用机器人辅助腹腔镜手术替代传统的手术方式。RLRP 手术创伤小，安全可靠，特别是术中出血量、肿瘤控制率及控尿恢复均能达到其至优于腹腔镜及开放性前列腺根治性切除术，并且能够明显缩短外科医生对手术掌握的学习时间，是泌尿外科微创手术的发展方向。

（二）机器人辅助腹腔镜根治性前列腺切除术

机器人辅助腹腔镜根治性前列腺切除术（RLRP）是目前前列腺癌微创治疗的最新进展。临床应用 daVinci 手术系统使得原先复杂和冗长的学习过程变得简单，并且可以获得更精细的切割，从而使患者得到更好的术后结果。与传统的手术方式比较，术中出血明显减少，几乎无须输血，术后患者恢复过程缩短。与传统腹腔镜手术相比，RLRP 的手术时间和住院天数无明显差异，但具有手术出血量少、术后并发症少、术后切缘阳性率低、中转开放手术率低、患者术后控尿能力恢复较好等优势。

机器人辅助的腹腔镜技术应用于根治性前列腺切除术，其手术适应证与开放性手术相同，为局限于包膜内的 $T_{1b} \sim T_{2c}$ 期的前列腺癌。对于前列腺癌 T_3 期患者是否适合行开放或腹腔镜下根治性前列腺切除术尚有争议，有主张行新辅助治疗后行开放或腹腔镜下根治性前列腺切除术以降低切缘阳性率，但这对 5 年生存率影响不大。

首例 RLRP 手术于 2000 年 6 月在法兰克福大学实施。Binder 等最早报道了 10 例此类手术，而在此之前他们并不是具有内腔镜手术经验的外科医师，这充分显示了机器人手术容易掌握的优越性。但是，将 RLRP 手术引入主流的泌尿外科领域应归功于 Menon 和他的团队。Menon 等于 2003 年创立了 VIP 技术，该技术率先应用腹腔镜技术经腹膜腔分离、切断脐正中韧带及脐内侧韧带以建立足够大的腹膜外间隙，剩余手术过程即在此腹膜外间隙进行，因此该技术结合了经腹膜外和经腹膜腔两种途径的优点。结果表明，这种手术可以更好游离神经血管束，在保护控尿功能，维持勃起功能，降低手术并发症等方面有突出的优点。

目前机器人根治性前列腺切除术多采用经腹膜腔途径，经腹膜外途径较少。Menon 等认为经腹膜外途径手术空间小，不利于操作，尤其对于周围粘连明显的手术更不适合。但经腹膜外途径入路更加直接，类似于开放性手术，对腹腔脏器干扰小，极少发生脏器损伤、肠粘连及腹腔感染等并发症。总结文献报道，经腹膜外途径 RLRP 适合于以下情况：①肥胖患者，经腹膜外途径可以缩短手术区域与 Trocar 置入点的距离。②术前有腹部手术史的患者，可以避免肠粘连松解的耗时和最小化肠管损伤的可能。③合并腹股沟疝的患者，经腹膜外途径 RLRP 可以避免需要经腹膜修补内环口的额外步骤。相反，在需要行扩大盆腔淋巴结清扫时，经腹腔途径 RLRP 减低了形成淋巴囊肿的危险。目前两种途径 RLRP 的应用基本持平。

传统的 LRP 对腹腔镜下游离和吻合技术的要求较高，相比之下，机器人腹腔镜系统的优质视野图像和更便于精细操作的器械，使得广大泌尿外科医生能够经历更短的学习时间，从而使患者获益。

1. 适应证

与开放性手术及腹腔镜手术相同。①局限型前列腺癌，临床分期为 $T_1 \sim T_{2c}$ 的患者。②预期寿命：患者预期寿命 ≥ 10 年。③健康状况：身体状况良好，没有严重的心肺疾病。相对禁忌证包括腹部外科手术史、放疗或去雄激素治疗史、经尿道或耻骨上前列腺切除史、肥胖（BMI >40）和前列腺体积过大（>100 g）。

2. 麻醉方式

气管插管全身麻醉。

3. 器械准备

泌尿外科普通腔镜基本器械，机器人手术微器械，机器人手术专用超声刀。特殊物品：3D 成像系统、一次性可冲洗吸引器、保温桶、防雾油、腔镜下取物袋、2-0 号可吸收线 2 根、0 号可吸收线 2 根、12 mL 穿刺器 1 个。

4. 术前准备

建议在前列腺穿刺活检术后至少 4~6 周后再进行手术，有助于创面的愈合和更清晰的手术视野。阿司匹林和（或）抗血小板药物至少在术前 1~2 周停药。术前常规使用预防性抗生素。术中选择性应用弹力袜和（或）联合皮下注射肝素预防下肢深静脉血栓形成。术前 1 天流质饮食并且使用缓泻药。术前或术中留置肛管，术中留置 Foley 尿管。

5. 体位

头低脚高仰卧小截石位，两腿外展、伸直。患者上臂置于身体两侧，所有受压点垫软垫。头低脚高倾斜角度不超过 $30°$，如果角度太大，长时间气腹会给心肺功能带来不利影响。

6. 固定

患者与手术床固定，双下肢绑弹力绷带，防止术中血栓形成。

7. 放置穿刺套管（经腹腔途径为例）

于脐上 1 cm 处作一长约 12 mm 纵向皮肤切口为镜头孔，以耻骨联合为中心，以其至镜头孔的距离为半径，作一弧线，于距镜头孔右、左侧各 8 cm 及左侧 16 cm 的弧线上分别作 8 mm 皮肤切口，为 daVinciS 系统第 1、第 2、第 3 臂机械臂孔，于第 1 臂孔外下 8 cm 置入 10 mm 套管为第一辅助孔，于第 2、第 3 臂孔间头侧 5 cm 处置入 5 mm 套管为第二辅助孔。以 Hasson 法将 12 mm 镜头孔穿刺套管置入腹腔，注入 CO_2，保持气腹压 14 mmHg，置入镜头，直视下将各穿刺套管置入上述各位点。每个机械臂孔之间及与镜头孔间的合适距离至少在 7.5~10 cm。

8. 手术方法

摆好体位，将床旁机械臂手术系统移入位，四臂与上述相应 Trocar 连接，并分别置入镜头、单极弯剪（1 臂）、双极钳（2 臂）、无创环钳（3 臂）、吸引器及辅助器械。手术方式采用经腹腔前入路顺行切除方法。

（1）分离耻骨后间隙，切开盆底筋膜：认清膀胱轮廓后，两侧以输精管为界，用单极弯剪和双极钳倒 U 形打开腹膜，进入并扩大膀胱前间隙和耻骨后间隙，去除前列腺及膀胱颈表面的脂肪组织，电凝离断阴茎背浅静脉。游离前列腺前面及侧面，在靠近盆侧壁切开盆内筋膜，向盆壁侧推开肛提肌，沿前列腺两侧向前列腺尖部分离，离断前列腺耻骨韧带；向后分离至精囊脚，显露前列腺两侧面、前面、前列腺尖部及尿道与阴茎背深静脉血管联合体。

（2）缝扎阴茎背深静脉复合体（DVC）：更换第 1、第 2 臂器械为持针器，用 2-0 可吸收线缝扎 DWC。

（3）离断膀胱颈：将镜头换成 30°镜，更换第 1、第 2 臂器械为单极弯剪及双极钳，用 da ViciS 第 3 机械臂环形钳牵引膀胱顶，放出膀胱内尿液，牵拉气囊尿管确定膀胱颈部，用单极弯剪和双极钳横断膀胱颈。分离出输精管，用单极弯剪电凝离断，完全游离双侧精囊。打开 Denonvillier 筋膜，沿其深浅两层间游离至前列腺尖部。

（4）保留神经血管束：以筋膜间法为例，剪开肛提肌筋膜，游离出神经血管束，用 Hem-o-Lock 夹闭精囊蒂，冷剪断。若不保留神经血管束，则用 Ligasure 离断精囊蒂。

（5）离断尿道：用电剪刀横断背深静脉复合体，冷剪刀切断尿道，完整切下前列腺及精囊。

（6）膀胱尿道吻合：更换第 1、第 2 臂器械为持针器，用 3-0 可吸收线双针连续缝合膀胱颈部和尿道，膀胱内留置 F18 双腔气囊尿管，注水检查有无吻合口漏。将前列腺及精囊置入标本袋内。检查术区无活动性出血，清点纱布、器械无误，于术区留置乳胶引流管一根，自第 1 臂孔引出。松开机械臂与套管的连接，移走 da8Vinci8S 床旁机械臂手术系统。扩大镜头孔切口后将标本袋及其内容物取出，缝合各切口。

（7）盆腔淋巴结清扫术：如术前患者血 T-PSA > 10 ng/mL，Gleason 评分 > 6 分，建议行盆腔淋巴结清扫术。

9. 并发症

机器人手术后并发症类型与开放及腹腔镜根治性前列腺切除术基本相同，主要包括疼痛、尿失禁、勃起功能障碍、直肠损伤、肠梗阻、尿潴留等。虽然一些临床研究显示，机器人辅助腹腔镜手术的并发症发生率较低，但是由于 RLRP 开展时间不长，对尿控功能、性神经保留技术和术前功能状态定义的统计差异，且并未比较机器人辅助腹腔镜手术与传统手术并发症发生率，所以关于其术后并发症的报道结果差异较大。

对于术后尿控功能的恢复，早期文献总结认为 RLRP 较开放手术及 LRP 均有较好的效果。考虑为 RLRP 术中三维视野使外科医生能够更加精细地分离前列腺尖部，更好地保护尿道括约肌，并增加了保留尿道的长度，从而使其早期的尿控恢复较好。同时，在术后性功能恢复方面 RLRP 也显示了明显优势。

在过去的 5 年里，RLRP 已成为机器人外科手术在泌尿外科应用最为成功的术式。RLRP 能够明显缩短手术时间及住院时间，减少术中出血，减轻术后疼痛，提高尿控率，有利于保留勃起功能和降低切缘阳性率等。

第六节　前列腺癌根治性手术后复发治疗

前列腺癌根治术是目前治疗临床局限型前列腺癌的标准方法之一，与根治性放疗共同构成前列腺癌两种不同的确切性治疗方法。自 1988 年起血清 PSA 检测被广泛应用于临床，在前列腺癌的诊断和治疗中发挥了巨大作用。此后短短几年中，临床前列腺癌的分期构成发生了巨大变化。已有转移的晚期前列腺癌患者比例不断下降，而同期临床局限型前列腺癌患者的比例迅速上升，使越来越多的患者有机会接受前列腺癌根治术或根治性放疗这样的确切性治疗。

随着前列腺癌根治术的广泛开展，许多临床局限性前列腺癌患者获得了根治和长期生存。随着手术技术的日益成熟，该手术的并发症发生率和死亡率不断下降。但是，临床上仍有约 40% 的患者在术后 5 年内发生了生化复发，其中多数为期望生存时间较长的年轻患者。有 27% ~53% 的患者最终在术后 10 年发生肿瘤局部复发或远处转移。临床工作中对此类患者的早期发现、正确评估和规范化治疗，有助于提高前列腺癌患者的总体治疗水平。

一、根治术后复发的概念

在成功的前列腺癌根治术后，患者的血清 PSA 水平应在 2～4 周内下降到 0 值并一直维持于这一临床检测不到的水平。但是对于将要发生临床复发或转移的患者，其 PSA 会在肿瘤局部复发或远处转移前 6～48 个月就开始上升。生化复发是肿瘤继续进展并发生临床复发或转移的前兆。根据 Pound 等的研究结果，没有患者会在不发生 PSA 上升的情况下就直接发生临床复发或转移。

从理论上讲，前列腺癌根治术后，患者血清 PSA 呈非 0 值即为生化复发也称为 PSA 复发。但文献中通常将非 0 值定义为 PSA ＞（0.2～0.6）ng/mL 范围内的某一值。定义生化复发的范围不同会造成对同一数据结果的不同解释。就同一组患者的数据而言，生化复发定义为 PSA ＞0.2 ng/mL 和定义为 PSA ＞0.4 ng/mL 相比，使用前一标准术后 5 年内患者发生生化复发的相对危险度高出后一标准 1.3 倍。究竟应该将生化复发定义为哪一具体的数值目前还有争议。美国学者 Amling 等分析了 2 782 例接受前列腺癌根治术患者的资料。如分别以 0.2 ng/mL、0.3 ng/mL 和 0.4 ng/mL 为界，患者 PSA 水平进一步上升的比例分别为 49%、62% 和 72%。所以 Amling 等认为将生化复发定义为 PSA ＞0.4 ng/mL 较为合适，因为有不少根治术后的患者血清 PSA 值常保持比这一标准更低的水平长期不变。定义得过低则丧失了特异性，过高又不能及时发现有疾病进展倾向的患者并给予积极处理。究竟应将生化复发的 PSA 水平定义为哪一具体的数值目前还有争议，但将血清 PSA 水平连续两次 ＞0.4 ng/mL 定义为生化复发是目前大多数学者的观点。2009 年 EAU 也将前列腺癌根治术术后生化复发的 PSA 水平定为 ＞0.4 ng/mL。

二、根治术后复发的诊断和评估

（一）预测肿瘤是局部复发还是广泛转移的方法

对于前列腺癌根治术后生化复发的患者，进一步判断其将发生局部复发还是广泛转移非常重要，因为这直接影响治疗方案的选择。

根治术后生化复发发生的时间具有重要的临床意义。如果术后患者的 PSA 从未下降到临床所能检测到的水平之下，则说明在根治术施行时前列腺癌已经发生了远处转移。如果术后 PSA 下降后又迅速上升，患者在几个月内就发生生化复发，则说明肿瘤已发生了远处转移。如果术后 PSA 在下降后又保持了较长一段时间（2～4 年）无变化，以后才缓慢上升发生生化复发，则说明肿瘤局部复发的可能性较大。

Pound 等报道了前列腺癌根治术后生化复发患者的自然病程，这篇报道具有里程碑性的意义。1982—1987 年在 Johns Hopkins 医院接受了前列腺癌根治术的 1 997 名患者在随访中有 315 人（15%）发生了生化复发，他们在肿瘤发生远处转移之前均未接受任何治疗。最终有 103 人（5%）发生了肿瘤的远处转移，其中有 43 人在文章报道时死于前列腺癌。这些患者从发生生化复发到出现临床转移的中位时间为 8 年，从出现转移到患者死亡的中位时间为 5 年。Pound 等发现从根治术到发生生化复发的时间小于 2 年、肿瘤的 Gleason 评分为 8～10 分和 PSA 倍增时间小于 10 个月均是不利的预后因素，它们的存在均预示着患者无转移生存时间的下降，具有上述 3 项特征的患者在生化复发 7 年后发生肿瘤转移的比例高达 79%。这些结果可以帮助发现生化复发后疾病进展较快的患者，对他们施行术后早期的辅助治疗较为合适。

Chay 等发现影响前列腺癌根治术后生化复发的危险因子有肿瘤高分级（Gleason 评分 ≥8）、肿瘤侵犯精囊、手术切缘阳性和肿瘤穿透前列腺包膜等。术后 5 年内生化复发发生率在 Gleason 评分 ≥8 者中为 55%～95%，在精囊受侵犯者中为 35%～65%，在切缘阳性者中为 50%～70%。其中切缘阳性是肿瘤局部复发的最强危险因子，而精囊受侵犯是肿瘤发生转移和患者最终将死于前列腺癌的最强危险因子。Babaian 等报道术后肿瘤的病理分期是预测生化复发的最强预后因子，病理分期和 Gleason 评分的联合应用可以筛选出发生生化复发可能性较大的高危患者，术后可以给予这些患者一些辅助治疗方法。还有一些报道认为术前 PSA 水平，肿瘤体积，人种，肿瘤细胞 DNA 倍体形式，血管形成因子和一些分子生物学标记物如 P53、P27、bcl-2 和 Ki-67 等均与生化复发有明显的相关性。

综合分析大量文献后，我们可以发现，前列腺癌根治术后局部复发的可能性在以下几种情况时大于 80%：①术后 3 年才发生 PSA 上升。②PSADT（PSA 倍增时间）≥11 个月。③原发灶 Gleason 评分≤6。④原发灶病理分期≤pT_{3a}。前列腺癌根治术后广泛转移的可能性在以下几种情况时大于 80%：①术后一年内发生 PSAL 上升。②PSADT 在 4～6 个月。③原发灶 Gleason 评分在 8～10 分。④原发灶病理分期≥T_{3b}。

（二）生化复发患者全面评估的方法

对生化复发患者全面评估的目的是判断患者是否已发生肿瘤的临床复发，如已临床复发则应判断属局限于前列腺窝内局部复发，还是已发生了区域淋巴结转移或远处转移。根据全面评估的结果选择恰当的治疗方案。

1. 直肠指检（DRE）

前列腺癌根治术后的生化复发患者，在 PSA 水平较低时直肠指检的意义较小。Obek 等报道仅 5.5%（4/72）的前列腺癌根治术后生化复发患者能通过直肠指检发现异常。如果直肠指检发现异常硬结，则应进一步行直肠超声检查及其引导下的穿刺活检。

2. 经直肠超声检查和活检

直肠超声检查及其引导下的穿刺活检是临床上常用的判断根治术后前列腺窝局部是否复发的方法，活检后明确局部复发的确切位置，有助于制订更加合适的放射治疗照射野。当直肠指检发现前列腺窝肿块或直肠超声发现低回声结节时，穿刺活检可获得 80% 的确诊率。Connolly 等报道 2/3 患者肿瘤复发发生在吻合口处，其余的复发灶见于膀胱颈部和精囊后间隙。90% 的复发灶在超声下呈现出低回声区。活检时 PSA 的值与活检的结果相关，PSA <0.5 ng/mL 的患者活检阳性率为 28%，而 PSA >2.0 ng/mL 的患者阳性率为 70%。活检阴性决不表示可以排除局部复发，还应综合考虑，有时需要多次活检才能确诊，Connolly 等报道 1/3 的患者两次以上活检才得以确诊。

3. 骨扫描和 CT 检查

如果患者血清 PSA 水平 <20 ng/mL 或 PSA 上升速率 <20 ng/mL/年，则骨扫描、盆腔和腹部 CT 发现肿瘤病灶的敏感度和特异度均很低。Cher 等报道根治术后的患者若未接受术后辅助内分泌治疗，则 PSA 至少大于 46 ng/mL 骨扫描才能有阳性发现。Johnstone 等报道对生化复发的患者，应用 CT 检出有临床复发者的 PSA 平均水平为 12.4 ng/mL，且 PSA 平均上升速率为 30.6 ng/（mL·年）。而临床上大多数生化复发患者在 PSA 上升达到 20 ng/mL 之前就需要接受评估，所以大多数生化复发的患者不需要接受骨扫描和 CT 检查。

4. MRI 检查

直肠腔内线圈 MRI 被认为是诊断前列腺癌根治术后局部复发的重要检测手段。有一项研究报道了 48 例前列腺癌根治术后 PSA 升高的患者，其中有 81% 的患者通过直肠腔内线圈 MRI 检查发现是肿瘤局部复发并最终被证实，这些患者在被确诊局部复发时平均 PSA 水平仅 2 ng/mL。

5. PET 检查

正电子发射断层扫描（PET）已经被成功应用于很多种肿瘤的早期复发或转移的诊断。在前列腺癌领域内，PET 目前也被应用于诊断前列腺癌根治术后的早期复发，并且已有少量非常有前景的文献发表。但是，必须清楚地认识到，病灶摄取的[11]C 标记的胆碱并非前列腺癌的特异性标记，前列腺的炎症性疾病也会摄取[11]C 标记的胆碱。

在一项对 31 例前列腺癌根治术后生化复发患者的研究中发现，当患者的 PSA 水平 >1 ng/mL 时，PET 诊断肿瘤局部复发有很高的敏感度和特异度。在另外一项包括有 43 例前列腺癌患者的研究中发现，前列腺内[11]C-胆碱摄取增高的部位和其后的前列腺癌根治术标本中发现的癌灶部位有非常高的相关性。在前列腺癌根治性放疗后的相关研究中也发现了类似的结果。但需要指出的是，用于诊断前列腺癌包膜外侵犯情况时，PET 的敏感度明显低于 MRI 的敏感度。

最近有一项研究发现 PET 用于诊断前列腺癌根治术后复发和转移时，其敏感度和患者的 PSA 水平有很明显的相关性。在 PSA≥3 ng/mL 的患者中 PET 可以发现 63%～83% 的转移灶部位，而在 PSA≤

1 ng/mL 的患者中 PET 仅能发现 20% ~36% 的转移灶部位。

因为目前此类研究的数目还比较少，所以 PET/CT 在诊断前列腺癌根治术后复发和转移中的价值还不能最终确定。目前比较明确的是，PET/CT 用于诊断前列腺癌淋巴结转移的可信度不是太高，在 PSA <1ng/mL 的根治术后生化复发的患者中没有必要常规采用 PET 检查来评估。

三、根治术后复发的治疗

对于根治术后生化复发患者的治疗选择目前还有一些争议，可供选择的治疗方法包括：观察等待、挽救性放疗、内分泌治疗（包括全雄激素阻断、间歇性内分泌治疗、抗雄激素药物单药治疗、抗雄激素药物联合 5α 还原酶抑制剂等）。经过对患者全面评估，如未发生临床复发，通过前述的预测肿瘤是局部复发还是广泛转移的方法综合分析，局部复发可能性大者可选用等待观察或挽救性放疗，广泛转移可能性大者可选用内分泌治疗。如果患者已临床局部复发应选用挽救性放疗，如已广泛转移则应采用内分泌治疗。

（一）挽救性放疗

1. 适应证

（1）预期寿命 >10 年。

（2）身体一般情况好。

（3）仅生化复发，无临床复发或转移。

（4）临床前列腺窝局部复发。

2. 禁忌证

（1）预期寿命 <10 年。

（2）一般情况差，无法耐受放疗。

（3）临床广泛转移。

3. 并发症

挽救性放疗的并发症与放射治疗相同，主要有尿频、腹泻、疲乏等轻微不良反应，以下严重情况仅见于小于 20 的患者。①严重的血尿。②膀胱颈口狭窄。③尿失禁。④直肠溃疡或直肠炎。不良反应的发生与放疗的剂量和采用的治疗技术有关。

4. 疗效

根治术后生化复发患者如排除了肿瘤的远处转移，且患者的一般情况较好就可以接受挽救性放疗。虽然术后一年内发生 PSA 上升、PSADT 在 4~6 个月、Gleason 评分在 8~10 分的患者有较高的可能性发生远处转移，但有少部分这样患者仍然有可能应用挽救性放疗而获得治愈，所以不能将他们完全排除在外。

局部复发的患者最好在血清 PSA 水平 ≤1.5 ng/mL 时采用挽救性放疗，总剂量达 64~66 Gy。此类患者的治疗效果与治疗前的 PSA 水平密切相关，Schild 等报道治疗前 PSA ≤2.5 ng/mL 和 PSA >2.5 ng/mL 者的长期无瘤生存率分别为 76% 和 26%。最近一项研究发现，生化复发后就开始挽救性放疗与临床局部复发后才开始挽救性放疗相比，前者 5 年无生化复发率为 69%、总生存率为 96%，后者 5 年无生化复发率和总生存率分别下降至 45% 和 78%。因此，ASTRO（美国放射治疗学家联合会）治疗共识建议患者接受挽救性放疗前 PSA 最好 ≤1.5 ng/mL，接受针对前列腺床的放疗剂量在常规分割照射中最好 >64Gy。

越来越多的研究显示，在前列腺癌根治术后生化复发的患者中早期给予挽救性放疗，患者将获得更高的 5 年无生化复发生存率和 5 年总生存率。在高危的前列腺癌患者中，根治术后的辅助放疗非常有价值，而且患者术后的 PSA 水平越低，辅助性放疗的治疗价值越高。

（二）内分泌治疗

根治手术后复发有远处转移，或局部复发不适合放射治疗，或不愿接受放射治疗的可采用内分泌治疗。生化复发且有很高倾向将要发生临床广泛转移者应尽早采用内分泌治疗，这样可以降低患者发生临床转移的比例，但对患者生存率的影响目前还没有定论。如果患者根治术前 PSA > 20 ng/mL、Gleason 评分 >7、广泛手术切缘阳性或肿瘤有包膜外侵犯（pT_{3b}，pT_xpN_1），则最好在根治术后立即采用内分泌治疗。

1. 适应证

（1）生化复发但有很大可能将发生远处转移者：术后 1 年内发生 PSA 上升；PSADT 在 4 ~ 6 个月；Gleason 评分在 8 ~ 10 分；病理分期≥T_{3b}。

（2）临床前列腺窝局部复发，但不能耐受放疗或不愿接受放疗者。

（3）临床广泛转移者。

2. 治疗方案

对于根治术后复发的患者内分泌治疗可根据具体情况选择不同方案：①全雄激素阻断。②间歇性内分泌治疗。③抗雄激素药物单药治疗。④抗雄激素药物联合 5α 还原酶抑制剂。内分泌治疗的最佳方案目前也没有定论。

多数学者主张全雄激素阻断治疗，尽管它对改善患者总体的生存率的效果不大，但对微小转移灶患者生存率改善显著，所以对仅有生化复发还无临床复发的患者会同样改善生存。但此治疗方法不良反应较大，包括潮热、性欲丧失、阳痿、肌肉减少和骨质疏松等，会明显降低患者的生活质量，故目前还不能推荐将其作为生化复发患者的标准治疗方式。

抗雄激素药物单药治疗目前常采用比卡鲁胺 150 mg/d 治疗。与传统的去势治疗相比，除了男性乳房发育和乳房肿胀症状加重外，其余不良反应均较轻，特别是潮热、性欲丧失及性功能障碍等方面的不良反应明显小于 LHRH-a 类药物去势和全雄激素阻断。局限性前列腺癌患者在等待观察或根治性治疗后，应用比卡鲁胺 150 mg/d 治疗与安慰剂相比可以降低疾病进展的比例。此方法可以作为根治术后生化复发的年轻患者的一种治疗选择。间歇性内分泌治疗可以延缓晚期前列腺癌患者由激素依赖型向激素非依赖型的发展，且可以提高生活质量。

抗雄激素药物联合 5α 还原酶抑制剂治疗的机制是同时阻断睾酮向 DHT（双氢睾酮）的转化和阻断胞质内的 DHT 受体。但目前此类治疗的临床研究非常少，还不能得出非常可信的结论。

（三）观察等待

1. 适应证

（1）生化复发且符合以下条件者：Gleason 评分≤7、生化复发在根治术后 2 年才发生以及 PSADT > 10 个月的生化复发患者（因为此类患者疾病发展很慢，从生化复发到临床复发或转移的中位时间为 8 年，从发生转移到死亡的中位时间为 5 年）。

（2）临床局部复发但无法耐受放疗或不愿接受放疗和内分泌治疗者。

2. 禁忌证

（1）生化复发但有很大可能将发生远处转移者：术后一年内发生 PSA 上升；PSADT 在 4 ~ 6 个月；Gleason 评分在 8 ~ 10 分；病理分期≥T_{3b}。

（2）临床广泛转移者：随着越来越多的早期临床局限型前列腺癌患者得以确诊，越来越多的患者有机会接受前列腺癌根治术。同样根治术后发生生化复发并进一步进展成为临床复发和转移的患者绝对数目也将随之增多。因此探寻根治术后复发和转移患者的最佳治疗时机和方案是目前前列腺癌临床研究的重要内容之一。如何在不降低患者生存质量的前提下，延长此类患者的生存时间和无病生存时间是研究的关键问题。今后，随着研究的不断深入，获得更多的循证医学证据，将为临床实践中制订个体化的治疗方案提供宝贵依据。

第七节 前列腺癌放射治疗

一、体外放射治疗

放疗是前列腺癌的根治性治疗手段之一，适合于临床 $T_{1\sim4}N_{0\sim1}M_0$ 期前列腺癌的治疗。放疗和手术都是局限 $T_1\sim T_2$ 期前列腺癌的重要治疗手段。最近几年，在美国和欧洲，越来越多的患者接受放疗，分别有 1/3 的早期前列腺癌接受外照射、组织间照射和手术治疗。放疗联合激素治疗是局部晚期前列腺癌的标准治疗手段，此外，放疗是晚期或转移性前列腺癌的姑息性治疗手段。

放疗方法包括外照射和近距离照射（组织间粒子植入）。外照射技术包括常规照射、三维适形放疗（3D-CRT）和调强适形放疗（IMRT）等。近距离照射应用于预后好的局限早期前列腺癌的治疗。最近十多年，三维适形放疗、调强适形放疗和质子治疗得到广泛应用，提高了肿瘤照射剂量，并提高了前列腺癌的局部控制率和无病生存率，降低了正常组织不良反应。在应用三维适形放疗和调强适形放疗的前提下，开展了前列腺癌的大分割照射，取得了和常规分割照射同样的疗效。放射治疗要考虑照射靶区和剂量，是否需做盆腔照射，是否需合并激素治疗等。

（一）适应证

前列腺癌的放疗适应证根据治疗的目的可以分成三大类：一是根治性放疗，主要包括局限期前列腺癌，如临床 $T_{1\sim2}N_0M_0$ 期。对于 $T_{3\sim4}N_{0\sim1}M_0$ 期，放疗联合内分泌治疗可获得满意的治疗效果；二是前列腺癌根治术后放疗，包括病理 $T_3\sim T_4$、精囊受侵、切缘阳性和术后 PSA 持续升高的患者；三是转移性前列腺癌的放疗，通过放疗可以延长患者的生存期，提高生活质量。

放疗和手术都是局限早期（$T_{1\sim2}N_0M_0$）前列腺癌的根治性治疗手段。局部晚期（$T_{3\sim4}N_xM_0$）前列腺癌不能手术切除，放疗和激素治疗是有效的治疗手段，综合治疗提高了局部晚期前列腺癌的局部控制率和生存率。

（二）放疗和内分泌综合治疗的比较

局部晚期前列腺癌应考虑放疗和内分泌治疗的综合治疗，多项随机研究和回顾性研究证明，综合治疗疗效优于单纯放疗，放疗加内分泌治疗是局部晚期前列腺癌的标准治疗手段。

1. 综合治疗和放疗的比较

最近十多年，全世界有 6 个大的随机研究比较局部晚期前列腺癌综合治疗和单纯放疗的疗效。这些研究结果显示，放疗联合新辅助或辅助性内分泌治疗和单纯放疗相比，提高了无生化失败生存率、无病生存率和总生存率，降低了局部区域复发率和远处转移率。内分泌治疗应用新辅助治疗（放疗前）或辅助治疗（放疗中和放疗后）方式。

2. 新辅助和辅助内分泌治疗的比较

放疗联合新辅助或辅助性内分泌治疗的疗效相同。

3. 早期前列腺癌综合治疗和放疗的比较

内分泌治疗和放疗综合治疗能改善高危局限期和局部晚期前列腺癌的局部控制率和无病生存率，但中危和低危的早期（$T_{1\sim2}N_0M_0$）前列腺癌应用内分泌治疗能否提高放疗效果尚不清楚。

二、体外放射治疗

（一）外照射原则

临床分期、PSA 和 Gleason 评分是前列腺癌的重要预后因素，根据这些预后指标，将局限期前列腺癌分为 3 个预后组：预后好、预后中等和预后不良。肿瘤负荷大、预后不良的前列腺癌需要更高的照射剂量，并联合内分泌治疗。局限期前列腺癌外照射的基本原则如下。

（1）建议应用三维适形放疗或调强适形放疗技术。

（2）低危患者的根治性照射剂量为 70～75 Gy/35～41 次，包括或不包括精囊。

（3）中危或高危患者的根治性照射剂量提高至 75～80 Gy，提高了局部控制率和无病生存率。

（4）高危或更高危患者应考虑盆腔淋巴结照射，合并辅助内分泌治疗和（或）新辅助内分泌治疗。

（5）高剂量照射 >75 Gy 时，建议应用图像引导技术如前列腺粒子标记、腹部超声定位、直肠充盈或图像引导放疗（IGRT）等，以减少计划靶区（PTV）边界。

（二）体外照射技术

前列腺周围最主要的正常组织为直肠和膀胱，在应用常规照射技术放疗时，由于受到直肠和膀胱的剂量限制，根治性剂量不能超过 70 Gy。新的放疗技术如三维适形和调强放疗技术在最近十多年得到了广泛应用，目前临床上已很少应用常规照射技术。新的放疗技术的应用可以提高前列腺的照射剂量（>70 Gy），同时降低了周围正常组织如直肠和膀胱的照射剂量。因而，提高了前列腺癌的治疗疗效，并降低了不良反应。

1. 照射剂量

应用三维适形放疗或调强适形放疗技术，可以提高肿瘤照射剂量至 76～80 Gy，并更为有效地保护周围正常组织。提高照射剂量，提高了肿瘤的局部控制率和无生化失败生存率/无 PSA 复发生存率，但在短期随诊条件下，未提高总生存率。

分割照射剂量可以采用常规分割照射，即每天照射剂量 1.8～2.0 Gy，每周 5 次。或者采用高剂量分割照射肿瘤吸收剂量（DT）2.5～2.8 Gy/次。总照射剂量根据临床分期和预后因素决定，DT 70～80 Gy，局部晚期前列腺癌应给予较高的照射剂量。如果做全盆腔照射，照射剂量为 45～50 Gy/5 周，然后缩野照射前列腺，补量 25～30 Gy。

2. 正常组织耐受剂量

前列腺紧邻直肠和膀胱，放疗时要尽量降低盲肠和膀胱的照射剂量，以减少不良反应。很多研究提示接受 ≥70 Gy 照射的直肠的体积百分比应该 <25%，否则发生 2 级或 2 级以上不良反应的可能性会显著增加。正常组织的耐受剂量考虑如下：50% 的膀胱 <（50～60）Gy，50% 的直肠 <（50～60）Gy，接受 >70 Gy 照射的直肠体积 <75%，95% 的股骨颈 <50 Gy，避免高剂量照射点在直肠壁。

照射剂量相同，应用 3D-CRT 比常规放疗能显著降低胃肠道的不良反应，如果提高照射剂量，膀胱毒性未增加，但直肠毒性随照射剂量增加而增加。IMRT 与 3D-CRT 相比，能够降低大于 60 Gy 和 70 Gy 照射的直肠和膀胱的体积，从而明显降低胃肠道和泌尿系统不良反应，而且提高放疗剂量后也未增加膀胱和直肠毒性反应。因此，IMRT 能够更好地保护直肠，降低其不良反应。

3. 剂量分割方式

早期前列腺癌应用三维适形放疗或 IMRT 照射时，提高分次照射剂量可缩短疗程，取得和常规分割照射同样的疗效，而正常组织远期并发症未增加。

（三）治疗结果

1. 常规外照射结果

早期前列腺癌（$T_{1\sim2}N_0M_0$）单纯放疗和根治术疗效相同，长期随访 20 年，手术和放疗后复发率相同。

2. 三维适形放疗与 IMRT 结果

三维适形放疗显著改善了患者的 bNED，多个肿瘤中心的 5～7 年随访资料证明，三维适形放疗增加了 bNED 生存率。治疗前 PSA >10 ng/mL 的患者，3-DCRT 和常规外照射比较，提高了 bNED 约 30%。

术后放疗剂量建议为 60～70 Gy，靶区为前列腺瘤床。术后照射剂量和肿瘤局部控制率、无生化失败率有一定的相关性。患者在 PSA 增高时，应及早治疗。Valicenti 等报道术后放射治疗剂量 ≥61.5 Gy 的 3 年无生化失败生存率为 91%，<61.5 Gy 时为 57%（$P<0.01$）。Pisansky 等报道剂量 ≥64 Gy 的 5 年无生化失败率为 56%，相反，低于此剂量的 5 年无生化失败率为 36%（$P=0.18$）。Forman 等发现在

PSA ≤ 2 ng/mL 放射治疗疗效明显高于 > 2 ng/mL。Schild 等发现了同样的治疗结果，PSA ≤ 1.1 ng/mL 能得到更好的效果。

（四）并发症

放疗的近期并发症主要为直肠和下尿路不良反应，远期并发症有直肠和膀胱毒性，如直肠出血、前列腺炎和膀胱炎。极少见的并发症包括直肠或肛门狭窄、尿道狭窄和膀胱挛缩等，尿道狭窄主要发生在经尿道前列腺切除的患者。部分患者放疗后出现性功能障碍。尿失禁、治疗相关死亡率和阳痿发生率根治术明显高于根治性放疗。根治性放疗可出现直肠出血、尿道狭窄和胃肠道毒性，但极少见。这些并发症主要发生在常规放疗时，适形放疗或调强适形放疗能更好地保护正常组织，降低直肠或膀胱的不良反应，改善患者的生活质量。常规照射时，晚期不良反应发生的危险性随剂量超过 70 Gy 而增加，因此，前列腺癌根治性放疗应常规采用 3D-CRT 或 IMRT 照射。

常规外照射剂量 70 Gy 时，耐受性好。症状在放疗第 3 周出现，放疗结束后几天至数周恢复。通过饮食调节可控制盆腔照射引起的肠道不良反应。

晚期不良反应通常在放疗结束 3 ~ 6 个月后发生，2 级以上晚期直肠不良反应发生的中位时间为 12 ~ 18 个月。常规照射 70 Gy 的晚期不良反应发生率非常低，约 7.3% 的患者需住院治疗慢性泌尿系统不良反应（如膀胱炎、尿道狭窄、膀胱挛缩）。尿道狭窄易发生于经尿道前列腺切除术患者。3.3% 的患者因慢性肠道毒性如慢性腹泻、直肠或肛门狭窄、直肠出血或溃疡等需住院诊断和治疗，仅 0.6% 的患者出现肠梗阻或穿孔。致命不良反应极罕见（< 0.2%）。放疗后 12 ~ 15 个月，73% ~ 82% 的患者能保留性功能，但勃起功能障碍随放疗后时间延长逐渐降低，放疗 5 年后为 30% ~ 61%。性功能障碍和放疗引起的血管和神经丛损伤有关。三维适形放疗能更好地保护正常组织，减少膀胱和直肠毒性。

三、近距离照射治疗

近距离治疗包括腔内照射、组织间照射等，是将放射源密封后直接放入被治疗的组织内或放入人体的天然腔内进行照射。前列腺癌近距离治疗包括短暂插植治疗和永久粒子种植治疗，后者即放射性粒子的组织间种植治疗，是指利用特殊的设备，在 CT 或 B 超引导下，依据治疗计划，通过粒子植入系统将放射粒子直接植入前列腺，通过核素释放射线对癌细胞进行杀伤，以此达到治疗肿瘤的目的。前列腺癌放疗的局部控制率与受照剂量呈线性关系，常规外放疗剂量一般限制在 66 ~ 70 Gy，而粒子治疗剂量可以达到 145 Gy。与外放疗相比，粒子植入治疗可以提高前列腺局部的放射剂量并提高肿瘤的局部控制率，而周围正常组织结构受到的剂量降低，因此有着明显优势。

放射粒子植入治疗前列腺癌有近 100 年的历史，1901 年 Curie 发明了能够埋入组织内带有包壳的核素。1909 年 Pasteau 和 Degrais 在巴黎的镭放射生物实验室利用导管将带有包壳的镭置入到前列腺尿道部，完成了第一例近距离放射治疗前列腺癌。1915 年 Barringer 医师在美国纽约纪念医院肿瘤中心完成了第一例镭针插植治疗前列腺癌，但是通过这种方式却难以得到理想的肿瘤局部控制。1972 年由 Whitemore 创立了经耻骨后开放手术将 ^{125}I 放射粒子植入前列腺的内放疗法。1983 年 Holm 等在此基础上进行了改进，建立了直肠超声引导下经会阴穿刺放射粒子植入前列腺的方法。

随着计算机三维治疗计划系统及精确定位固定系统的出现，使放射粒子植入治疗前列腺癌得到迅猛的发展，技术日趋成熟，疗效更满意，并得到广泛运用。这一技术较外放疗有如下优势：前列腺靶体积的局部剂量较高，对周围正常组织损伤小，使用直肠二维超声及治疗计划系统制订治疗计划，肿瘤局部剂量的分布更适用于肿瘤的大小及形状，粒子种植定位精确，实现对肿瘤的三维适形内放疗，远期疗效满意。经会阴穿刺微创操作，术后恢复快，严重的并发症发生率低，缩短了患者的治疗时间。对于局部早期的低危前列腺癌，粒子治疗的 5 年及 10 年 PSA 无进展生存率与根治性手术相当。近 10 年来，这项技术在欧美得到广泛的应用，越来越多的患者愿意接受这种微创治疗，粒子治疗的比例逐年上升。

（一）术前评估

1. PSA

术前 PSA 不仅与肿瘤临床分期密切相关，而且是一个非常重要的判断预后的指标，PSA 低于 10 ng/mL，给予单一的粒子植入内放疗，多数患者能得到较好的控制，对于 PSA 大于 20 ng/mL 的高危患者，术后 2 年内有较高的生化复发率，应结合其他治疗。

2. Gleason 评分

对于 Gleason≤6 分的低危患者，单一的粒子植入治疗能得到较好的远期生化控制，Gleason 为 7 分，应判断主要分级区为 4 分或 3 分，即 4 + 3 或 3 + 4，如果为 4 + 3，预示单一粒子置入效果不佳，对于 Gleason≥8 分的高危患者，应采取联合治疗。

3. 临床分期

分期为 $T_1 \sim T_{2a}$ 期的低危患者，肿瘤扩散至前列腺包膜外的机会小，可采用单一粒子植入治疗，应结合穿刺活检的阳性针数及位置，判断肿瘤的体积、范围及尿道周围有无侵犯。在一些情况下粒子能作用到前列腺包膜外 3 ~ 5 mm，对于 T_3 期患者，应结合外放疗或其他治疗。

4. IPSS 评分

这一指标对于判断术后尿路刺激症状非常重要，评分小于 8 分，术后尿路刺激症状轻，发生尿潴留风险也低。评分大于 20 的患者，术后尿路症状可能较重。

5. 前列腺体积

术前的经直肠超声检查及治疗计划，应评估前列腺体积及中叶的情况，体积在 35 mL 以内，有助于按计划实施粒子植入，体积大于 60 mL，部分前列腺被耻骨支遮挡，不能按计划穿刺及粒子植入，这种情况所用粒子数量大，治疗费用高，术后并发症也较多。一般内分泌治疗 3 ~ 6 个月，缩小前列腺体积后再行粒子治疗。若前列腺中叶过度突入膀胱，也会影响粒子植入的效果。

6. TURP 病史

半年内曾做过经尿道前列腺电切术，前列腺尿道部会有较大缺损，影响粒子固定及剂量分布，容易出现粒子移位及尿失禁等并发症。如果 TURP 的时间较长，前列腺尿道部缺损不大，也可以考虑粒子治疗，这种情况应注意剂量的分布，适当降低尿道周围的剂量，同时也应向患者交代术后尿失禁等风险。

7. 糖尿病

严重的糖尿病不能得到有效控制，术后容易发生反复的尿路感染、直肠炎等并发症，严重者可发生前列腺脓肿及尿道直肠瘘，应予以高度重视。

（二）适应证

目前对于前列腺癌粒子植入的适应证存在一定的争议，主要参考美国近距离治疗协会（ABS）标准。

1. 同时符合以下 3 个条件为单纯近距离治疗的适应证

（1）临床分期为 $T_1 \sim T_{2a}$ 期。

（2）Gleason 分级为 2 ~ 6。

（3）PSA < 10 ng/mL。

2. 符合以下任一条件为近距离治疗联合外放疗的适应证

（1）临床分期为 T_{2b}、T_{2c}。

（2）Gleason 分级 8 ~ 10。

（3）PSA > 20 ng/mL。

（4）尿道周围受侵。

（5）多点活检病理结果为阳性。

（6）双侧活检病理结果为阳性。

（7）MRI 检查明确有前列腺包膜外侵犯。

3. 近距离治疗联合内分泌治疗的适应证

（1）术前前列腺体积 >60 mL，可以采用内分泌治疗使前列腺缩小。

（2）局部晚期及中高危前列腺癌放射粒子治疗可考虑联合内分泌治疗。

（三）禁忌证

1. 绝对禁忌证

（1）预计生存期少于 5 年。

（2）TURP 后缺损较大或很不规整。

（3）一般情况差，不能耐受手术。

（4）明确有远处多发转移。

2. 相对禁忌证

有下列情况可能会出现技术操作困难、剂量分布不满意、术后并发症发生率高等风险，也有成功植入的报道，但技术操作不熟练者应避免选择此类患者。

（1）腺体大于 60 mL，或中叶重度突入膀胱。

（2）既往有 TURP 史。

（3）精囊受侵。

（4）严重糖尿病，不能很好控制。

（5）多次盆腔放疗及手术史。

（6）尿路刺激症状重，前列腺症状评分高。

（四）粒子治疗剂量

目前用于粒子治疗的放射性核素常选用 ^{125}I 及 ^{103}Pd，这些放射性核素均释放低能量的射线。^{125}I 于 1965 年开始临床使用，半衰期为 60 d，光子能量为 28 kV，初始剂量率为 7 cGy/h，最大优势是不需要特殊防护，但是由于其能最低、穿透距离较短，可引起治疗体积内部分区域不能接受足量照射，因此，临床治疗时需要非常精确种植粒子，确保剂量分布均匀，同时由于其初始剂量率较低，为 8 ~ 10 cGy/h，比较适合分化较好的肿瘤。^{103}Pd 1986 年用于临床，半衰期为 17 d，光子能量为 21 kV，初始剂量率为 18 ~ 20 cGy/h，由于初始剂量率高，比较适合分化差的肿瘤，其治疗优势与 ^{125}I 相似，临床应用时易于防护和剂量局限，不利方面是剂量衰减过快。依据临床肿瘤局部控制率情况，两种放射性核素粒子治疗的疗效没有明显的区别。ABS 建议对单纯近距离治疗的患者，^{125}I 的处方剂量为 144 戈瑞（Gy），^{103}Pd 为 115 ~ 120 Gy；虽然两种放射性核素的处方剂量不同，但是这一剂量是生物等效的，联合外放疗者，外放疗的剂量为 40 ~ 50 Gy，而 ^{125}I 和 ^{103}Pd 的照射剂量分别调整为 100 ~ 110 Gy 和 80 ~ 90 Gy。常用 ^{125}I 粒子的源强为 0.28 ~ 0.37，至于外放疗联合近距离治疗的次序，ABS 无特别建议，但多数学者建议先行外放疗再行近距离治疗，以减少放疗并发症。

（五）粒子治疗的计划

治疗计划实施包括 3 个基本步骤：根据 CT 或超声评估前列腺体积；决定源的总活度；决定粒子在前列腺内的空间分布。

1. 前列腺体积测定

经直肠超声从前列腺底部到尖部以 5 mm 间隔进行横断面扫描，之后勾画前列腺轮廓，测定前列腺体积，超声的优势是前列腺边界清晰、操作简便、价格低廉，可以保证获得图像时的体位与手术时基本一致，也可以通过 CT 测定前列腺体积。CT 扫描图像提供了一个清晰的骨解剖结构，根据其与模板的关系，可以对进针的角度进行调整。TRUS 与 CT 测定的前列腺体积有区别，CT 往往过高估计前列腺体积，而 TRUS 测的体积与前列腺手术获得的体积接近。

2. 计算粒子总活度

美国纽约 Memorial Sloan-Kettering Caner Cener 曾绘制过 ^{125}I 和 ^{103}Pd 粒子的列解图，列解图描述了肿瘤匹配周边剂量（MPD），首先求出三个轴向的靶尺寸，之后计算平均尺寸 ^{125}I 粒子的 MPD 为 160 Gy，

^{103}Pd 粒子的 MPD 为 110 Gy。很显然，靶体积和等剂量曲线体积彼此不能完全吻合，目前这一方法已经被计算机治疗计划系统取代。

3. 决定粒子空间分布

大多数研究组都提出应该降低中心区剂量来减少尿道的并发症，Stock 等建议可在前列腺周边区域种植粒子来达到这一目的。Wallner 提出尿道剂量应限制在 400 Gy 以内，直肠剂量限制在 100 Gy 以内。

4. 三维粒子植入治疗计划系统

根据治疗计划扫描的每一层厚度，一般要求 3~5 mm 层厚，将这些靶区的多层轴向扫描图像在三维空间上重新构建出整个前列腺和周围正常组织。靶区可由一个人制定，也可由几个人共同制定，这一特征对于判定肿瘤靶体积和精确躲避周围关键结构是非常有帮助的，尤其是肿瘤与关键器官相邻较近时，如直肠和膀胱。此外，剂量—体积—直方图计算表明，靶体积和危险组织与器官的剂量均具有显示体积的功能。由于放射性核素释放的射线在较短的距离内迅速衰减，所以，粒子源在靶体积内的分布十分关键，计算机技术的引入，保证了近距离治疗剂量在靶体积内呈三维空间分布，这样大大提高了近距离治疗的精确度，使临床肿瘤放疗剂量自动计算变得简单易行。

（六）粒子治疗的实施

1. 术前准备

（1）完善术前常规检查，合并糖尿病患者给予积极治疗。

（2）术前 3 d 予半流质饮食，术前清洁灌肠。

（3）制订治疗计划，预定粒子。

2. 手术方法

（1）粒子种植的标准模式是依据术中实时计划，在模板和 TRUS 的引导下经会阴进行粒子种植，所需设备包括：前列腺穿刺固定器、模板、步进器、18G 粒子植入针及 Mick 粒子植入枪、高分辨率的双平面直肠超声、三维治疗计划及质量验证系统。也可以在 CT 引导下植入粒子，但应用较少。

（2）麻醉显效后，截石位，置 Foley 尿管，气囊注水 20 mL，有助于超声下显示前列腺部尿道，将阴囊向腹侧牵引，避免影响穿刺，将前列腺穿刺固定器与手术台连接，固定超声步进器、模板装置，安全套注入凝胶 5~10 mL，插入直肠超声探头，排尽空气，减少空气对超声图像的干扰。将探头插入直肠，向上与直肠保持 55°~10°角，并与步进器的支架固定，调节超声探头的位置能采集到前列腺基底至尖部的图像，并且使前列腺图像位于模板网格的中央对称位置，确保 5 mm 横断面图像与术前体积测定时相匹配。通常在超声引导下前列腺左右两叶各穿刺一针至前列腺基底部，以此作为固定针及参照针，以防止作术中计划及穿刺过程中前列腺移动，术中应再次利用 TRUS 作计划，将探头推进使图像显示前列腺最基底层的位置，步进器间隔 5 mm 后退，采集基底至尖部间隔 5 mm 的图像，并勾画出尿道及前列腺的轮廓，经计算机治疗计划系统，重建前列腺三维形态并作出实时术中治疗计划。可人工调整控制尿道周围及直肠周围的剂量，根据剂量分布曲线图及实时计划放置穿刺针及粒子。按定位仪上等位模板的相对位置，将植入套管针经模板引导系统及会阴部穿刺入前列腺，通过超声冠状、矢状断面观察引导植入针至前列腺准确位置，一般先将植入针插植完毕后，再植入粒子。按治疗计划用 Mick 植入枪将粒子推至针尖部位，在植入针后退过程中纵向释入粒子，一个针位粒子释放完毕，重复植入其他针位。粒子植入完毕后退出超声探头，略加压包扎伤口。

3. 术后治疗

（1）抗生素治疗 3~5 d，选用 α 受体阻滞剂，可改善排尿症状。

（2）术后留置尿管 3~5 d。

（3）常规摄骨盆、胸部 X 线平片，了解粒子分布情况及有无粒子移位。

4. 术后剂量的评估

术后剂量评估非常重要，建议每位患者行粒子种植后都应进行剂量学评估，因为它可以提供术后粒子分布情况，从而用来评价术前计划的质量并使之得到改善。评估可以使用的方法很多，包括 X 平片、CT 和 MRI。平片可以提供一个几何学的重建，能了解粒子数量，但是不能提供前列腺及其周围组织的情况。CT 可以对粒子进行定位，但是 CT 对软组织的区分困难，从而使对前列腺边界确定困难。MRI 对解剖组织的显示有着巨大的优势，但是它的一大缺点就是对粒子的区分困难。为了更好地测定剂量，现在已有了 CT 与 MRI 结合的方法。现在使用得最多的还是 CT。关于术后多长时间进行评估，目前还没有定论。粒子植入术后因前列腺水肿和出血而影响剂量评估，前列腺的体积平均增加 20%~30%，而水肿消失的半衰期为 10~20 d，目前大多数认可的时间是术后 1 个月。剂量体积直方图（DVH）是一个剂量与前列腺体积的比较，常用来作为粒子植入术后的质量评估。如果发现有低剂量区，则应及时作粒子的补充再植，也可以考虑补充行外放疗。

（七）并发症

粒子治疗并发症包括短期并发症和长期并发症。通常将一年内发生的并发症定义为短期并发症，而将一年以后发生的并发症定义为长期并发症。这些并发症主要涉及尿路、直肠和性功能等方面。近距离治疗创伤小，患者容易接受。相对于前列腺癌根治术，近距离治疗创伤小，阳痿及尿失禁的发生率较低，但其尿路刺激征则比前列腺癌根治术明显。术后早期常见尿路刺激症状，包括尿频、尿急、尿痛、尿无力、排尿不尽、夜尿增多等，在术后 1 个月内很常见。但是大多数患者在 6~12 个月前会逐渐恢复到正常水平。联合外放疗会加重下尿路症状，急性尿潴留的发生率文献报道在 5% 左右，与术前 IPSS 评分高、前列腺体积大（>35 mL）及残余尿量大于 200 mL 有关。长期 α 受体阻滞剂的使用可以减轻术后排尿梗阻症状，降低尿潴留发生率，术后尿失禁的发生率较低，在 0~19% 之间，在有 TURP 手术史的患者尿失禁发生率较高。有 3%~12% 的患者出现尿道狭窄，可能与尿道球部的放射线剂量过高有关，这种情况可以通过定期尿道扩张来解决。

粒子植入治疗的主要优势之一是保护性功能，大多数报道认为术后勃起功能的保留率可达 80% 以上，术后勃起功能障碍的原因目前还不清楚，有作者提出可能与神经血管束的辐射损伤有关，有文章指出阴茎球所接受的辐射剂量与术后勃起功能障碍有着很强的相关性。勃起功能的保留率与术前勃起功能状况、前列腺接受的放射剂量、是否有内分泌治疗或者外放射治疗有关。Merick 等报道 181 例术前性功能良好的患者接受治疗并随访 6 年后，近距离放疗 + 外放射治疗者性功能保持率 39%，而未行外放射治疗者 52%。随着随访时间的延长，勃起功能的保持率也在降低，Stock 等报道术后 3 年的保持率为 79%，6 年的保持率为 59%。直肠炎也是近距离治疗的常见并发症，发生率为 1%~21.4%，多表现为大便次数增加、里急后重等直肠刺激症状，过多的直肠黏液或者间断性轻度便血，常为自限性，一般对症处理即可。但严重时可出现直肠溃疡甚至尿道直肠瘘。如出现直肠炎、直肠溃疡，建议不要行直肠活检、电灼等有创性的操作，因这样容易造成尿道直肠瘘。尿道直肠瘘的发生率一般为 1%~2%，但处理起来较棘手。Snyder 等证明直肠炎的严重程度与直肠所接受的放射剂量相关，直肠并发症可以通过仔细的粒子植入操作技术和保持术后排便通畅而得到降低。

（八）注意事项

（1）前列腺癌粒子置入治疗涉及肿瘤、放疗、泌尿外科及影像多个专业，开展此项工作应重视多学科的合作。

（2）前列腺解剖形状不规则，应重视术前、术中治疗计划，术后评估及前列腺周围正常组织的解剖关系，避免盲目操作。在适应肿瘤形状、提高肿瘤组织剂量基础上，注意周围正常组织的受量，以减少并发症的发生率。

（3）对于中高危及局部晚期前列腺癌，应注意与外放疗、内分泌治疗及其他治疗方法配合，术后重视随访，了解病情变化，积极治疗相关的并发症。

（九）随访

术后应定期了解患者的排尿、排便及性功能等情况，并作相应的治疗，每 2~3 个月作直肠指检、复查 PSA。直肠指检可以了解前列腺局部情况，如果需要做前列腺超声检查，最好不经直肠途径，以免探头损伤直肠，加重直肠炎的症状。PSA 最低值与肿瘤的长期控制相关，是生化治愈的标志，也是一个重要的预后判断因素。PSA 最低值越低，随后复发的可能性将越低。关于成功治疗术后 PSA 最低值生化标准还存有争议，目前认为近距离放疗后理想的 PSA 最低值应小于 1 ng/mL，最低 PSA 小于 0.5 ng/mL 与无病生存率的提高明显相关。若三次 PSA 连续性升高，定义为生化复发，复发的时间为 PSA 最低点和第一次 PSA 升高时间之间的中点；若连续三次检查 PSA 值无升高，为 PSA 无进展生存。研究提示 PSA 动力学可能是重要的预后判断指标，若 PSA 倍增时间短于 3 个月与前列腺癌特异性死亡率关系密切，对于这样的患者可以考虑进行补救性的外放疗及内分泌治疗。

第八节　前列腺癌根治性放疗后复发治疗

一、根治性放疗后复发的概述

生化复发是肿瘤继续进展并发生临床复发或转移的前兆。和前列腺癌根治术后 PSA 迅速下降，2 ~ 4 周后至检测不到的水平不同，放疗后 PSA 水平下降缓慢，中位半衰期可达 50 ~ 78 d，且由于前列腺的遗留，少量可被检测出的 PSA 值不能说明有复发征象，这样就增加了定义放疗后生化复发的难度。不少学者根据放疗后 PSA 最低值，PSA 连续上升的次数、上升的幅度或任何能区分正常和异常水平的指标来定义生化复发。Fox Chase 癌症中心（FCCC）把生化复发定义为放疗后 PSA 连续 2 次升高，且最近一次超过 1.5 ng/mL。美国肿瘤放射治疗学会（ASTRO）1996 年的指导性意见认为放疗后生化复发是指，PSA 值连续 3 次升高，复发的确切时间应是放疗后 PSA 最低值和第一次升高之间的中点时刻。此后有些学者认为 ASTRO 的 1996 年标准没有考虑到 PSA 的"跳跃"现象，连续 3 次而不是 2 次升高会低估生化失败率，当回溯失败日期时可能带来不利结果，即大量阳性数据被过早删除，特别是在随访期较短时。

Taylor 等发现 FCCC 的标准对于评价将来可能发生的临床事件，包括局部复发、远处转移、PSA > 25 ng/mL 和挽救性治疗的运用，其特异性较 ASTRO 的标准略微减少，但敏感性显著增加，且能比 ASTRO 的 1996 年标准稍早检测出生化失败，因而认为 FCCC 的标准更有优势，并且 ASTRO 的 1996 年标准不适用于近距离放疗和已用过内分泌治疗的患者。基于上述这些原因，以及最新的大量接受根治性放射治疗患者的长期随访临床资料结果，美国肿瘤放射治疗学会（ASTRO）最近更新了其标准，最新的 ASTRO 指导性意见认为前列腺癌根治性放疗后生化复发是指，PSA 下降到达最低值之后开始上升，当 PSA 上升到达最低值以上 2 ng/mL 时，该时间点定义为生化复发。ASTRO 的最新标准与临床终点（局部或远处复发）、无病生存率、疾病专项生存率的相关性均较好。

二、根治性放疗后复发的评估

治疗前 PSA 值、PSA 倍增时间、临床分期、病理分级，放射剂量和治疗后 PSA 最低值都能用来预测放疗后的生化复发。Hanlon 等报道治疗前 PSA 值 < 10 ng/mL，治疗后 PSA 最低值 < 1.0 ng/mL，PSA 倍增时间 > 12 个月，临床分期 T_1 ~ T_{2a}，Gleason 评分 2 ~ 6 分，高放射剂量均能独立提示患者生化控制良好。临床上广泛应用的 PSA 是最重要的预测放疗后复发的指标之一。

放疗前 PSA 值和前列腺癌的临床表现、病理分期、治疗后复发与否有关，是预测放疗后远期结果最有价值的指标之一。如果治疗前 PSA ≥ 10 ng/mL，预测 10 年内将有 50% 的可能局部治疗失败和 40% 的可能发生远处转移。Roach 等根据治疗前 PSA 值将患者分成 3 组（PSA ≤ 10 ng/mL，PSA ≥ 10 ng/mL 且 PSA < 20 ng/mL，PSA ≥ 20 ng/mL），发现治疗前 PSA ≥ 20 ng/mL 的患者，有较高的 PSA 复发和疾病进展死亡的危险，7 年的无进展生存率是 70%，与另外两组比较有显著性差异（90% 和 84%），且总体生存率较低（64%），与另外两组比较也有显著性差异（79% 和 75%）。

放疗后 PSA 的最低值可以预测生化复发率和肿瘤进展的生存时间。DeWitt 等报道放疗后 PSA 最低值小于 0.3 ng/mL，在 0.3 ~ 0.6 ng/mL、0.6 ~ 1.2 ng/mL 和大于 1.2 ng/mL 时 5 年生化复发率分别为 17%、28%、42% 和 67%，四者在无进展生存时间上均存在显著性差异。PSA 最低值没有降至正常范围则说明肿瘤复发或残留，很可能在放疗时已经有隐匿的微转移灶。PSA 最低值降至正常范围后继而上升意味着有局部复发，当 PSA 不断上升则高度提示有转移癌的危险。Hanlon 等认为前列腺癌患者远处转移及最终死于癌症受治疗后 PSA 最低值、PSAL 倍增时间和生化复发后内分泌治疗应用的影响。PSA 倍增时间可以决定生化复发患者是否需要进行内分泌治疗及时间安排，因此联合使用治疗后 PSA 最低值及 PSA 倍增时间对预测肿瘤远处复发很有价值。

三、根治性放疗后复发的诊断

1. 前列腺活检

由于前列腺癌的肿瘤倍增时间较长且放疗后癌细胞死亡可出现在分裂象之后，故放疗后前列腺内癌组织清除缓慢，一般需要 2~3 年。放疗后残余肿瘤细胞会有明显的放射损伤，它们的生长能力不能确定，放疗后穿刺会有明显的样本误差，这些因素都使得活检难以评价局部治疗成功与否，故目前不主张将其列入放疗后的常规检查。放疗后活检宜在整个疗程结束后的 12~18 个月进行，但放疗后 18 个月前有进展性 PSA 升高则应该马上活检。真正的放疗后活检阳性发生率尚不确定。放疗后 75% 的活检阳性者和 25% 活检阴性者在 10 年内肿瘤会有局部复发。在肿瘤复发的临床征象出现前，活检可检出大部分局部持续或复发的肿瘤，但早期活检中假阳性很高，特别在近距离照射后的 2 年内，即使伴随有 PSA 升高，也不要急于进行挽救性治疗。

2. 直肠指检（DRE）

DRE 不是一项放疗后早期检测前列腺癌局部复发的好方法。通过 DRE 区分肿瘤结节和腺体放疗后相关的纤维化改变非常困难，并且 PSA 的变化要比临床复发症状早若干年出现，因此常规不推荐 DRE 检测放疗失败。Johnstone 等对 235 例前列腺癌放疗后患者进行 1 544 次 DRE，286 次 DRE 异常中，30% 有新的发现，其中 3/4 和出血有关，全部 8 例 DRE 持续结节的患者均有 PSA 的上升，故认为在前列腺癌放射治疗后无症状或 PSA 降至测不出水平的患者中进行 DRE 是没有价值的。

3. 经直肠超声检查（TRUS）

放疗后前列腺腺体会发生纤维化和钙化，腺体体积也会大大缩小，因此 TRUS 检测放疗后残留癌灶的能力有限。TRUS 在检出前列腺残留癌或复发癌方面的准确性和 DRE 相似，缺乏一致性和可靠性，但 TRUS 对放疗后腺体内可疑区域的引导活检有一定价值。

四、根治性放疗后复发的治疗

最近的一篇综述中 Grossfeld 等报道了 CaPSURE 研究中 2 336 例前列腺癌患者的长期随访数据。他们发现 92% 接受根治性放疗的前列腺癌患者在出现 PSA 进展后选择内分泌治疗作为二线治疗方式。如果此类患者在 PSA 复发后不接受任何形式的治疗，则疾病从生化反复进展到临床复发的中位时间大约为 3 年。

根治性放疗后生化复发的前列腺癌患者可以选择内分泌治疗，也可以选择局部治疗如挽救性前列腺癌根治术、冷冻治疗、组织间放疗等。其选择指征及优缺点概括如下。

（一）挽救性手术

1. 挽救性前列腺切除术

对于放疗后复发的患者，若预期寿命超过 10 年，并且放疗结束已至少 12 个月，在排除远处转移及严重的放射性膀胱炎和直肠炎后，应尽可能地采用挽救性前列腺切除术。放疗后的挽救性前列腺切除术对手术医生的操作要求很高。由于放疗引起的纤维化及解剖结构的变化，放疗后行挽救性前列腺切除术比行标准的前列腺癌根治术并发症发生率要高得多。最常见的并发症包括阳痿、尿失禁、直肠损伤和膀胱颈挛缩等。在前 PSA 时代和没有现代适形放射治疗技术的时代，该手术的并发症发生率非常高，有高达 65% 的患者会发生治疗相关的并发症，有 60% 原计划行挽救性前列腺癌根治术的患者在术中会扩大为前盆腔切除术（膀胱前列腺切除术）或全盆腔切除术（直肠膀胱前列腺切除术）。而且治疗的效果很差，有很高的局部复发率，疾病进展平均时间仅有 1.3 年。

近年来，随着根治性放疗时广泛运用完善的适形放疗计划和放射性粒子植入系统，以及术前准确估价患者并采用最恰当的手术操作步骤，该手术的并发症发生率已经明显降低。经耻骨后挽救性前列腺切除术平均失血量和标准的前列腺癌根治术已经相似，平均失血量可降至 900 mL 左右。对少数患者在保证手术切缘阴性的条件下可适当保留单侧甚至双侧的神经血管束，并配合神经移植从而尽可能地保留患者的性功能。该手术的疗效与患者术前的 PSA 水平密切相关。对于非常有经验的泌尿外科医生而言，该手术的并发症发生率可以明显降低，并且可以获得良好的疗效。

2. 膀胱前列腺切除术

膀胱前列腺切除术的指征为：活检病理证实膀胱颈或精囊受侵、非顺应性膀胱和放疗后尿失禁、难以处理的放射性膀胱炎和膀胱挛缩。Garzotto 等认为膀胱前列腺切除术可以减少切缘阳性率，但 Gheiler 等发现切缘阳性常发生在前列腺尖部及侧面，膀胱前列腺切除术不会降低切缘阳性率，故只适合于晚期患者。大多数接受膀胱前列腺切除术的患者肿瘤病理分级高、体积大，术后肿瘤发生进展的可能性也高，故患者生存率较低，但这与患者的选择误差有关。可控性尿道重建能显著减少术后尿失禁的发生，但可能增加切缘阳性率和生化失败率。

3. 挽救性手术的预后

一般讲最终病理分期较低的患者比病理分期较高者预后要好。挽救性前列腺切除术前常对临床分期估计过低，实际上只有 20%～50% 的患者肿瘤局限于前列腺内，有报道 54% 的患者在术前已存在精囊受侵或淋巴结转移。尽管如此，它还是可以达到长期的肿瘤控制，当前，该手术可以达到的最好疗效是 10 年肿瘤特异性生存率为 70%～75%，10 年总生存率为 60%～66%。器官局限型疾病、手术切缘阴性、无精囊侵犯以及无盆腔淋巴结受累是术后患者预后相对较好的指标。

（二）冷冻治疗

随着 TRUS 分辨率的提高，更精确地冷冻源置放系统和熟练的外科操作，前列腺冷冻外科消融术已成为前列腺癌放疗后复发的挽救性治疗方式之一。初始临床分期为 T_1、T_2 期，治疗前 PSA < 10 ng/mL 的放疗后复发患者适于行冷冻治疗。冷冻治疗常见的并发症包括尿失禁、梗阻症状、阳痿和严重的会阴部疼痛等。冷冻消融治疗的并发症发生率相当高，几乎所有的患者都或多或少的有并发症发生。常见的并发症主要有尿失禁（约 73%），尿路梗阻（约 67%），阳痿（约 72%），以及严重的会阴部疼痛（约 8%）。在随访一年后，绝大多数患者的尿失禁症状会缓解，但是仍然有 22% 的患者会有持续的严重尿失禁症状。近年新出现的氩氦刀冷冻消融能使术后并发症显著减少，1 年和 2 年的无生化复发生存率分别是 86% 和 74%。在治疗前 PSA < 10 ng/mL 的患者中，约有 50% 能够获得长时间持续的无生化复发生存。为了达到最大限度的局部控制，建议使用 2 轮冷冻—解冻循环和至少 5 个冷冻探针。

（三）挽救性放疗

对于外照射后的前列腺癌复发，可选用近距离放疗，特别是年长（>65 岁）和有手术禁忌证的患者。挽救性近距离放疗必须满足：①组织学上确诊局部复发，并排除远处转移的证据。②轻中度前列腺症状；IPSS < 20 分。③患者预期寿命 5 年以上、10 年以下。④PSA 倍增时间较长（>6～9 个月）。⑤Gleason 评分≤6 分。⑥复发时 PSA < 10 ng/mL。文献报道挽救性近距离照射后的 5 年无复发率为 50%。^{103}Pa 近距离照射的最低外周剂量至少需 90 Gy。运用交互式技术，^{125}I 和 ^{103}Pa 近距离照射分别能达到 160 Gy 和 120 Gy 靶区高放射剂量，同时不会对膀胱和直肠造成放射性损伤。近距离照射所致的并发症包括膀胱流出道梗阻、直肠损伤、膀胱颈挛缩、尿失禁等。总体来看，挽救性近距离放疗后 3～4 级消化道和泌尿道并发症发生率为 36%。

（四）内分泌治疗

根治性放疗后复发的前列腺癌患者如确诊已发生转移，就应该选用内分泌治疗，包括去除体内雄激素治疗、抗雄激素治疗、全雄激素阻断治疗。目前临床上应用广泛的药物去势 LHRH 类似物包括戈舍瑞林、亮丙瑞林、曲普瑞林等，抗雄激素药物以非类固醇药物为主，包括氟他胺、比卡鲁胺、尼鲁米特等。对已经发生转移的患者，内分泌治疗开始越早治疗效果就越好。对出现生化复发不久的患者，若 PSA 倍增时间 <12 个月，早期内分泌治疗能推迟远处转移的发生，但对提高疾病专项生存率和总体生

存率无多大帮助。辅助雄激素阻断疗法对行放射治疗的局限性进展期前列腺癌患者是有帮助的。内分泌治疗能推迟症状进展，有助于局部控制肿瘤及降低生化失败率，许多 T_1 和 T_2 期的患者接受放疗的同时就使用辅助雄激素阻断疗法，但内分泌治疗不能避免雄激素抵抗和疾病进展的发生，且尚有一定的不良反应，包括性欲消失、肌肉萎缩、轻度贫血和骨质疏松等，因此有希望治愈的患者应积极争取挽救性治疗，内分泌治疗不推荐作为放疗后复发的常规初始疗法。

（五）观察等待

对于根治性放疗后生化复发中疾病进展缓慢者（符合 Gleason 评分 <7、生化复发在根治放疗后 2 年才发生以及 PSA 上升缓慢这 3 个条件者），如果已排除远处转移可以采用观察等待。

第九节　前列腺癌内分泌治疗

前列腺是需要激素参与生长调节的激素依赖性器官，研究表明，前列腺癌与雄激素、雌激素、孕激素、生长因子、催乳素和血管生长因子等均存在不同程度的相关性，但雄激素与前列腺癌的关系最为密切，研究也最为持久广泛。1941 年 Huggins 和 Hodges 发现前列腺癌依赖雄激素刺激生长，他们发现内分泌治疗能使升高的血清酸性磷酸酶水平下降，碱性磷酸酶在初始阶段有缓慢上升，然后下降或保持正常，这些生化水平的变化通常与前列腺癌导致的症状有关。那时人们认为，通过这种方式可使前列腺癌患者的生存期延长，在有些患者甚至可以治愈。此项结论后来得到研究证实并广泛深入地应用于临床前列腺癌治疗中。目前，前列腺癌的内分泌治疗已远远不只局限于最初的睾丸切除术及雌激素应用，其主要内容包括：去势、雄激素最大限度阻断、间断性内分泌治疗、雄激素撤退综合征、根治术前新辅助治疗、辅助内分泌治疗、二线内分泌治疗、即刻治疗或延迟治疗、持续性雄激素抑制、非甾体类抗雄激素药物的单一治疗等。内分泌治疗已应用于各期前列腺癌，作为单一、辅助及新辅助治疗方法，并且也是前列腺癌治疗领域中研究最多、结论最不统一的治疗。

一、内分泌治疗概述

目前，有关前列腺癌内分泌依赖性的分子和组织学机制还不十分明确，其内容十分复杂，尤其是细胞因子和生长因子的作用更不清楚，但目前已明确前列腺是雄激素依赖器官，前列腺细胞的分化、生长和功能依赖于雄激素的刺激，雄激素同时也是前列腺癌细胞生长和存活的必要因素。男性最主要的雄激素是睾酮。睾酮属于甾体类激素，由 19 个碳原子组成，其中第 17 位的羟基与第 3 位的酮基决定其生物学活性。绝大多数的雄激素产生于睾丸的间质细胞（Leydig 细胞），总量约 6.6 mg/d，成人血浆浓度为 5.72±1.35 ng/mL（19.8±4.7 mmol/L），另有 5%～10% 的雄激素由肾上腺合成，肾上腺源性雄激素产生于肾上腺皮质的束状带和网状带，主要是雄烯二醇和脱氢雄甾酮，虽然其产量相当小，但却能被前列腺和肾上腺外组织经 17β-羟类固醇脱氢酶和 5α 还原酶 Ⅰ 和 Ⅱ 作用代谢成双氢睾酮（DHT）。与睾酮相比，DHT 的生物活性强 10 倍之多，因此不难理解临床上前列腺患者行双侧睾丸切除去势后仍不能完全阻断雄激素对前列腺的继续作用。

1995 年由 Harris 提出的丘脑—垂体—性腺轴是目前公认的与前列腺生长有关的内分泌系统。下丘脑弓状核以每 90 min 的间隔分泌黄体生成素释放激素（LHRH）及促肾上腺皮质激素释放因子（CRF），他们分别刺激腺垂体合成分泌黄体生成素（LH）、滤泡刺激素（FSH）及促肾上腺皮质激素（ACTH），LH 和 FSH 经血循环进入睾丸，LH 主要刺激睾丸的 Leydig 细胞分泌睾酮，在前列腺细胞内，睾酮被 5α 还原酶转化为双氢睾酮（DHT）；而 FSH 主要与睾丸的生精功能维持有关。进入血液循环中的雄激素对下丘脑的 LHRH 及垂体的 LH 和 FSH 分泌形成负反馈调控，最终使得下丘脑—垂体—性腺轴达到一定程度的体内平衡。肾上腺产生的雄激素受垂体分泌的促肾上腺皮质激素（ACTH）的调节。在血循环中肾上腺源性雄激素主要与白蛋白结合，而睾酮和 DHT 则与类固醇激素结合球蛋白结合，仅 2% 睾酮是游离的，并扩散到靶细胞后被 5α 还原酶转换为 DHT，从而发挥雄激素样作用。雄激素是通过雄激素受体的介导作用于靶细胞的，雄激素受体广泛存在于全身各种组织中，包括前列腺上皮细胞及部分基质细胞中，雄激素的生物活性取决于其结构及对雄激素受体的亲和力，类固醇雄激素受体复合物进入细胞核后结合至特异 DNA 部位，调节基因转录，促进细胞的分裂与生长，抑制细胞凋亡，从而促进肿瘤生长。假如没有与雄激素受体的结合，类固醇激素就难以发挥它们的生物学作用，因此，一旦雄激素受体被抑制，它们的生物学作用将停止，各种雄激素抑制治疗的作用机制就是干扰雄激素受体复合物的形成。

正常状态下，前列腺的增大程度取决于以下 3 个阶段：第一阶段，由初期 DNA 合成和雄激素刺激所引起的细胞增生过程；第二阶段，调节前列腺内细胞数量的抑制反应；第三阶段，当雄激素刺激被阻断时，引起腺体内上皮细胞脱落的细胞凋亡过程。雄激素依赖性是指在正常或恶性组织中通过阻断雄激素而诱发细胞凋亡的临床现象。在前列腺癌的发生初期，上述第二阶段即调节前列腺内细胞数量的抑制反应消失，但第一、第三阶段仍在发挥作用，所以可以通过阻断雄激素得到抑制 DNA 合成、抑制细胞增殖及促进细胞凋亡的多重效果。转移性前列腺癌中因同时存在雄激素依赖性和非依赖性细胞，所以依赖内分泌治疗达到根治的目的是十分困难的。据研究报道，转移性前列腺癌患者中 80%～90% 对内分泌治疗敏感，内分泌治疗 12～23 个月后将转变成激素抵抗性前列腺癌，其后 23～37 个月死亡。

二、治疗方法和药物种类

前列腺癌内分泌治疗中任何抑制雄激素活性的治疗均可被称为雄激素抑制治疗，雄激素抑制主要通过以下两种策略：①抑制睾酮分泌。手术去势或药物去势（黄体生成素释放激素类似物，LHRH-a）。②阻断雄激素与受体结合。应用抗雄激素药物竞争性封闭雄激素与前列腺细胞雄激素受体的结合。两者联合应用可达到雄激素最大限度阻断的目的。雄激素抑制的其他策略包括抑制肾上腺来源雄激素的合成，以及抑制睾酮转化为双氢睾酮。

1. 手术去势

去势治疗的目的是使血清睾酮浓度降低到至去势水平，从而抑制或控制前列腺癌细胞的生长。一般认为，血清睾酮降低至治疗前基线值的 5%～10% 以下，即可判断达到去势水平，但也有学者认为去势水平应以血清睾酮低于 50 ng/dL，甚至低于 20 ng/dL 为标准。去势治疗包括手术去势和药物去势两种方法。

2006 年 ASCO 指南推荐睾丸切除术或 LHRH 类似物为初次内分泌治疗的首选方法。睾丸切除术后可在 3 h 内去除体内 90%～95% 的血清睾酮，并且可明显减轻前列腺癌骨转移引起的疼痛及神经症状，术后不会导致肾上腺源性雄激素代偿性增加，而由于睾酮的减少，垂体分泌的 LH 及 FSH 会永久性增加。手术方法包括普通双侧睾丸切除术及双侧睾丸白膜下切除术。Riba 于 1942 年首次实施被膜下睾丸切除术以来引起了不少争议，认为保留白膜与附睾有残留睾酮分泌细胞的可能，但大量研究表明，两种手术在降低血清睾酮的作用上并无差别，被膜下睾丸切除术后同样能够永久维持去势水平的血中睾酮浓度，并且后者具有美观、心理创伤较小等优点。

手术去势的优点有：操作简单（可在门诊局麻下实施手术）；除出血及感染外几乎没有近期并发症；手术后迅速发挥作用；节约治疗费用；没有长期用药的身心负担；美容问题可以由植入假体解决。

手术去势后远期并发症包括：性欲及性功能丧失、阵发性发热、疲乏和嗜睡，严重病例还可能出现疼痛性乳房增大、骨质疏松症和骨折、肌肉萎缩、贫血、体重增加及代谢紊乱等。此外，手术去势的主要缺点在于对患者造成潜在精神创伤及负面的心理影响，因此随着等效的去势药物出现，其应用范围越来越小。但是，由于睾丸切除可以在最短时间内使睾酮达到去势水平，因此对骨转移病灶导致急性脊髓压迫的患者，可以作为应急治疗，从而尽快缓解症状；对于国内部分不能承受 LHRH 类似物高昂医疗费用的患者，手术去势不失为有效的治疗手段。

睾丸切除后，肾上腺还能产生一定量的雄激素，其存在会影响到手术去势治疗前列腺癌的效果。如果采用睾丸切除加双侧肾上腺切除，并发症较多，故目前睾丸切除常与其他疗法联合应用。

2. 药物去势

药物去势是指在不切除睾丸的前提下，通过使用药物使睾酮浓度下降到去势水平。从而抑制前列腺癌细胞的增长。药物去势与手术去势的效果大致相同。约 10% 患者注射 LHRH-a 后血清睾酮无法达到去势水平，这部分患者可能需要用外科去势的方法进行治疗。

（1）黄体生成素释放激素类似物：1966 年，Huggins 因为发现雌激素可以抑制睾酮的产生，达到"化学去势"的效果而获得诺贝尔生理学或医学奖，这也是人类第一次发现内分泌治疗可以控制恶性实体肿瘤的发展。1971 年 Schally 和 Guillemin 分别从猪和羊的下丘脑中提取到促性腺激素释放激素（GnRH），并阐明该激素的作用是刺激垂体释放 FSH 和 LH，两人也因此获得 1977 年诺贝尔生理学或医学奖。随后多种黄体生成素释放激素类似物（LHRH-a）的开发和人工合成给前列腺癌内分泌治疗领域带来了巨大变革，取得了与手术去势/雌激素治疗相同的临床疗效，并且显著降低了手术去势引起的勃起功能障碍及心理负担，心血管不良反应也显著低于雌激素治疗，从而广泛应用至今。美国国家综合癌症网（NCCN）、欧洲泌尿外科学会（EAU）和中华医学会泌尿外科学分会（CUA）制订的《前列腺癌诊治指南》中均推荐将 LHRH-a 类药物去势与手术去势都作为晚期激素敏感性前列腺癌的标准一线内分泌治疗方案，并且黄体生成素释放激素类似物（LHRH-a）目前是欧美国家转移性前列腺内分泌治疗首选的一线化学去势药物。

各种人工合成的黄体生成素释放激素类似物（LHRH-a）虽然能刺激 LH、睾酮的分泌，但高活性合成 LHRH 能经过初步刺激后即抑制 LH 并使睾酮达到去势水平。其机制是：在正常情况下，天然 LHRH 与垂体细胞表面的 LHRH 受体结合，形成的复合物进入垂体细胞内产生效应，由于 LHRH 只占据了垂体表面的部分受体，而且新的受体不断合成，这样垂体细胞表面就能对再次分泌的 LHRH 起反应。当应用一定浓度的 LHRH-a 后，垂体细胞表面的大部分 LHRH 受体被占据，LH 的分泌一过性增加，然而由于受体下调作用的影响，垂体细胞表面 LHRH 受体数目显著性减少，虽然有新的受体合成出来，它们又被持续释放的 LHRH-a 占据，因此在垂体细胞表面无法形成足够数目的 LHRH 受体，LH 的合成与分泌随之受到抑制，睾丸 Leydig 细胞由于缺乏 LH 的刺激，血清睾酮分泌减少，并逐渐下降到去势水平。如上所述，首次用药后，由于 LHRH-a 垂体中的受体结合后 LH 的释放量比正常增加 15～20 倍，在持续给药后的最初 1～2 周，LH 和睾酮分泌增加，需 3～4 周血清睾酮才能下降到去势水平，因此，这种治疗方法的危险主要来自第 1 次用药后血清睾酮的一过性上升，可能导致患者临床症状加重，故禁止对伴有脊髓压迫、尿路梗阻或由于疾病进展所致疼痛加重的急症患者首先使用这类药物。在临床工作中，为了减轻这一不良反应，可以在使用这类药物前先用 2 周或同时使用非甾体类抗雄激素药物，如氟他胺、比卡鲁胺等，以减轻由于早期睾酮分泌增加所致的疾病进展、临床症状加重。

LHRH-a 与天然分子有着相似的结构，通过在氨基酸序列的不同位置进行取代而获得。LHRH-a 研发初期，因药物的半衰期过短需要每天注射，但与乳酸聚合物结合形态的药物开发成功后，可以每月注射 1 次。早期应用于临床的 LHRH-a 有：醋酸亮丙瑞林（抑那通，3.75 mg），戈舍瑞林（诺雷德，3.6 mg），布舍瑞林（均为皮下注射 3.6 mg），均每 4 周注射 1 次，就能将血清睾酮长时间维持在去势水平，不同的 LHRH-a 制剂之间疗效相仿。新近研发上市的药物主要有曲普瑞林、组氨瑞林、阿伏瑞林。近 2 年这几种 LHRH-a 药物先后面市了 3 个月和 6 个月剂型，方便了患者。

1）亮丙瑞林：有研究报告对已转移的前列腺癌患者用亮丙瑞林和己烯雌酚（DES）治疗比较，两组患者在睾酮抑制和酸性磷酸酶降低的程度是类似的，治疗 1 年后的存活率分别为 87% 和 78%。

2）戈舍瑞林：商品名诺雷德，由阿斯利康制药有限公司开发，最早于 1986 年在英国上市，1989 年于美国上市；1996 年由中国 SFDA 批准上市。3 个月剂型（10.8 mg）最早于 1995 年在英国上市，1996 年在美国上市。有临床研究证实诺雷德在生活质量方面要优于手术去势。对于高危前列腺癌的根治性手术后或放射治疗后的辅助治疗方面戈舍瑞林同样显示了其生存优势。

3）曲普瑞林：由法国博福－益普生（天津）制药有限公司开发，商品名达菲林（醋酸曲普瑞林），3.75 mg，每月注射 1 次。2001 年和 2009 年由 FDA 和中国 SFDA 分别批准了双羟萘酸曲普瑞林缓释剂（3 个月剂型）上市，15 mg 每 3 个月肌内注射一次。主要不良反应为用药初期可能出现的暂时性尿道梗阻或骨骼疼痛等。

4）组氨瑞林：由 Alera Pharmaceuticals 公司开发，2004 年 FDA 批准其长效植入剂用于姑息治疗晚期前列腺癌。组氨瑞林常见的不良反应有睾丸体积减小，发热，局部感染发炎、红肿或皮肤肿胀，脸、脖子、手臂和上胸部红肿，突然出汗等。

5）阿伏瑞林：由意大利 Ivlediolanum 公司开发，是 LHRH 的超级激动剂。动物实验表明，植入阿伏瑞林 6～48 h 后，睾酮水平会达到最大值，10 天后降到去势水平，并维持 26 周以上。阿伏瑞林对所有前列腺癌患者的睾酮水平抑制超过 6 个月。其目前已经发现的不良反应主要包括发热、性欲减退、虚弱无力和骨骼疼痛等。

（2）LHRH 拮抗剂：LHRH 拮抗剂通过对 LHRH 受体的拮抗作用，抑制脑垂体释放 LH 和 FSH，从而降低体内睾酮和它的代谢产物双氢睾酮（DHT）的水平。相对于 LHRH 类似物，它能够产生直接对抗 LHRH 的作用。因此在应用初期不会刺激体内雄激素水平的升高。

1）阿巴瑞克：商品名普来纳西，为 LHRH 拮抗剂代表性药物。阿巴瑞克是由美国 Praecis 制药公司开发的纯 LHRH 阻滞剂，2003 年获 FDA 批准用于治疗晚期前列腺癌，次年在美国上市。阿巴瑞克的主要不良反应包括潮热、乳房增大、乳房触痛和头痛等。

2）地盖瑞利：由 Ferring 公司开发，2006 年 2 月开始进行 Ⅲ 期临床试验。临床前研究表明，对移植前列腺癌（PAC120）的裸鼠分别皮下给予地盖瑞利（2 mg/kg）和曲普瑞林（1.5 mg/kg），它们对肿瘤的抑制率分别达到 100% 和 36%，血清睾酮水平在 24 h 内从 2 669 pg/mL 分别下降到 104 和 66 pg/mL。地盖瑞利的主要不良反应如疲劳等是由睾酮水平降低所引起的，没有发现严重的不良反应及局部性或系统性过敏，目前尚未发现它也具有像其他 LHRH 阻滞剂一样引起组胺释放的作用。

（3）雌激素药物：雌激素具有抑制雄性生殖器官生长的直接效应，并能通过负反馈抑制脑垂体释放 LHRH，从而降低机体中雄激素水平，阻断前列腺癌的发展。己烯雌酚（DES）是雌激素治疗的常用药物，其价格便宜，又能达到较好的治疗效果，因此是一种经济有效的治疗策略。对于局限和发生转移的前列腺癌患者，3 mg/d 的 DES 在总生存率以及患者主观症状改善方面的效果等同于 LHRH-a。但大剂量雌激素有严重的心血管不良反应如心肌梗死、血栓形成等，而小剂量雌激素的效果又不佳，限制了该药物在临床上的广泛应用。在 20 世纪 70 年代雌激素逐渐被停止使用。20 世纪 80 年代，由于前列腺癌雌激素受体的研究进展、新型雌激素类化合物的合成以及雌激素给药方式的改变，人们又开始关注雌激素在前列腺癌内分泌治疗中的作用，但目前对其安全性仍无定论。目前 DES 不再作为药物去势的一线选择。NCCN、EAU 和 CAU 制订的《前列腺癌诊治指南》中都推荐将口服 DES 作为二线内分泌治疗用药。

3. 抗雄激素药物

抗雄激素药物与睾酮和双氢睾酮在前列腺细胞核的受体位点竞争性结合，因此能够促进前列腺癌细胞的凋亡和抑制前列腺癌生长，这些口服抗雄激素药物按照化学结构可分为甾体类抗雄激素药物，例如环丙孕酮（CPA）、醋酸甲地孕酮和醋酸甲羟孕酮和非甾体类抗雄激素药物（例如尼鲁米特、比卡鲁胺和氟他胺）。甾体类抗雄激素药物通过抑制垂体分泌而降低 LH 分泌，从而减少睾酮的分泌及活性；非甾体类抗雄激素药物的作用机制是与 DHT 和 DHT 受体竞争性结合，从而阻断性激素与受体结合，此外还作用于下丘脑—垂体轴，使血中睾酮水平增高，从而多数情况下还保留勃起功能。

（1）甾体类抗雄激素药物：此类药物是人工合成的羟孕酮衍生物。除了外周的雄激素受体阻断作用，此类药物还有促孕特性、抑制促性腺激素（LH 和 FSH）释放和抑制肾上腺活性的作用。甾体类抗雄激素药物可以降低体内睾酮水平，其主要的药物不良反应是性欲缺乏和勃起功能障碍，男性乳房发育的发生率较低。非药理学不良反应主要表现为心血管毒性（CPA 为 4%～40%）和肝脏毒性。

1）环丙孕酮（CPA）：CPA 是第一个获批的抗雄激素药物。这种药物的应用最为广泛，但是对 CPA 的研究却很少，有很多未解答的问题（如最适剂量），还有很多问题不是很明确（如与标准的去势治疗的对照研究）。

2）醋酸甲地孕酮和醋酸甲羟孕酮：这两种药物的相关信息十分有限。早期研究表明，无论是对未经治疗的转移性前列腺癌，还是有局部进展的 HRPC，使用醋酸甲地孕酮治疗都显示出症状改善和部分临床反应改善。

（2）非甾体类抗雄激素药物：推荐使用非甾体类抗雄激素药物来提高生活质量，且在去势后有利于机体的顺应性，这是由于非甾体类抗雄激素药物不抑制睾酮分泌。研究表明，此类药物能够保护性欲、总体身体状况和骨矿物质密度。尽管尚无非甾体类抗雄激素药物单一疗法的直接对照试验，目前主要的 3 种药物的严重药理学不良反应并无区别，这些不良反应包括男性乳房发育、乳房疼痛和发热潮红。然而，这 3 种药物的非药理学不良反应却存在差别：比卡鲁胺与尼鲁米特和氟他胺相比，显示出更好的安全性和耐受性。这 3 种药物的肝脏毒性相似，治疗过程中必须规律检测肝功能。

1）比卡鲁胺：早期应用比卡鲁胺作为单一疗法的报道都使用了 50 mg/d 的剂量，结果表明尽管此剂量有临床疗效，但在总存活数（OS）上不如去势疗法。随后的剂量学研究最终确定了比卡鲁胺 150 mg/d 的用量能够在良好耐受性的前提下达到同去势治疗相似的 PSA 反应，因此推荐 150 mg/d 的剂量应用于初始治疗和辅助单一治疗。

如以改善中位无进展生存（PFS）为目标，局限性晚期前列腺癌患者（M0）和仔细选择并充分告知的低 PSA 水平 M_1 期前列腺癌患者可选择高剂量比卡鲁胺治疗替代去势治疗，但是局限化的前列腺癌患者应避免使用。比卡鲁胺的非药理学不良反应主要是男性乳房发育（70%）和乳房痛（68%）。这些不良反应可通过抗雌激素治疗、预防性放疗或者乳房切除等方式进行防护。

2）氟他胺：氟他胺是第一个应用于临床的非甾体类抗雄激素药物，已被作为单一疗法研究超过 20 年。氟他胺是一种前体药物，其活性代谢物半衰期是 5 ~ 6 h，所以为了保持治疗性的血清药物浓度，必须每天服药 3 次。氟他胺的推荐用量是每天 750 mg。早期的临床 Ⅱ 期试验证明氟他胺用于治疗晚期前列腺癌是有效的。这些试验显示氟他胺的主要优势为对性功能的保存，经统计高达 80% 治疗前无勃起功能障碍的患者的性功能得以保留。氟他胺的非药理学不良反应是腹泻和肝脏毒性。

3）尼鲁米特：尚无尼鲁米特单一疗法与去势治疗或其他抗雄激素治疗的对照试验。尼鲁米特的非药理学不良反应包括视觉障碍（即迟缓的暗适应）、酒精不耐受、恶心、肝脏毒性和间质性肺炎。特殊情况下间质性肺炎可能威胁生命。不推荐尼鲁米特应用于单一疗法。

4. 雌激素治疗

雌激素的作用原理：①对 LHRH 分泌的负向调节，雌激素是下丘脑－垂体、性腺轴的抑制剂，它可以通过负反馈抑制 LH 分泌，进而抑制下丘脑－垂体－性腺轴，雌激素抑制垂体分泌黄体生成素（LH）和尿促卵激素（FSH）效能是睾酮的上千倍。②直接抑制睾丸间质细胞，抑制 LH-RH 分泌，抑制雄激素活性，抑制睾丸 Leydig 细胞功能。③对前列腺上皮的直接细胞毒性，雌激素可使血清睾酮结合球蛋白的水平增高，这是一种结合睾酮并使之发生生物灭活的血清蛋白质。

多种雌激素被用于前列腺癌的治疗，包括己烯雌酚（DES）、聚磷酸雌二醇及结合的雌激素。这些雌激素都可以降低血浆睾酮至去势水平，其中己烯雌酚价格最便宜，在临床使用最普遍，己烯雌酚的常用量为每天 0.2 mg、1.0 mg、3.0 mg 和 5.0 mg，根据每个患者耐受情况选择，有片剂和针剂，以晚饭后使用反应较小。大于 3.0 mg/d 时心血管不良反应发生率高。根据在欧美的大量研究结果，己烯雌酚 1 mg，每天 3 次口服，此治疗方案已经成为标准的治疗方案。其他一些剂量的用药方案还缺乏足够的临床验证。

不良反应：雌激素的不良反应包括乳房女性化并胀痛，肠道反应（食欲不振、恶心、呕吐，甚至胃肠道出血），但最严重的是心血管不良反应，如血栓性静脉炎（静脉发炎和血凝固）、静脉血栓形成甚至脱落、血栓栓塞包括肺栓塞和心肌梗死、充血性心力衰竭等。大剂量 DES 应用导致的严重心血管不良反应直到 1967 年 Mellinger 等报道才引起人们的关注。退伍军人管理局泌尿外科研究会（VACU-RG）曾进行过口服 DES 5 mg/d 治疗前列腺癌的研究，但是由于药物首先在肝脏代谢和代谢产物可能形成血栓，应用 DES 治疗过程中有很高的心血管疾病发病率和死亡率。其后的研究使用了较低的口服剂量（3 mg 和 1 mg），结果表明与双侧睾丸切除术相比，3 mg 和 1 mg 治疗组都显示出较好的治疗效果，但是 3 mg 治疗组仍然存在高心脏毒性。基于以上考虑，并且由于 LHRH 治疗和抗雄激素治疗的优势，临床医生已不愿选择 DES 治疗方案。

最近 DES 又重新引起研究者的兴趣：第一，广泛应用 LHRH 治疗的长期雄激素抑制疗法（ADT）可能造成的严重不良反应，而雌激素能够抑制睾酮水平并且无骨质丢失和认知力的降低。第二，在一项针对激素抵抗性前列腺癌（HRPC）患者的临床二期试验中，高达 86% 的应用雌激素复合药物患者 PSA 水平降低。第三，最新发现新的雌激素受体 β（ER-β）可能与前列腺癌的发生有关。

为了中和雌激素治疗的心脏毒性，可以采用两种不同的策略：采用肠外给药途径以避免首先的肝脏代谢，加用心血管保护药物。斯堪的那维亚人前列腺癌组织（SPCG）的一项前瞻性随机试验中，超过 900 名转移性前列腺癌患者随机接受肠外给药方式进行雌激素治疗（聚磷酸雌二醇）和雄激素阻断治疗（睾丸切除术或 LHRH 治疗 + 氟他胺），试验结果表明两种治疗方法在疾病特异性和总体存活率上并无明显差异，尽管雌激素治疗组的非致命性心血管事件发生率高于其他组，但雌激素治疗组的心血管病死亡率并无显著增加。

总之，DES 是经典的激素疗法之一。近年来其治疗效果被一次又一次证实，但是即使应用低剂量，DES 心血管不良反应仍应引起足够的重视。

三、适应证

近年来，有关前列腺癌内分泌治疗的研究及临床应用得以广泛深入的开展，随着 LHRH 类似物、非甾体类雄激素阻断剂等多种药物的应用以及持续雄激素抑制（CAD）、间断雄激素抑制（IAD）、辅助治疗和新辅助治疗等多种策略的推广，前列腺癌内分泌治疗方案得到了极大的丰富。

但另一方面，内分泌治疗的诸多不良反应对患者的生活质量产生严重的影响，学术界对于内分泌治疗的最佳时限也一直存在争议。对于年龄较小的前列腺癌患者、早期前列腺癌患者使用内分泌治疗是否会产生治疗过度的问题，需要进行重新评估。长期进行雄激素抑制且不导致激素耐受性疾病也是前列腺癌内分泌治疗研究的一个热点。因此，明确内分泌治疗的适应证就成为前列腺痛治疗过程中一个急待解决的问题。下面就近年来学术界关于前列腺癌内分泌治疗的适应证研究做一总结。

1. 局限性前列腺癌内分泌治疗的适应证

目前没有明确的数据报道支持 $T_{1a} \sim T_{1b}$ 期患者采用内分泌治疗。$T_{1c} \sim T_2$ 期患者可以采用内分泌治疗的情况如下：①患者拒绝采用积极治疗措施。②高龄患者预计生存时间 <5 年且拒绝观察等待治疗。③高龄患者不能耐受放射治疗。④有除前列腺癌以外的泌尿系共存性疾病不能进行针对性治疗。⑤针对性的局部治疗失败。

另一个局限性前列腺癌内分泌治疗的适应证是在放疗或手术治疗前采用新辅助治疗方法（NHT）。NHT 的目的是诱导肿瘤早期退化，下调肿瘤分期；缩小前列腺体积及肿瘤体积；利于手术操作及术后排尿；减少手术并发症；降低肿瘤细胞的增殖活性；针对微转移疾病的联合治疗等。

在根治性前列腺癌切除术前使用 NHT 仍存在争议，有关数据统计显示，其唯一有效指标是减少了 T_2 期肿瘤的切缘阳性率，而在 PSA 无进展生存、无病生存及肿瘤特异性生存方面和单纯手术组比较无明显差别。在放射治疗前使用 NHT 似乎有更多的文献报道支持，然而所测指标均缺乏长期的随访，对提高患者生存率有无帮助仍无明确统计数据。

因此，尽管初步证实 NHT 是一种切实可行的治疗方案，但其治疗后手术时机以及远期疗效尚需进一步研究。

2. 局部进展前列腺癌内分泌治疗的适应证

在过去几年，学术界针对局部进展前列腺癌的内分泌治疗方案做了大量的分析研究。目前推荐使用内分泌治疗的局部进展前列腺癌患者是 $T_3 \sim T_4N_0M_0$ 或者 $T_1 \sim T_4N_1M_0$ 期的部分患者。

相关数据表明，在未进行过筛选的人群中，超过 30% 的前列腺癌患者都表现为局部进展前列腺癌。目前对这一期患者的主要治疗措施包括根治性前列腺切除术、外放射治疗和内分泌治疗。另外，一些二期临床试验发现对于局部进展前列腺癌患者，在前列腺切除术或放疗前采用 NHT 可以明显减少肿瘤复发和提高患者生存率。

有 30%~50% 的 T_3、T_4 期前列腺癌患者有骨盆淋巴结转移。相关数据报道发现联合采用放疗和内分泌治疗或者根治性前列腺切除术和内分泌治疗对这些患者有明显疗效，但是没有三期临床随机试验证明联合疗法可以作为一种常规治疗方法。一些三期临床随机试验报道了针对 N^+ 期的前列腺癌患者在根治性前列腺切除术时采用即刻或者延迟内分泌治疗,经过7.2年的随访,接受即刻内分泌治疗的患者死亡率是13%,接受延迟内分泌治疗的患者死亡率是34%。然而,临床医生针对局部进展前列腺癌患者做出治疗选择时,应熟知可采用的联合治疗方案。另外,从改善患者生活质量的观点来看,有关局部进展前列腺癌患者内分泌治疗方案的完善也在不断进行中。

3. 局部进展前列腺癌的辅助内分泌治疗适应证

大多局部进展前列腺癌的治疗方案常将内分泌治疗作为一项辅助治疗方案,近年的数据报道显示内分泌治疗作为辅助治疗作用非常显著。

早期前列腺癌规划曾经研究了比卡鲁胺针对未转移前列腺癌患者作为辅助治疗和作为即刻内分泌治疗的效果。根据对规划中3 603例病例的研究,作为辅助治疗措施,比卡鲁胺与安慰剂相比,肿瘤进展的风险降低了43%。然而有关生存率研究的数据并不完善,需要进一步分析辅助内分泌治疗在T_3期肿瘤治疗中的作用。

有报道比较了患者在放射治疗后使用辅助内分泌治疗与单一放射治疗的存活率,针对$T_1 \sim T_4$期前列腺癌患者,在放射治疗后使用3年戈舍瑞林,与单一放射治疗相比,存活率有明显的提升。肿瘤学放射治疗小组(TROG)在1992年到2003年针对T_3期前列腺癌患者的治疗数据得出结论,辅助内分泌治疗(放疗后使用2个月戈舍瑞林)可以明显改善局部癌灶的控制(85%对比单独放疗71%)以及降低生化复发率(44%比60%)。

如果把早期前列腺癌规划中接收放疗的患者做一分析,可以得出结论,辅助内分泌治疗的优势在于减轻肿瘤局部进展及N^+期和低分化肿瘤的进展。同样,对于早期前列腺癌规划中接受根治性前列腺切除术患者的分层分析则显示辅助内分泌治疗的优势在于减轻肿瘤局部进展及治疗N^+期和Gleason >7分的肿瘤。

综上所述,非甾体类抗雄激素药物与去势疗法相比,可以明显提高患者的生活质量,在接收早期内分泌治疗的前列腺癌患者中,使用抗雄激素药物作为一线治疗方案比使用更具破坏性的激素抑制治疗方案更有效。然而,是否必须在放疗和根治性前列腺切除术后使用辅助内分泌治疗仍未有定论。

根据相关资料,将局部进展前列腺癌的辅助内分泌治疗适应证总结如下:①根治术后病理切缘阳性。②术后病理淋巴结阳性(pN^+)。③术后病理证实为T_3期(pT_3)或≤T_2期,但伴高危因素(Gleason >7,PSA >20 ng/mL)。④局限前列腺癌伴高危因素(Gleason >7,PSA >20 ng/mL),根治性放疗后辅助治疗。⑤局部晚期前列腺癌放疗后辅助治疗。

4. 进展期前列腺癌内分泌治疗的适应证

进展期前列腺癌是内分泌治疗的经典适应证。根据数据分析,有10%~50%的局限性前列腺癌将发展为进展期前列腺癌。最近几年,学术界对于不可治愈或者进展期前列腺癌的定义发生了一些变化。有学者指出,进展期前列腺癌不但应包括软组织或骨转移(M^+),还要包括局限晚期以及局部治疗失败后PSA升高的患者。

发展为进展期前列腺癌的患者部分可能接受过新辅助及辅助治疗,与没有接受过辅助治疗的新诊断的进展期前列腺癌患者相比,他们对内分泌治疗的效果可能稍差。因此,新诊断的进展期前列腺癌患者可能更适用于内分泌治疗,相关研究已经确认60%~80%的新确诊转移性前列腺癌患者可以获得明确的治疗效果,对于以前接受过内分泌治疗的患者,这些效果可能不能体现。

对于进展转移期前列腺癌患者来说,生活质量因素对于治疗方案的选择是非常重要的,激素治疗对于转移性前列腺癌是最重要的治疗措施,然而,对于介入时机以及应用类型需要非常谨慎地确定。

对于有症状或有并发症的患者,必须进行即刻内分泌治疗。美国医学研究委员会(MRC)前列腺癌调查小组通过对M_1期前列腺癌患者的研究,也倾向于对无症状转移癌患者采用即刻内分泌治疗。MRC调查小组对M_1期肿瘤患者进行了9个月的调查,证明对于M_1期患者,如果延迟内分泌治疗,常可发生较多并发症如脊髓压缩、病理性骨折等,而且当开始实施延迟内分泌治疗后,这些并发症发生的风险并不会减少。另外,部分患者由于延迟内分泌治疗,也增加了进展为局部浸润性肿瘤的风险。

因此,有转移病灶的患者一旦确诊需要立即进行内分泌治疗。延迟内分泌治疗仅适用于低风险肿瘤患者，例如影像学检查数量小、低密度转移灶及低 PSA 患者。

为提高患者生活质量以及减少转移性前列腺癌治疗过程中的不良反应，有学者分析了两种不同的内分泌治疗方案，分别是非甾体类抗雄激素药物（比卡鲁胺）单一疗法和间断性雄激素抑制治疗。通过对一些已诊断明确的转移性肿瘤患者的调查，在对比预期死亡时间时，比卡鲁胺单一治疗比去势治疗有优势，然而，2 个治疗组的中期生存率差别仅有 6 周。当衡量生活质量参数时（包括性功能），比卡鲁胺似乎显示出良好的治疗效果。

间断雄激素抑制（IAD）治疗在 M_1 期肿瘤患者中被推荐作为首选治疗方案，也可以作为根治性前列腺切除术和放疗的辅助治疗，然而目前很少有随机试验比较 IAD 和持续雄激素抑制（CAD）在转移性肿瘤中的治疗效果。

5. 前列腺癌内分泌治疗的其他适应证

前列腺癌内分泌治疗常见的其他适应证还包括：①治愈性治疗后局部复发，但无法再行局部治疗。②放射治疗后 PSA 复发且 PSA 倍增时间 <12 个月患者的治疗。③根治性前列腺切除术后发现阳性淋巴结患者的即刻治疗。④治愈性治疗后远处转移。⑤对于肿瘤进展出现尿潴留、上尿路积水等情况，内分泌治疗也可明显改善症状。

6. 激素非依赖性前列腺癌进行内分泌治疗的最新研究进展

激素非依赖性前列腺癌患者采用雄激素抑制治疗见于以下情况：①预后不良。②存活时间有限。③对传统治疗无反应。通常在这些病例中即使采用补救性化疗，也不能使患者延长存活时间至 10 个月以上。

最新研究提示在激素非依赖性前列腺癌进展的过程中可能涉及一些存活因子的作用，这些存活因子通过干预细胞凋亡过程，使肿瘤细胞处于无限增殖状态，同时降低了肿瘤细胞对于激素治疗的敏感性。特别是在前列腺癌中，存在两种存活因子的作用：胰岛素样生长因子（IGF）和神经内分泌细胞（NE）。NE 细胞主要通过产生和释放一些肽以保护前列腺癌癌细胞，避免其凋亡，同时加速肿瘤增殖。基于以上原理，相关医师推荐使用"抗存活因子治疗"以应对激素不敏感型前列腺癌，他们提议在这类肿瘤治疗中联合使用生长抑素类似物（醋酸兰瑞肽）和炔雌醇。其原理主要是：生长抑素类似物可以降低 IGF 活性和 NE 细胞中 NE 肽的释放，因此恢复前列腺癌癌细胞的正常凋亡过程，同时提高难治性前列腺癌对激素治疗的敏感性。而炔雌醇作为辅助药物，可以对前列腺肿瘤细胞产生直接的毒性。必须注意的是，"抗存活因子疗法"不能作为单一治疗，而必须与其他治疗方案联合应用，以产生直接杀伤作用。

因此，新的可适用内分泌治疗的患者不仅包括雄激素敏感性减低的病例，还包括部分激素抵抗的前列腺癌患者。

四、治疗方案

内分泌治疗的方案包括：①单纯去势（手术或药物去势）。②最大限度雄激素阻断。③间歇内分泌治疗。④根治性治疗前新辅助内分泌治疗。⑤辅助内分泌治疗。

（一）单纯去势治疗

1. 手术去势

（1）适应证：适合于任何年龄和情况的前列腺癌患者，是国内外公认的晚期前列腺癌内分泌治疗的金标准。手术去势术 24 h 内 60～65 岁以下的患者可降低血清睾酮 80%～90%，65 岁以上的患者降低血清睾酮 60%～70%。VRG 进行了一系列大型临床试验，证实了手术去势在减轻晚期前列腺癌患者疼痛和改善体力状况方面的有效性，前列腺癌患者口服己烯雌酚 3 mg/d，2～3 年后血浆睾酮水平有较大的波动，但手术去势患者的血浆睾酮水平仍能保持较低水平。欧洲肿瘤研究与治疗组织研究表明，手术去势后患者的睾酮水平在 3～12 h 后就可以达到最低水平 0.2 mg/mL，去势术治疗与每天口服 1 mg 己烯雌酚、去势术加用醋酸环丙孕酮的治疗效果比较，在肿瘤进展率、患者存活期方面三组间没有明显的差异。

（2）方法：外科手术去势主要有睾丸切除术和包膜下睾丸切除术两种术式。以前还做过肾上腺切除，甚至作垂体切除术，并取得不错的疗效，不过由于此等手术较复杂，并发症较多，随后又产生新的抗雄激素药物，现在已不再用。

（3）不良反应：手术去势治疗最常见的并发症是性欲降低、性功能丧失。有少数报道去势治疗术后仍保留有性欲和勃起功能。其他的长期不良反应包括对患者的心理影响、身体潮热、骨质疏松、疲乏、肌肉容积少、贫血和体重减轻等。

2. 药物去势

合成 LHRH-a 分子结构式的 6 号位置替代有多种 D 氨基酸的残基。因此，合成 LHRH 的活性强度是内源性 LHRH 的许多倍。内源 LHRH 刺激 LH 呈节律性释放，而合成的 LHRH 开始是刺激 LH 释放，后来则抑制 LH 释放，继而降低睾酮的产生，达到去势水平。

（1）适应证：适用于各期前列腺癌，LHRH-a 使用的明确禁忌证是脊椎转移即将发生脊髓压迫或由于肿瘤侵及膀胱底部引起早期输尿管梗阻。因这类药物价格昂贵，国内仅在患者拒绝接受手术去势且经济上又能接受时方才使用，另外约 10% 患者注射 LHRH-a 后血清睾酮无法达到去势水平，这部分患者可能需要用外科去势的方法进行治疗。

（2）方法：LHRH-a 的剂型有体内植入式和微胶囊两种。目前有 4 种 LHRH-a 药物做过广泛的临床试验，即亮丙瑞林、戈舍瑞林、布舍瑞林和那发瑞林。使用的缓释药物为低剂量，并保证释放量平稳，作用时间为 28～30 d。应用剂量：布舍瑞林 3.6 mg、亮丙瑞林 3.75 mg、戈舍瑞林 3.6 mg、曲谱瑞林 3.75 mg。缓释剂型有皮下埋藏植入针和微胶囊两种，缓释剂型为 1、2、3 或 6 个月注射一次。由于在 LHRH-a 的作用下，LH 受到刺激，使得睾酮在治疗开始的前 2～3 周分泌增加，严重的肿瘤转移病例，患者的骨髓表现为贮存不足、脊髓压迫症状，有些患者还会有偏瘫，甚至死亡。这种方法尤其适用于有严重的前列腺癌转移病例。

（3）不良反应：主要不良反应有身体潮热，严重出汗并性欲、性功能减退及激素反弹现象（在刚开始采用高效能 LHRH 激动剂治疗时，会出现 LH 和睾酮水平的一过性高峰）。

（二）单纯抗雄激素治疗

单纯抗雄激素治疗最主要的临床优点是能够使患者保持性欲和性功能。其原因是这种药物使血浆睾酮水平维持正常，甚至较高的水平，而性欲和性功能的调节和前列腺生长和功能的调节互不相干，前者主要受睾酮控制，后者则依赖 5α-DHT。单纯抗雄激素治疗会使血浆雌二醇升高，同时干扰下丘脑的反馈通路，导致 LH 和 T 的产生处于相对稳定状态。

醋酸环丙孕酮（CPA）的优点是口服剂型，起效快，少有雌激素的心血管不良反应。CPA 的推荐剂量为 100 mg/d。CPA 作为单一治疗的方法与 DES 3 mg/d、十一烯酸雌二醇 100 mg（肌内注射，每月1 次）治疗方法进行了对比性研究，结果并未发现它们对前列腺癌的治疗有明显的区别，结论是 CPA 可以作为前列腺癌单一用药的标准治疗方法。CPA 的用药剂量在 50～100 mg/d 能够有效预防由 LHRH-a 导致的激素反弹现象。氟他胺单一治疗的推荐剂量为 250 mg，每天 3 次，口服。氟他胺在肝脏中代谢为羟化氟他胺，后者是一种具有活性的抗雄激素药物。它的不良反应有恶心、呕吐（46%），腹泻（21%）。此外，男性乳腺肿大约 40%，其原因为循环雌激素水平升高。一时性肝炎样综合征发生率约3%。因此，服用氟他胺的患者在治疗早期要定期检测肝功能。通常，肝功能的变化是可逆的。比鲁卡胺（康士得）作为单一治疗方案的药物，既往应用口服 50 mg/d，治疗晚期前列腺癌安全有效。

（三）最大限度雄激素阻断

雄激素最大限度阻断（MAB）是指应用手术或药物治疗，以去除或阻断睾丸来源和肾上腺来源的雄激素。目前文献中使用的定语有全、最大限度或联合使用等形容词。使用的名词有阻断、抑制和去除等。故中文翻译为雄激素全阻断（TAB），或雄激素最大限度阻断（MAB）。我们认为，雄激素最大限度阻断意义较确切。它可作为前列腺癌的一线内分泌治疗。

最大限度雄激素阻断治疗的机制：①前列腺癌的发生和进展依赖于血清中雄激素的刺激，单纯去势治疗（手术去势或药物去势）后可去除血清中 90% 的睾酮含量，血清中剩余 10% 的睾酮来源于肾上腺，这部分睾酮通过去势治疗是不能去除的。而且 65 岁以上的男性，60% 的睾酮来源于睾丸，另外 40% 来源于肾上腺。②去势对前列腺组织中活性睾酮——双氢睾酮（DHT）的影响也较小，前列腺组织中 DHT 的水平仍可达到正常值 30%~40%。阻断这部分雄激素，可望达到更好的临床疗效。③重复性前列腺癌穿刺活检显示 MAB 与单纯去势相比，前列腺癌细胞凋亡指数增高，增殖指数下降，bcl-2 和 p53 蛋白表达减少。

1. 适应证

晚期前列腺癌，包括 N_1 和 M_1 期；局限性早期或晚期前列腺癌，但无法行根治性前列腺切除或放疗；根治性前列腺切除术前的新辅助内分泌治疗；配合放疗的辅助内分泌治疗；治愈性治疗后局部复发，但无法再行局部治疗；治愈性治疗后远处转移；间断性内分泌治疗；雄激素非依赖期的雄激素持续抑制。

2. 方法

常用的方法为去势加抗雄激素药物，这种方法是患者在接受去势治疗（外科去势或药物去势）的同时，给予抗雄激素治疗；还有一种方法是去势的同时服用 5α 还原酶抑制剂，后者阻止睾酮转化为 DHT。

3. 不良反应

由于 MAB 治疗中需合用抗雄激素药物，一方面增加了治疗药物的费用，另一方面不良反应的增高也是显而易见的。黄体酮的主要不良反应为性欲和性能力减低，单独应用者发生率为 86%，与手术和药物去势相当，其他的不良反应还有体重改变、无力、肝功异常和血栓形成等。非类固醇抗雄激素药物的不良反应也有性欲和性能力减低，单独应用的发生率为 20%~30%，低于黄体酮，其他的不良反应还有：男子乳房女性化（40%~62%）、潮热（23%~50%）及乳房疼痛（26%~63%）；消化道不良反应，如腹泻和肝功能损害。

（四）根治术前新辅助内分泌治疗

临床研究表明在临床工作中由于高达 50% 的患者，其临床分期可能被低估，使得手术切除前列腺切缘肿瘤阳性率增高，术后复发率增高，而实际的治愈率比预期低。故对前列腺癌患者在根治性前列腺切除术前，进行一定时间的内分泌治疗，以减少肿瘤体积、降低临床分期、降低前列腺切缘肿瘤阳性率，进而提高生存率，同时将根治术的适应证扩大至 T_3 期。新辅助内分泌治疗（NHT）的治疗效果：①降低临床分期。②降低前列腺切缘肿瘤阳性率。③不能降低精囊及淋巴结浸润。④降低局部复发率。

1. 适应证

适合于 T_2、T_3 期前列腺癌患者。

2. 方法

采用 LHRH-a 联合抗雄激素药物的 MAB 方法，也可单用 LHRH-a（包括亮丙瑞林、戈舍瑞林）或抗雄激素药物（比卡鲁胺、氟他胺等）或雌二醇氮芥，但 MAB 方法疗效更为可靠。早期的新辅助治疗时间为标准的 3 个月，Meyer 等前瞻性地比较了 240 例新辅助治疗 3 个月或 5 个月的两组患者，平均随访 4 年，从第 3 年开始，5 个月组 PSA 的复发开始低于 3 个月组，第 4 年时差别最明显，且维持至第 8 年；Gleave 等前瞻性地比较了 547 例患者新辅助治疗 3 个月和 8 个月的结果，8 个月组 PSA 下降程度、前列腺体积缩小程度均明显高于 3 个月组，8 个月组和 3 个月组切缘肿瘤阳性率分别为 12% 和 23%（$P = 0.010\,6$）。上述结果提示长于 3 个月的治疗可以获得更好的结果，但应用多长时间为最佳尚有待进一步确定，目前推荐疗程为 3~9 个月，一般选择 6 个月。

总之，新辅助联合治疗不仅能缩小前列腺癌的体积，更主要的是改变了前列腺的分期和分级，使癌细胞退变萎缩，这不仅增加了手术的安全性、减少术中出血及降低术后的切缘阳性率，而且扩大了手术适应证，使一些可能为 T_{3c}~T_{4b} 期的患者也有安全手术的可能性。

（五）间歇内分泌治疗

Akakura 和其同事于 1993 年提出间歇内分泌治疗（IHT）的观点。这一理论的优点是周期性地内分泌治疗，在非治疗间歇期能提高生活质量并节约费用，并且在雄激素缺如或低水平状态下，能够存活的前列腺癌细胞通过补充的雄激素获得抗凋亡潜能而继续生长，从而延长肿瘤进展到激素非依赖的时间，与传统内分泌治疗相比可能有生存优势。随后其他学者也进行了这方面的研究，对其研究是基于两个补充性的观点：第一，在动物模型中间歇性内分泌治疗与持续性内分泌治疗相比，可延长肿瘤进展为激素难治性的时间。由于激素难治性前列腺癌目前被认为是致命性的前列腺癌，因此任何能够延长疾病进展为激素难治性前列腺癌时间的治疗措施都是受欢迎的。第二，由于雄激素阻断疗法伴随严重的不良反应，许多患者（和医生）对持续性雄激素阻断疗法的真实益处产生怀疑，由于雄激素阻断的可复性，血睾酮水平在停止雄激素阻断疗法后会恢复正常，因此在理论上，间歇性雄激素阻断所伴随的不良反应较持续性雄激素阻断降低。

IHT 治疗是指患者接受内分泌治疗直到睾酮下降至去势水平、PSA 降到正常水平以下，停止治疗。根据肿瘤进一步发展情况（如 PSA 升高等），开始下一个治疗周期，如此反复。目前文献中 IHT 又称为间断性雄激素抑制（IAD）或间断性雄激素抑制（IAS）。IHT 治疗目的在于提高生存率的同时，提高患者生活质量，减少治疗费用。

1. 适应证

局限前列腺癌，无法行根治性手术或放疗；临床局限性前列腺癌（$T_1 \sim T_3$ 期）和局部治疗（如根治性前列腺切除术或局部放疗）后无症状但 PSA 复发患者，由于这部分患者趋向于有更长的平均生存期、更长的治疗间歇及更长的雄激素非依赖性形成时间；对于部分晚期及转移患者也可选择性应用；根治性前列腺切除术后病理切缘阳性；最近报道最适合于年龄 >70 岁的局限性前列腺癌及 Gleason 得分≤7；对内分泌治疗敏感的，内分泌治疗一定时间后 PSA 降低能达停药标准者。

2. 禁忌证

症状明显和病变发展迅速的患者；内分泌治疗失败，出现雄激素非依赖性前列腺癌（①治疗 6 个月后，血清 PSA 水平不能达到可接受的低谷值。②血清 PSA 水平在 2 个独立的 IHT 治疗时间持续升高。③不考虑血清 PSA 水平，有任何疾病进展的证据）。

3. 方法

理论上，阻断雄激素治疗应该持续到雄激素最大限度去除—诱导肿瘤凋亡和消退，并在雄激素非依赖性前列腺癌细胞生长之前停止。IHT 的治疗模式：多采用 MAB 方法，也可用单纯药物去势。一般推荐每循环雄激素阻断治疗时间为 8 ~ 9 个月，至少 6 个月。

（1）IHT 雄激素阻断治疗间期：阻断雄激素早期（<3m）PSA 水平降低，可能是 PSA 合成下降的结果，而实际肿瘤细胞死亡需要更长时间（8 ~ 9 个月）。因此，应选择延长治疗时间而不是选择 PSA 反应调节间期。Matzkin 等发现近 80% 的患者在 3 ~ 8 个月内达到 PSA 最低点，70% 获得 PSA <4 ng/mL。

（2）暂停阻断治疗的间期：去除雄激素阻断治疗的间期标准根据研究者不同有主观性。理论上，治疗间歇期应该是足够长的时间以使血清睾酮恢复生理水平，从而雄激素诱导肿瘤细胞分化和性功能恢复正常。文献报道平均暂停阻断治疗间期为整个治疗间期的 50%。一般地说，需根据原发疾病程度和血清 PSA 水平调整治疗间歇时间，国内推荐停药标准为 PSA≤0.2 ng/mL 后，持续 3 ~ 6 个月。当然也要征求患者的意愿。

（3）恢复阻断治疗的时间：目前各种文献报道不一，仍未能达成统一标准。多数研究认为：①PSA 复发。②临床症状复发。③患者对阻断雄激素的容忍度。这三种因素决定再次开始雄激素阻断时间。一般地说，根据患者临床分期、治疗前血清 PSA 水平，实现血清 PSA 水平个体化，恢复雄激素阻断时间以血清 PSA 达到预定水平时为准：①治疗前血清 PSA 不高患者，当血清 PSA 值达到最初水平则恢复治疗。②治疗前血清 PSA 高的患者，当血清 PSA 值 >20 ng/mL 左右恢复治疗。③治疗 3 个月血清 PSA <4 ng/mL 时：有症状患者血清 PSA >10 ng/mL；无症状患者血清 PSA >20 ng/mL 均恢复治疗。目前国内推荐的当 PSA >4 ng/mL 后开始新一轮治疗。

4. 治疗的监测指标

（1）血清 PSA：Miller 等提出正是由于血清 PSA 能预测肿瘤的进展和转移，使 IHT 治疗概念成为可能。许多研究证实 PSA 作为早期前列腺癌诊断指标，也可作为早期前列腺癌治愈（根治性切除术或放疗）后随访指标，血清 PSA 升高比局部复发和转移症状出现得早。最近强调 PSA 作为 IHT 治疗的监测指标，血清 PSA >20 ng/mL 或 PSA 每月上升坡度值与以前 3 个月相比 >5 ng/mL 均需恢复治疗。

（2）血清睾酮：Nejat 等观察一组 68 例去除雄激素阻断治疗后前列腺癌患者的血清睾酮变化，发现多数患者血清睾酮在治疗暂停后 7 个月内恢复正常，短期治疗患者（<24 个月）比长期治疗患者恢复快，而年龄及去势药物种类并不影响血清睾酮恢复正常时间。Bruchovsky 等总结性报道血清睾酮恢复正常需 8~14 周，与血清睾酮恢复速度相反，多数患者血清 PSA 升高缓慢。

总之，IHT 治疗提出了前列腺癌内分泌治疗的新策略，患者生活质量在决定治疗方案中起重要作用。现有临床资料足够证明，IHT 治疗以最小的药物蓄积毒性确实提高患者生活质量，表现为治疗间歇期性功能恢复和全身状况改善；延长肿瘤雄激素依赖状态；减少治疗费用。同时，为选择其他治疗方案提供可能性，如免疫治疗、基因治疗等。IHT 是否能代替长期的雄激素阻断治疗还须大量的临床研究。

（六）前列腺癌的辅助内分泌治疗

研究表明，影响根治性前列腺切除术（RP）患者预后的重要因素为是否侵犯邻近淋巴结和是否伴有微小转移灶。因此，清除转移淋巴结及微小转移灶是提高患者预后的一项重要手段，鉴于内分泌治疗能明显减小前列腺癌体积，并应用于晚期前列腺癌的缓解治疗，有人提出在前列腺癌根治性切除术后或根治性放疗后，辅以内分泌治疗（AHT），其目的是治疗切缘残余病灶、残余的阳性淋巴结、微小转移病灶，从而提高长期存活率。

1. 适应证

根治术后病理切缘阳性；术后病理淋巴结阳性（pN$^+$）；术后病理证实为 T_3 期（pT$_3$）或 ≤T$_2$ 期，但伴高危因素（Gleason >7，PSA >20 ng/mL）；局限前列腺癌伴高危因素（Gleason >7，PSA >20 ng/mL），根治性放疗后可进行 AHT；局部晚期的前列腺癌放疗后可进行 AHT。

2. 方法

（1）最大限度雄激素阻断（MAB）。

（2）药物去势或手术去势。

（3）抗雄激素：包括甾体类和非甾体类。

AHT 的治疗时机包括 RP 术后或放疗后即刻开始、PSA 进展期辅助治疗及临床进展期辅助治疗，究竟何时开始辅助治疗才能达到最有效的效果，目前尚有争论。早期的研究认为，及早行内分泌治疗可延迟疾病进程，但并不延长生存期，这一结论长期以来被广泛认同，认为 RP 术后或根治性放疗后不宜立即行辅助内分泌治疗。但近年来发现，术后即进行内分泌治疗可改善患者预后，其中最大规模的临床试验组研究是 EPC 研究计划，将 4454 例 RP 术后患者随机分为两组，分别给予比鲁卡胺 150 mg 和安慰剂口服，随访 3 年，临床进展率分别为 115/2 236 及 170/2 218，$P <0.01$，认为术后早期行辅助治疗可明显提高患者远期生存率。

总之，AHT 治疗主要针对切缘阳性、pT$_3$、pN$^+$ 及 ≤pT2 期伴高危因素的患者，多数文献报道能延缓疾病进展，但能否提高患者的生存率尚无一致结论。治疗时机及时限的选择应综合考虑患者的病理分期、治疗不良反应和费用等，目前尚无定论。

第十节　激素非依赖性前列腺癌治疗

前列腺癌是一种雄激素依赖的恶性肿瘤，内分泌治疗对大多数前列腺癌有明显的疗效，但也有其局限性，一般仅能维持 1.5~4 年，几乎所有前列腺癌患者最终均转为激素非依赖性前列腺癌，包括雄激素非依赖性前列腺癌（AIPC），或去势抵抗性前列腺癌（CRPC），进而发展为激素难治性前列腺癌。目前对激素非依赖性前列腺癌缺乏有效的治疗方法，放疗、化疗、生物治疗等均不能有效控制肿瘤进展，激素难治性前列腺癌的平均生存期为9~18个月。雄激素依赖性前列腺癌向雄激素非依赖性前列腺癌转变的发生机制尚不清楚。

一、激素非依赖性前列腺癌的概述

自从Huggins在1941年首先报道切除睾丸或应用己烯雌酚治疗前列腺癌的效果后，内分泌治疗已成为对于外科手术或放疗不能奏效的前列腺癌的标准治疗方法。然而在经过中位时间为18~24个月的缓解期后，原来对内分泌治疗敏感的前列腺癌，转为激素非依赖性前列腺癌。激素非依赖性前列腺癌的定义是：在机体雄激素水平处于去势状态下病变发生进展，病变进展的表现可以是原发病灶的增大、出现新的转移灶或是血清前列腺特异抗原（PSA）持续升高。根据激素非依赖性前列腺癌的进展不同阶段可分为雄激素非依赖性前列腺癌和激素难治性前列腺癌。值得提出的是将激素非依赖性前列腺癌分为雄激素非依赖（AIPC）性或去势抵抗性前列腺癌（CRPC）和激素难治性前列腺癌（HRPC）两种，其目的是对不同发展阶段的患者采取不同的治疗手段，以便改善预后和提高生存。但并不是所有患者均经历AIPC阶段，部分患者进入激素非依赖性阶段时对二线内分泌治疗并无反应。对二线内分泌治疗有效的患者只占少数。

（一）雄激素非依赖性前列腺癌的概念和诊断

1. 雄激素非依赖性前列腺癌（AIPC）的定义

血清睾酮处于去势水平下，经内分泌治疗后病变复发、进展的前列腺癌，包括雄激素非依赖性前列腺癌和激素难治性前列腺癌。在激素非依赖性发生的早期有些患者对二线内分泌治疗仍有效，称为雄激素非依赖性前列腺癌。

2. 雄激素非依赖性前列腺癌的诊断条件

（1）血清睾酮达去势水平（<50 ng/mL）。

（2）间隔两周连续3次PSA升高。

（3）二线内分泌治疗有效。

（二）激素难治性前列腺癌的概念和诊断

1. 激素难治性前列腺癌（HRPC）的定义

血清睾酮处于去势水平之下，经内分泌治疗后病变复发、进展的前列腺癌，对二线内分泌治疗无效或二线内分泌治疗过程中病变继续发展的前列腺癌，称为激素难治性前列腺癌。

2. 激素难治性前列腺癌的诊断条件

激素难治性前列腺癌的诊断条件包括以下5条，但其中必须同时具备以下1~4点，骨与软组织病变进展在此阶段可以出现，也可不出现。

（1）血清睾酮达去势水平（<50 ng/mL）。

（2）间隔两周连续3次PSA升高。

（3）抗雄激素撤退治疗4周以上。

（4）经至少1次抗雄激素药物撤退以外的二线内分泌治疗期间PSA进展。

（5）骨或软组织转移病变有进展。

二、激素非依赖性前列腺癌的发生机制

（一）细胞水平的研究

克隆选择学说认为原发肿瘤中本来就含有雄激素依赖性和非依赖性两种癌细胞，前期前者占优势，雄激素去除治疗后依赖性癌细胞逐渐死亡，而非依赖性癌细胞则仍然继续生长；癌细胞适应学说认为早期肿瘤中癌细胞都对雄激素依赖，只是因为雄激素去除后，体内雄激素持续维持在低水平状态，癌细胞生活在这种环境下，逐渐对其产生适应，才变异为雄激素非依赖性癌细胞。

（二）雄激素受体突变与 AIPC 的关系

前列腺癌主要由缺乏雄激素受体（AR）的小细胞和神经内分泌细胞构成，因此，缺乏 AR 的恶性肿瘤细胞克隆增殖可能与 HRPC 有关。AR 调节雄激素依赖性前列腺癌增殖、细胞凋亡及新生血管形成，从而控制肿瘤的生长。免疫组化证实 AR 也存在于 HRPC 中，AR 的增加或减少都与前列腺癌恶化与不良预后有关。

突变的 AR 可能与那些正常情况下在体内出现但不会引起 AR 充分激活的配体相结合，并被配体活化。这些获得功能的突变使得前列腺上皮细胞以一种雄激素非依赖的方式生长。AR 突变只出现在少数雄激素难治性前列腺癌患者中，因此很难解释所有雄激素非依赖性前列腺癌。

（三）AR 扩增与 AIPC 的关系

大约 1/3 的雄激素难治性前列腺癌患者存在 AR 基因的扩增。AR 扩增可增强其对雄激素的敏感性。研究表明在 22%~30% 激素非依赖性前列腺癌中 AR 有扩增。这种现象是激素非依赖性前列腺癌发生的原因还是内分泌治疗所造成的结果尚不得而知。

（四）AR 共激活因子与 AIPC 的关系

许多共激活因子直接与 AR 相互作用，增强 AR 依赖性基因的转录。一些共激活因子可以改变 AR 活性的特异性，这些共激活因子包括 ARA54、ARA55 和 ARA70。根据研究资料，AR 共激活因子通过 3 种方式参与雄激素敏感性前列腺癌向雄激素非依赖性前列腺癌进展。这 3 种机制，单独或联合发挥作用：①共激活因子过表达导致 AR 被非雄激素类固醇激活。②共激活因子过表达导致 AR 被抗雄激素物质激活。③AR 突变导致 AR 构象改变，并在一定的共激活因子作用下导致 AR 活化。

（五）细胞调节通路与 AIPC 的关系

研究表明多种细胞调节通路与 AIPC 有关，包括：①胰岛素样生长因子 I（IGF-I）信号通路。可能在前列腺癌由雄激素依赖性进展为非依赖性中发挥重要作用。②IL-6 与 AIPC。Iatsuda 等研究证明 IL-6 与 AR 信号之间通过前列腺癌细胞中信号传导活化转录固子 3（STAT3）与 AR 的物理和功能上的相互作用而发生交叉感知，也可能通过酪氨酸激酶受体 2（ErbB2）或 STAT3 来刺激配体非依赖性 AR 的活化。③激活 STAT 蛋白抑制固子 3（PIAS3）与 AIPC。PIAS3 是 AR 的辅助激活因子，通过直接与 AR 相互作用来改变 AR 转录活性。④神经内分泌（NE）细胞与 AIPC 的关系。神经内分泌细胞在约 40% 雄激素难治性前列腺癌患者中出现，NE 细胞分泌产物如甲状旁腺素相关蛋白、神经介质血清素、神经肽激素铃蟾肽、降钙素嗜铬粒蛋白 A、神经降压素和促甲状腺素，能增加邻近癌细胞增生，从而导致激素非依赖性前列腺癌的进展。

总之，激素非依赖性前列腺癌的发生机制是一个十分复杂的多因素、多环节相互作用的结果，目前尚不得而知。上述是一些学说，还有很多激素非依赖性的研究包括：雄激素非依赖性细胞亚群学说、前列腺干细胞抗原学说等。

三、激素非依赖性前列腺癌的治疗

（一）二线内分泌治疗

激素难治性前列腺癌包含对激素不依赖或不敏感两个含义，但临床上很难确定雄激素是否对肿瘤完全不起作用，维持或调整激素治疗仍然具有非常重要的地位。美国东部癌症研究协作组的研究表明，维持体内雄激素处于去势水平能一定程度地延长患者的生存期。

1. 适应证

对于一线内分泌治疗，即药物去势或手术去势的患者，血清睾酮处于去势水平下 PSA 升高，局部和（或）转移病变复发、进展的前列腺癌。

2. 方法

（1）加用抗雄激素药物：目前常用的非类固醇抗雄激素药物包括比卡鲁胺或氟他胺。对于仅采用手术或者药物去势治疗的患者，加用抗雄激素药物，60%~80%的患者PSA下降＞50%，平均有效时间为4~6个月。抗雄激素药物的主要作用机制是竞争性地阻断雄激素受体，由于手术或者药物去势只能去除睾丸来源的雄激素，抗雄激素药物可以通过阻断雄激素受体消除来自肾上腺分泌的睾酮作用。

（2）停用抗雄激素药物：对于采用联合雄激素阻断治疗的患者，停用抗雄激素药物（比卡鲁胺或氟他胺）4~6周后，约1/3的患者出现"抗雄激素撤退综合征"，PSA下降＞50%，平均有效期4个月。该综合征的发生被认为与AR突变有关，一般多在用药后3年发生，停用比卡鲁胺或氟他胺后，病情可再改善半年以上。其他抗雄激素药物，如甲地孕酮和尼鲁米特，也有同样的撤药综合征。

（3）抗雄激素药物互换：比卡鲁胺与氟他胺相互交替，少数患者能改善。当应用雄激素最大限度阻断时，在病情进展后将不同抗雄激素药物进行替换。因为不同抗雄激素药物与AR的位点不完全一致，如部分前列腺癌细胞对比卡鲁胺耐受或抵抗，将比卡鲁胺替换为氟他胺，比卡鲁胺刺激蛋白选择性地刺激突变型AR受体，由于比卡鲁胺和氟他胺与AR结合的位点不完全一致，氟他胺可以抑制比卡鲁胺耐受或抵抗的前列腺癌细胞生长。

（4）应用肾上腺雄激素抑制剂：应用酮康唑、氨基格鲁米特、肾上腺皮质激素（氢化可的松、泼尼松、地塞米松）等。氨基格鲁米特通过抑制胆固醇转变为孕烯醇酮，使各种有激素活性的类固醇的合成都减低；酮康唑能够抑制胆固醇的侧链分裂，进而抑制肾上腺皮质的类固醇合成；小剂量肾上腺皮质激素（氢化可的松、泼尼松、地塞米松）通过负反馈抑制肾上腺中雄激素的生成。

（5）应用低剂量雌激素（雌二醇、甲地孕酮等）：孕激素、大剂量雌激素对AIPC均有抑制作用。心血管的并发症限制了口服雌激素在AIPC治疗中的应用。雌莫司汀是17-α雌莫司汀衍生物，其作用一方面通过雌激素负反馈作用抑制雄激素分泌，另一方面通过氮芥烷化构成细胞骨架的微管，抑制肿瘤细胞分裂。

3. 疗效评估

激素非依赖性前列腺癌患者对二线内分泌治疗的反应率相差很大。对于单纯去势的患者复发后加用抗雄激素药物，多数患者能够获益。但对于全阻断内分泌治疗的患者复发后采用其他二线内分泌治疗不到1/3有反应。对于二线内分泌治疗的疗效评价可根据以下标准：

（1）PSA下降≥50%保持8周。

（2）骨与软组织转移病灶是否有改变。

（3）临床症状改善。

（二）化疗

早期阶段，转移性前列腺癌的化疗效果主要通过影像学结果来判定，因前列腺癌主要转移至骨骼，很难客观准确判断疗效，以致转移性前列腺癌的一些早期化疗方案反应率只有5%~9%。当PSAL问世后，许多临床研究开始以PSA作为疗效评定指标，认为PSA比基线降低50%以上并且持续6~8周与患者的预后改善相关。因此以后的二期临床试验都以PSA降低50%以上持续4周且没有其他的临床进展证据作为疗效观察终点。由于疗效判定标准不同，不能将早期与近期的化疗效果进行机械比较。近5年来的化疗效果明显提高，统一标准也有利于不同化疗方案的疗效比较。

另一个重要的疗效评价指标是生活质量评定（即生活状态和疼痛），即使生存期没有延长。生活质量提高对于众多因骨转移出现躯体症状的前列腺癌患者也很有意义。

1. 适应证

化疗的目的在于控制肿瘤的进展、缓解患者的症状以及提高生活质量，而不应期望能杀死所有肿瘤细胞。化疗作为一种治疗手段，虽然对于前列腺癌的治疗没有内分泌治疗及放疗效果明显，但作为辅助性治疗往往可以起到内分泌治疗及放疗无法替代的效果，近年来越来越受到重视。除了应用手术或放疗去除局部病灶、通过化疗消灭潜在的小病灶外，对于晚期转移性前列腺癌，经内分泌治疗或者放疗失败后，仍可采用化疗。因此一线内分泌治疗无效后，经4~8周的撤药期病情无缓解，以及二线激素治疗也无效的前列腺癌，即对激素治疗完全没有反应而必须考虑化疗。

2. 药物和方案

（1）以多西紫杉醇为基础的化疗方案：多西紫杉醇又称泰索蒂，具有独特的作用机制，与长春花生物碱类的抑制微管聚集作用不同，多西紫杉醇可以阻止微管解聚，稳定微管，从而使有丝分裂过程停滞，细胞被阻滞在 G_2/M 期，进而导致细胞凋亡。临床上最常用的两种多西紫杉醇为紫杉醇和紫杉萜，在体外研究中都显示出抑制前列腺癌细胞活性。目前，多西紫杉醇是晚期前列腺癌化疗最常用的药物之一。许多研究证实多西紫杉醇具有非常灵活的给药方案，可以每周给药或每 3 周给药。每周给药方案虽然用药次数增多，但骨髓抑制作用降低，白细胞减少发生率降低。

CUA 指南推荐的以多西紫杉醇为基础的化疗方案：多西紫杉醇 75 mg/m²，每 3 周一次，静脉用药，加用泼尼松 5 mg，2 次/天，口服，共 10 个周期。目前以多西紫杉醇为基础的化疗方案已经成为此类患者标准的化疗方案，若不能耐受可选用其他化疗药物。该方案能够有效控制肿瘤进展、缓解疼痛、降低 PSA 以及提高生存率。

（2）以米托蒽醌为基础的化疗方案：米托蒽醌是一种合成类抗肿瘤药，于 1996 年被美国 FDA 批准用于 HRPC 的姑息治疗。CUA 指南推荐的米托蒽醌方案：12 mg/m²，每 3 周 1 次，静脉用药，同时联合泼尼松 5 mg，2 次/天，口服。

（3）以雌莫司汀为基础的化疗方案：目前最常用的有雌莫司汀，进入体内经脱磷酸生成雌二醇氮芥（EMP），有雌激素和细胞毒活性，雌激素具有抗雄激素作用，同时可以特异性地与微管相关蛋白结合，抑制微管聚集，使细胞有丝分裂停滞。单纯应用雌二醇氮芥对 HRCP 的反应率较低。在体外研究中雌二醇氮芥显示与其他抗微管活性化疗药物具有协同作用，因此许多临床试验都应用了雌二醇氮芥，以期能增加其他化疗药物的抗肿瘤活性。

1）雌莫司汀单药：雌二醇氮芥可以单一用药，但疗效不及联合用药。单药剂量为 280 mg/次，2 次/天，持续用药，避免与钙制剂和牛奶一起服用。雌二醇氮芥单一用药的疗效根据不同研究报道差距很大，客观缓解率 18%~40%，主观缓解率 20%~60%。雌二醇氮芥的主要不良反应有胃肠道反应、心血管不良反应、液体潴留、男子女性化乳房、肝功能异常等。

2）雌莫司汀、多西紫杉醇、地塞米松联合用药方案：口服雌莫司汀 280 mg，3 次/天，连用 5 d，第二天静脉用药多西紫杉醇 60 mg/m²，口服地塞米松 60 mg，每 3 周一次，共 12 个周期。平均生存时间、肿瘤进展时间以及 PSA 下降率均高于以米托蒽醌为基础的化疗方案。联合用药避免了服用大剂量雌莫司汀的明显毒性，而低剂量雌莫司汀的有效性并没有明显降低。

3）雌莫司汀联合依托泊苷：依托泊苷是拓扑异构酶 Ⅱ 抑制剂，单一用药对激素难治性前列腺癌疗效不佳，有效率 <10%，临床前实验显示和雌莫司汀有协同作用。雌莫司汀剂量为 6~15 mg/（kg·d），依托泊苷 50 mg/（m²·d），连续应用 21 d，28 d 为 1 周期。PSA 有效率为 39%~58%（PSA 下降 >50%），可测量软组织转移灶有效率 45%~53%。

4）雌莫司汀联合长春瑞滨：长春瑞滨为长春碱的半合成衍生物，其对神经系统的不良反应降低，在晚期乳腺癌和非小细胞肺癌的治疗中显示出良好疗效。单独应用对 HRPC 的 PSA 反应率为 16%~17%；加用 EMP 后（长春瑞滨 25 mg/m² 第 1 和第 8 天，EMP 140 mg，每天 3 次/第 1~第 14 天）PSA 反应率可以达到 24%，优势为不良反应轻微。联合两种抗微管类药物是否能够增加临床疗效还需要进一步研究，但临床应用中应注意 EMP 的血栓性并发症。所以应用 EMP 与其他细胞毒药物治疗时常规应用小剂量阿司匹林等抗凝药物，预防血栓形成。

（4）其他联合化疗方案。

1）多西紫杉醇和骨化三醇联合化疗方案：第 1 天骨化三醇 0.5 mg/kg，口服，第 2 天多西紫杉醇 36 mg/m²，静脉用药，每周重复 1 次，共 6 周，8 次为 1 个周期。中位生存期 19.5 个月，1 年总生存率 89%，81% 患者 PSA 下降 >50%，59% 患者 PSA 下降 >75%，并且能够减轻疼痛和改善患者生存质量。

2）环磷酰胺、地塞米松联合化疗方案：环磷酰胺 50 mg，1 次/天，晨服，地塞米松 1 mg，每晚口服。29% 的患者血清 PSA 较治疗前下降 ≥80%，39% 的患者下降 50%~70%，6% 的患者下降 <50%，中位有效时间为 8 个月。

3. 疗效评估

对于激素非依赖性前列腺癌的疗效评估较为困难，因为目前还没有一种方法能有效控制 PSA 至正常，或消除或有效地缩小软组织病灶。以下是判断激素非依赖性前列腺癌化疗效果的评判指标：

（1）PSA 下降≥50％保持 8 周。

（2）骨与软组织转移病灶是否有改变。

（3）临床症状改善。

4. 并发症

（1）多西紫杉醇引起的不良反应。

1）骨髓抑制：主要剂量限制性毒性是中性粒细胞减少，最低点发生于治疗后第 8 天。也可见血小板下降及贫血。

2）过敏反应：表现为潮红、皮疹、胸部紧缩感、背痛、呼吸困难、药物热和寒战。大多发生于开始输液后的几分钟。

3）皮肤反应：较常见，表现为局限于手、足、双臂、面部或胸部的凸起皮疹，可伴瘙痒，少数情况下发生脱皮。

4）液体潴留：未行预防用药者发生率为 61％，包括水肿、胸腔积液、心包积液、腹水和体重增加等，停药后可消失。预防性口服地塞米松可减少液体潴留及过敏反应的发生率及严重性。

5）胃肠道反应：恶心、呕吐、腹泻、口腔黏膜炎，多为轻度到中度。

6）神经系统反应：较常见，如感觉迟钝、烧灼感等，多不严重。

7）肝功损害：谷草转氨酶（AST）、谷丙转氨酶（ALT）、胆红素和碱性磷酸酶升高。

8）其他：低血压、脱发、乏力、肌痛、色素沉着、局部刺激、静脉炎。有报道用药期间出现心动过速、房颤、心律失常、高血压或心力衰竭等。

（2）米托蒽醌引起的不良反应。

1）骨髓抑制：引起白细胞和血小板减少，此为剂量限制性毒性。

2）心血管系统反应：少数患者可能有心悸、期前收缩及心电图异常。

3）胃肠道反应：可有恶心、呕吐、食欲减退、腹泻等消化道反应。

4）其他：其他偶见乏力、脱发、皮疹、口腔炎等。

（3）雌莫司汀引起的不良反应：最常见的不良反应包括男子女性化乳房和阳痿；恶心/呕吐；体液潴留/水肿。最为严重的不良反应包括：血栓栓塞、缺血性心脏病和充血性心力衰竭，罕见的为血管神经性水肿。有报道各系统/器官曾出现下列不良反应。

1）心血管反应：体液潴留较常见、充血性心力衰竭、缺血性疾病包括心肌梗死、血栓栓塞。

2）胃肠道反应：常见恶心和呕吐，尤其在治疗的最初 2 周，腹泻。

3）肝胆系统反应：肝功能受损。

4）血液系统反应：偶见贫血、白细胞减少和血小板减少。

5）内分泌系统反应：常见男子女性乳房和阳痿。

6）中枢神经系统反应：偶见肌无力、抑郁、头痛、意识混乱和嗜睡。

7）其他：有报道出现过敏反应包括皮肤过敏性皮疹及血管神经性水肿。在许多病例，包括一例死亡病例，患者同时服用血管紧张素转换酶抑制剂（ACE）。如雌莫司汀治疗时出现血管神经性水肿，应立即停药。

（4）骨化三醇引起的不良反应：由于骨化三醇能产生维生素 D 样作用，所以可能发生的不良反应与维生素 D 过量相似。如高血钙综合征或钙中毒（取决于高钙的严重程度及持续时间）。偶见的急性症状包括食欲减退、头痛、呕吐和便秘。慢性症状包括营养不良、感觉障碍，伴有口渴的发热、尿多、脱水、情感淡漠，发育停止及泌尿道感染。

（5）环磷酰胺引起的不良反应。

1）骨髓抑制：白细胞减少较血小板减少为常见，最低值在用药后 1~2 周，多在 2~3 周后恢复。

2）胃肠道反应：包括食欲减退、恶心及呕吐，一般停药 1~3 d 即可消失。

3）泌尿道反应：当大剂量环磷酰胺静滴，而缺乏有效预防措施时，可致出血性膀胱炎，表现为膀胱刺激症状、少尿、血尿及蛋白尿，是其代谢产物丙烯醛刺激膀胱所致，但环磷酰胺常规剂量应用时，其发生率较低。

4）其他反应：包括脱发、口腔炎、中毒性肝炎、皮肤色素沉着、无精子或精子减少及肺纤维化等。

（6）地塞米松或泼尼松引起的不良反应：长期服用可引起向心性肥胖、多毛、满月脸、痤疮、浮肿、低血钾、糖尿病、诱发和加重溃疡等。

（三）骨转移治疗

HRPC 患者大多数已经接受较长时间的雄激素去除或阻断治疗，是发生骨质疏松和骨折的高危人群，同时绝大多数发生骨转移的 HRPC 患者会合并骨痛症状，也容易发生病理性骨折。前列腺癌骨转移病灶多为成骨性，在肿瘤骨形成的同时也会导致溶骨细胞活性增加，因而可能促发骨痛症状。因此，在 HRPC 阶段骨转移治疗非常重要，它不仅能缓解疼痛、预防骨相关事件发生而提高生活质量，还可能延长生存。HRPC 的骨转移治疗目的包括：缓解症状，预防骨相关事件发生，预防雄激素去除治疗造成的骨丢失。

1. 双膦酸盐治疗

双膦酸盐化学结构与人体内的焦磷酸盐相似，可取代骨基质的焦磷酸盐与羟基磷灰石晶体结合，阻止骨生长和分解，从而影响癌症患者的骨代谢。双膦酸盐有很强的骨亲和力，能迅速大量吸附在骨质破坏部位的骨小梁表面，通过与骨骼的结合阻滞矿物质骨和软骨的再吸收，阻挡骨细胞对骨的破坏溶解；被有活性的破骨细胞摄取后，可抑制破骨细胞的活性，并诱导破骨细胞凋亡。此外，双膦酸盐还能抑制肿瘤细胞扩散、浸润和黏附于骨基质，抑制新生血管形成。

双膦酸盐有一代、二代、三代产品，分为不含氮类和含氮类两种。不含氮类双膦酸盐代表药物是氯膦酸盐，为一代产品，分为口服和静脉剂型。含氮类双膦酸盐多为静脉剂型，代表药物是唑来膦酸盐。唑来膦酸属于第三代双膦酸盐，活性高，临床疗效肯定，目前比较常用。

（1）适应证。

1）前列腺癌骨转移。

2）前列腺癌内分泌治疗相关性骨质疏松。

3）与化疗及放疗的联合作用。

（2）疗效。

1）治疗前列腺癌骨转移：早期大量试验已经证实，双膦酸盐对前列腺癌的骨转移具有显著疗效。随机双盲研究试验证实每 3 周应用唑来膦酸盐 4 mg，骨相关事件（SRE）发生率明显低于安慰剂组，SRE 首次发生时间也长于安慰剂组。同时，与安慰剂组相比，唑来膦酸 4 mg 组患者疼痛减轻。英国医学研究委员会的最新研究显示，口服非含氮类双膦酸盐 3 年以上能够提高转移性前列腺癌的总生存率。

2）治疗前列腺癌内分泌治疗相关性骨质疏松：雄激素去除疗法（ADT）已成为晚期前列腺癌治疗的标准方案。但是，随着长期去除雄激素治疗，患者的骨密度（BMD）明显降低，增加了骨折风险。

3）与化疗的联合作用：体外研究显示，双膦酸盐联合应用化疗药物具有一定的协同抗肿瘤作用。多项临床研究发现，唑来膦酸联合应用多西紫杉醇、雌莫司汀或长春瑞滨具有协同作用。

4）与放疗的联合：体外研究发现，唑来膦酸联合放疗能够提高细胞毒性作用。这种协同作用可能是由于唑来膦酸可使细胞停滞于 G_2/M 期，而 G_2/IVL 期细胞较其他期对放疗更敏感。进一步的研究显示，放疗抵抗与 Ras 途径过表达有关，抑制 Ras 表达可使细胞对放疗更加敏感，而双膦酸盐可阻断 Ras 途径，从而可增强放疗的作用。

2. 放疗

放疗作用原理是抑制或杀死肿瘤细胞，使胶原蛋白合成增加，血管纤维基质大量产生或骨细胞活性增加并形成新骨，溶骨病变产生再钙化（一般在照射后 3~6 周开始，高峰在 2~3 个月）。骨转移癌放疗主要是通过放射线抑制或杀死骨组织内的肿瘤细胞，使肿瘤体积缩小，减轻骨膜压力，抑制肿瘤浸润压迫神经，抑制产生痛觉的化学物质释放，从而减轻疼痛。局部放疗是治疗骨转移非常有效的方法，所以放疗不仅能快速止痛，提高患者生活质量，还有一定延长生存期的作用，以及加固病变处骨骼，预防和减少骨折事件的发生，或可使已受损的神经功能得到部分或完全恢复，还可使破坏的骨质逐渐修复，获得长期缓解与临床治愈。

3. 放射性核素治疗

放射性核素 ^{89}Sr12 和 ^{153}Sm 是一种新的重要的治疗手段，有助于缓解骨痛和提高生活质量。放射性核素虽然为全身给药，但能聚集在骨转移灶内的活性骨组织中，是一种有效的骨肿瘤的内照射治疗剂，在美国已由 FDA 批准进入临床应用。放射性核素具有亲骨性，注入体内以后，70% 以上能集聚于骨，在骨转移瘤的浓聚量更高达正常骨的 3 倍以上。放射性核素止痛的可能机制为：①进入人体后能与羟基磷灰石晶体结合，在全身滞留量为 30%~80%，放射性核素释放的 p 射线能干扰痛觉在轴索中的传导而起到止痛作用。②放射性核素 p 射线直接辐射骨肿瘤细胞与正常骨的交界面，引起骨母细胞活动增加、代谢旺盛，病灶内总放射性蓄积增多，p 射线随机化地进入癌变组织，电离辐射效应影响神经末梢去极化速度，因此使疼痛得以缓解。③另外，磷酸盐类化合物可以抑制破骨细胞的活性，减缓溶骨性转移灶骨破坏的速度，对各类肿瘤所致疼痛均有止痛作用。放射性核素治疗可能引起严重的骨髓抑制，治疗期间必须严密观察。

4. 镇痛药物治疗

世界卫生组织已经制定了疼痛治疗指南，也适用于前列腺癌骨转移患者。镇痛治疗必须符合这一指南，规律服药（以预防疼痛），按阶梯服药，即从非阿片类药物至弱阿片类，再至强阿片类药物的逐级上升，还要进行适当的辅助治疗（包括放疗、化疗、手术等）。

四、激素非依赖性前列腺癌治疗新进展

随着肿瘤分子细胞生物学的发展，分子靶向治疗在诸多肿瘤的治疗中取得了突破性的进展，代表了肿瘤生物治疗的最新发展方向。近年来，对晚期雄激素非依赖性前列腺癌的分子靶向治疗也进行了卓有成效的研究。根据药物作用的细胞信号靶点，将前列腺癌分子靶向治疗的药物分为以下几类：

（一）抗血管形成制剂

血管形成是肿瘤得以增殖并发生转移的前提。血管内皮生长因子（VEGF）是血管形成的关键性因素，与前列腺癌的分期和预后有关。

1. 贝伐单抗（阿瓦斯丁）

抗 VEGF 的人源化单抗，能够与 VEGF 结合并使之失活。大规模二期临床试验已经证实了联合应用多西紫杉醇、雌二醇氮芥和贝伐单抗治疗 AIPC 的安全有效性。

2. 沙利度胺

用于前列腺癌的抗血管形成制剂，属于谷氨酸衍生物。二期临床研究显示，单独应用沙利度胺治疗 AIPC，14% 的患者 PSA 下降 50% 以上。

（二）多靶点蛋白激酶抑制剂

大量的研究显示酪氨酸蛋白激酶在前列腺癌细胞信号传导过程中发挥着重要作用。

1. 伊马替尼

能够与 ATP 竞争结合 Bcr-Abl 激酶，阻止底物的酪氨酸残基磷酸化；其与血小板衍生生长因子受体结合后也可抑制该受体的酪氨酸激酶活性。

2. 索拉非尼

抑制 VEGF 受体的酪氨酸蛋白激酶活性，对 PDGF 受体、Raf-I、B-Raf、FLT3，KIT 等多种蛋白激酶也有抑制作用。

3. 舒尼替尼

与索拉非尼相似，舒尼替尼抑制 VEGF 受体的酪氨酸蛋白激酶活性，对 VEGF 受体、PDGF、FLT3、KIT 等多种激酶有抑制作用。

（三）内皮素信号通路靶向药物

转移性前列腺癌中内皮素、内皮素受体表达增高，且内皮素水平与疾病的进展有关。在骨转移灶内，内皮素 1 能够活化富含其受体的成骨细胞，参与成骨性骨损害的病理改变。阿曲生坦（ABT-627）是一种选择性内皮素受体拮抗剂。另一种内皮素 A 受体拮抗剂，多西紫杉醇联合阿曲生坦治疗 AIPC 的三期临床试验也在进行中。

（四）PI3K/AKT 通路靶向药物

晚期前列腺癌中 PI3K/AKT 通路抑制剂 PTEN 通常缺失或丧失功能，导致该通路活化，使前列腺癌细胞凋亡受到抑制。

（五）Bcl-2 途径靶向治疗

多数前列腺癌高表达抗凋亡蛋白 Bcl-2，奥利默森钠直接作用于 Bcl-2 mRNA 的硫代磷酸酯反义寡核苷酸而发挥治疗作用。

第十一节　前列腺癌其他局部治疗

前列腺癌的局部治疗即采用各种手段破坏或清除位于前列腺局部的肿瘤病变，这些手段包括手术切除、放射线照射以及物理消融等。而内分泌治疗和化学治疗则属于全身性治疗，除对前列腺局部病变起作用外，更主要治疗全身转移性病灶。

在现代肿瘤学中，根据肿瘤在器官局部的侵犯程度、区域淋巴结、区域外淋巴结以及远处脏器转移的情况，除进行 TNM 分期外，为方便治疗方案的选择，还常将恶性肿瘤分为器官局限性、局部进展性或局部晚期以及晚期转移性病变，前列腺癌也是如此。无论是哪一期病变，都涉及对病变前列腺的治疗，尤其是对于局限性和局部进展性前列腺癌，局部治疗常常是必需的。

如果癌灶完全局限于前列腺内，根治性前列腺切除术将腺体连同其包膜完整切除，是最彻底的清除前列腺局部病变的手段，可以达到治愈前列腺癌的目的。而放疗包括三维适形联合强度调控的精确外照射以及放射粒子置入的近距离内照射，如照射范围和剂量能满足彻底破坏肿瘤病变的要求，也可获得接近根治术的效果。

当病变已超出了前列腺范围，累及精囊甚至膀胱颈，发生盆腔淋巴结转移等，发展为局部进展性或局部晚期前列腺癌，手术切除整个前列腺并不能保证肿瘤细胞被清除干净。放射线外照射因为能覆盖比前列腺更广泛的区域甚至整个盆腔，因此是替代手术治疗的主要手段，或者作为手术治疗后的辅助治疗。

对于已有区域外淋巴结及远处转移的晚期病变，只治疗局部病变并不能控制病情的进展，也不能改善患者的生存，因此需要全身性治疗。局部治疗对于此期病变属于姑息性治疗，在病变引起严重局部症状而全身治疗无法改善时采用，并且尽可能采取创伤小的手段。

尽管手术切除和放疗是前列腺癌目前主要的局部治疗手段，也能够获得满意的临床疗效，但手术风险和放疗的近、远期并发症仍是困扰临床决策的重要问题。还有，对于部分临床进展相对缓慢的前列腺癌，如早期低中危前列腺癌，根治性治疗有可能带来过度治疗的风险。寻求创伤更小、并发症更少而又有效的局部治疗手段，一直是前列腺癌治疗中非常有应用前景的研究方向。另外，对于手术或放疗后局部复发的病变，也需要其他的局部治疗手段来进行补救性治疗。

目前多将手术和放疗以外的局部治疗称为试验性局部治疗，包括：冷冻治疗（CSAP）、高能聚焦超声（HIFU）、组织内肿瘤射频消融（RITA）等，以及其他一些光动力、化学性消融、瘤体内药物注射、磁流体热疗（MFH）等更属于实验性质的方法。

冷冻、超声和射频 3 种局部治疗实际都属于肿瘤的物理消融，即采取治疗探针直接接触组织（CSAP 和 RITA）或以能量聚焦（HIFU）的方式，使肿瘤组织局部形成低温（CSAP）或高温（RITA 和 HIFU），以达到破坏、杀伤肿瘤细胞的目的。近年来，随着设备和技术的进步，三者在前列腺癌的治疗中都有较大的进展。因创伤相对较小、无放射危险，成为前列腺癌局部治疗中不同于手术和放疗的微创性治疗，已初步进入临床应用。欧洲泌尿外科学会（EAU）前列腺诊治指南（2009 年版）已将最新一代冷冻治疗列为临床局限性前列腺癌可以考虑的治疗选择。但就目前而言，物理消融对前列腺癌的治疗效果还没有达到根治手术和放疗的水平，局部并发症如排尿障碍、勃起障碍等方面也还有不少问题，需要更多的系统和技术改进，以及更多高质量的临床研究加以提高和再评估。

一、局部冷冻治疗

前列腺癌冷冻治疗（CSAP）始于 20 世纪 60～70 年代。最初是在直肠指检引导下使用经尿道液氮冷冻探条，之后 Soanes 等通过开放性经会阴途径置入探条，以便暴露前列腺，准确定位。由于技术的限制，治疗效果不理想，局部复发率超过 65%，且容易导致严重并发症，直到 20 世纪 80 年代末至 90 年代初都被视为一种不可再用的方法。后来 Onik 等将经直肠超声（TRUS）、经皮介入技术和冷冻相结合，又经 Allegheny 总医院完成 8 种技术上的改进，极大地推动了冷冻治疗在前列腺癌中的应用，1996 年美国泌尿外科学会接受 CSAP 为治疗前列腺癌的一种新方法。冷冻治疗兼具创伤小、术后穿刺活检阴性率高的优势，近年来一直受到学界的关注并得以不断改进。该技术现已发展到第三代，联合应用氩氦冻融取代传统的液氮冷冻。先以液氩超低温冷冻癌组织，之后换用氦气急速加热组织使其解冻，达到快速冻融并破坏组织的目的。CSAP 经过近 15 年的发展，疗效已接近于放疗。与放疗相比较，其优点是无放射危险、直肠损伤率较低，但术后排尿功能障碍和阳痿的发生率较高。

1. 适应证

（1）不适合做外科手术或预期寿命 <10 年的局限性前列腺癌：CSAP 治疗局限性前列腺癌，对于低危患者（血清 PSA≤10 ng/mL，Gleason 评分≤7，临床分期为 T_{1c} 或 T_{2a}）的疗效最好。相反，对于危险度更高的前列腺癌，以后复发、转移的风险将明显增加，选择时应慎重，特别是对于身体条件好、预期寿命长，还有可能选择其他根治性局部治疗手段的患者。

CSAP 治疗的前列腺体积不能过大。适合冷冻治疗的前列腺大小应 ≤40 mL，以保证有效的冷冻范围。否则，即使延长冷冻时间，效果也不是很好。如前列腺体积 >40 mL，先行新辅助内分泌治疗使腺体缩小。有报道经内分泌治疗前列腺体积可缩小 30%～50%。

如果患者预期寿命 >10 年，应告知患者目前还没有关于 CSAP 10 年和 15 年以上的长期随访资料。由于在大多数的报道中，CSAP 较其他局部治疗有更高的阳痿发生率，对于有勃起功能并希望保留的前列腺癌患者，应谨慎选择。

（2）补救性局部治疗和姑息性局部治疗：CSAP 对肿瘤组织的杀伤是通过物理冻融的方式，能杀灭对放射线、化疗药物和内分泌治疗不敏感的前列腺癌细胞。因此，CSAP 可用于前列腺根治术后局部复发、前列腺放疗后的补救性局部治疗，尤其是后者。另外，也可用于转移性前列腺癌的姑息性局部治疗，以控制前列腺局部肿瘤的发展，缓解由其引起的症状。

补救性治疗的并发症发生率高于初始性冷冻治疗，选择患者时要确定其能够在治疗中获益，即要经活检和影像学证实的局部复发病灶，并排除已发生远处转移（PSA <20 ng/mL，Gleason <8，治疗后 PSA 进展缓慢，骨扫描阴性）。冷冻治疗联合化放疗或内分泌治疗的疗效有待进一步研究。

2. 原理与设备

（1）冷冻原理：深低温冷冻对肿瘤组织的损伤是一个多因素过程。包括：①对细胞的直接损伤。②细胞外环境的改变从而导致的细胞脱水。③pH 改变导致的蛋白变性。④热休克蛋白导致的脂蛋白变性。⑤细胞内外结晶以及后来的细胞膨胀导致的细胞膜损伤。⑥血栓的形成导致组织的缺氧坏死。

温度低于 0 ℃时，细胞外液开始结晶，结晶直接损伤细胞，也导致细胞外渗透压增加，使细胞脱水皱缩。同时细胞的 pH 改变，导致一系列蛋白质的变性。当温度低于 -40 ℃时，只要冷冻速度快，细胞内就会结晶。0～ -40 ℃条件下，细胞脱水以及蛋白质变性导致细胞膜损伤，只要持续时间够长，细胞内结构就会被破坏，继而细胞死亡。

冷冻过程结束后，解冻也能对细胞组织造成伤害。在温度从 -40 ℃逐渐回升到 -20 ℃的过程中，冰晶会发生膨胀、爆裂，致细胞破裂死亡。此过程还可使组织内的毛细血管和小血管痉挛，局部血液循环障碍，血液停滞，并直接损伤微血管壁致血栓形成，这些都能造成局部组织的缺血缺氧，引起组织坏死。

Tatsutani 等 1996 年的研究发现，前列腺癌组织被破坏的程度与冷冻的温度、持续的时间、速度以及冷冻的周期有关，冷冻的速度越快、温度越低、持续时间越长，前列腺组织被破坏的范围越大，并且第二次冷冻后组织破坏的范围要比第一次大得多。

还有研究认为免疫反应也参与了冷冻组织的破坏过程。其结果显示，冷冻治疗能激发免疫反应，冷冻所致的局部坏死组织释放大量肿瘤抗原和炎性因子，这些因子促进了树突状细胞的成熟，进而诱导肿瘤特异性的免疫杀伤，形成远期、全身性的效应。这些现象还需更多的深入研究。

（2）前列腺癌冷冻治疗设备。

1）经直肠超声：直肠超声的出现使现代 CSAP 成为可能，并提高了操作的安全性。直肠超声装置可以在横向及纵向双平面显示图像，并且可以很好地显示出被冷冻组织（结晶区）和未被冷冻组织（未结晶区）的交界面，由于声波对冰晶的不可穿透性，其显示为一条高回声线，其后是无回声。然而，经直肠超声对被冷冻区域前方的界面不能很好地监视，对冰球侧面组织的情况也显示不佳。因此，目前的改进是采用能够更好检测冷冻探针上多点温度变化的超声探头装置（如 TMS 超声设备），而不仅仅是单点的监测。

2）低温系统：该系统包括冷冻探针装置和冷冻剂。现在在商业化的前列腺癌冷冻治疗系统有多种，使用的冷冻剂有液氮和液氩。常见的有：①CMS 系统，使用压缩冷却到 -206 ℃的液氮，可使前列腺组织最低降至约 -185 ℃。②Cryocare 系统，使用液氩，能同时用 8 根冷冻探针进行治疗。③Galil 系统，使用液氩，能同时用 30 根冷冻探针进行治疗。

CMS 系统及 Cryocare 系统都使用直径 3 mm 的探针产生直径大约 4 cm 的冰球，而 Galil 系统产生的冰球直径稍微小些，约 2 cm。所有的冷冻探针均由一个输出主干道和两个回流道构成，液态氮或液态氩从输出道流出到达探针顶端后从回流道流回。在输出道的最低端有一个气囊用来保护会阴不被冻伤。Bharat Gowardhan 等 2007 年使用了一种更加完善的、名为 IceRods 的低温系统，它能产生比传统探针直径更大的冰球，最大超过 6 cm。

3）尿道加热装置：在尿道外括约肌和膀胱颈等部位放置温度感应器进行温度监测，并用细导管将加热到 38~40 ℃的温盐水循环导入尿道，从而最低限度地减少冷冻治疗带来的并发症，如尿道坏死、狭窄、尿失禁等。

3. 探针放置与操作过程

放置探针通常在经直肠前列腺 B 超引导下进行，前列腺癌冷冻治疗标准探针放置方法为 5 个探头放置法，以便准确地冷冻并破坏前列腺及其癌组织，同时使周围组织不受影响。而在体积 >40 mL 以及前列腺包膜外侵犯较广时通常增加放置一根探针，一共使用 6 根探针。通常将 2 根探针放置在前列腺的前中份，而另外 3 根或 4 根放置在前列腺的后中份及外份。前面 2 个距离尿道和侧包膜中点得前包膜 5～8 mm。在放置的过程中一定要注意与直肠以及尿道的距离以免冻伤。

冷冻治疗之前给予口服抗生素，行常规灌肠。整个操作在经直肠超声监视下进行。放置冷冻探针之前先在尿道内留置温热导管，并注入与体温相同或稍高的盐水。随后在经直肠超声引导下经会阴作经皮穿刺放置冷冻探针，将探针放置于合适的位置。待所有探针放置完毕后开始冷冻，将每根探针的温度都降低至 -70 ℃~-50 ℃，探针尖部产生冰球，然后慢慢延伸至柄而达整根探针，此时启动液氮或液氩循环，对组织进行冷冻。被冷冻固化的组织在超声上显示出一个低回声线，超声可以同时检测矢状面及横断面。当前方探针产生的冰球到达需要破坏组织区域后，便可开始加温融化，与此同时后面的探针也开始工作，从而开始冷冻—融化的循环过程。通常一个冷冻周期无法充分破坏前列腺癌组织，因此一般进行两个周期的冷冻治疗。冷冻完成后，退出探针并缝合会阴处切口，尿道加温装置待组织完全融化后退出，并置入 Foley 尿管，也可以行耻骨上膀胱造瘘术。

4. 治疗效果

现今还没有统一的判断冷冻治疗预后的标准。除采用治疗后前列腺穿刺活检来判断局部肿瘤的治疗情况外，更多的是以随访 PSA 来判断 CSAP 疗效。不同的研究中所取的生化复发 PSA 截断值有所不同，所得到的无生化复发生存有些差异，但大体趋势是基本一致的，不影响对疗效的判断。

CSAP 治疗后患者的血清 PSA 将在短期内急剧上升，以后逐渐下降，大多数患者在 3 个月内可达谷值。而前列腺组织形态改变也不会在 CSAP 治疗后立即表现出来，3 个月后仍能在前列腺组织中发现坏死灶，6 个月后可见前列腺变小并有纤维组织出现。

（1）初始治疗：根据现有的临床研究结果，CSAP 术后阳性穿刺率，5 年、7 年无生化复发生存率（bDFS）等与外照射（EBRT）、三维适形放射治疗（3DCRT）和近距离放疗相似。

（2）局灶性冷冻治疗及保留神经冷冻治疗：近年来，有学者对局限于单叶的前列腺癌进行局灶病变冷冻治疗，而未受累一叶不予冷冻。冷冻治疗局灶病变其术后排尿和性功能方面的并发症发生率会降低。局灶性冷冻治疗的术后穿刺活检阳性率为 8%~25%，并与术前分期有关；T_1 或 T_2 期者约 9%；T_3 患者术后穿刺活检阳性≥21%。另外，癌灶残留或复发也与 Gleason 分级、术后 PSA 以及癌灶所在位置有关。原发癌灶位于前列腺尖部的约 10% 复发，位于精囊腺的约 44% 复发，位于中部的复发率为 4%，基底部的复发率为 0。以不同的术后 PSA 为判定标准，复发率也不同。有文献报道，保留神经前列腺癌冷冻治疗能使更多的患者免受勃起功能障碍带来的痛苦，但样本量较少，还需更进一步的临床试验。

目前认为局灶前列腺癌冷冻治疗的优点在于：①能保持良好的冰球与局灶病变之间的位置关系。②能够使用经直肠 B 超实时监控。③与全前列腺冷冻相比，局灶冷冻的并发症发病率要低得多。④重复性好。⑤可在冷冻治疗后再进行根治性手术，当然手术难度增大。而其缺点包括：①必须要有精确严格的探针定位。②前列腺前份的癌灶处理困难。③射精障碍。④现今还没有长期的随访资料。⑤改变了前列腺的组织形态，使今后随访时经直肠前列腺指检和影像学诊断变得困难。局灶性冷冻治疗是否有足够的效应完全消灭癌灶，同时有足够的灵敏度保护正常组织以避免并发症，还需要更多的前瞻性试验加以证实。

（3）补救性冷冻治疗：补救性冷冻治疗大多数用于放疗后复发者，同初始冷冻治疗一样，判断其疗效尚无统一的标准。

5. 并发症

早在使用第一代冷冻技术时，其并发症发生率很高，特别是直肠尿道瘘。第二代冷冻技术并发症发生率较第一代技术远远降低，但仍有 10%~23% 的患者发生术后尿道组织脱落和尿潴留，8%~15% 发生尿失禁。现今使用的第三代冷冻技术大大减低了并发症的发生率，现发生直肠瘘已罕见，其发生率 <0.2%。文献报道的并发症包括：组织脱落约 3%，尿失禁 4.4%，勃起功能障碍 80%~91%，尿潴留约 2%，暂时性阴茎麻木 10%，所有患者中约 5% 需行 TURP 以解除膀胱出口的梗阻，盆腔痛 1.4%，且以放疗后行补救性冷冻治疗的更容易出现该并发症。通过技术的提高及一些保护措施可减少并发症的产生。

补救性治疗的并发症发生率较初始使用冷冻治疗高，并发症的发生率各家报道不同。近年来由于第三代冷冻技术使用，补救性治疗后尿失禁发生率约 8%，尿道组织脱落 10%~15%，尿道狭窄 0~5%，LUTS 约为 16%。

二、高能聚焦超声治疗

高能聚焦超声（HIFU）是现代新兴的肿瘤治疗技术，又称为无创性超声切除或超声聚焦外科。HIFU 以超声波为治疗源，有效利用超声波在生物组织内具有良好的方向性、穿透性和可聚焦性等物理特性，通过物理聚焦将超声波能量聚集形成焦点，经准确的定位，从体外破坏体内癌细胞，使肿瘤组织出现凝固性坏死，从而失去增殖、侵袭和转移能力。一般来讲，肿瘤经 HIFU 治疗后停止生长，逐渐被人体吸收。20 世纪 40 年代国外已使用超声聚焦刀治疗颅内肿瘤。1996 年 Gelet 等使用 HIFU 治疗前列腺癌。目前 HIFU 治疗能在门诊完成，已申请作为局限性前列腺癌的一线治疗，也可作为放疗失败患者的挽救性疗法。

1. 适应证

HIFU 可用于治疗各种前列腺癌患者。包括：不能耐受手术的局限性前列腺癌的治疗，放射治疗失败后的挽救性治疗，高危前列腺癌的局部治疗。对一线治疗失败的前列腺癌也能达到完全缓解，对肿瘤残留或局部复发还可以反复治疗，直至缓解。对于低肿瘤危险度的患者（血清 PSA ≤10 ng/mL，Gleason 评分≤7，临床分期为 T_{1c} 或 T_{2a}），目前还没有大样本临床随机对照试验比较根治性前列腺癌切除术与 HIFU 治疗的疗效。欧美国家已有较多应用，但随访时间不够长。

2. 原理与设备

（1）原理：高能聚焦超声（HIFU）是利用压电晶体或声透镜等超声发生器，体外发射高能超声波，并在体内将超声波能量聚焦在选定的脏器组织区域内。高能超声波通过气腔空化效应破坏细胞膜，同时又转化为热能，瞬时在组织局部产生 65 ~ 100 ℃的高温，使聚焦区域内的组织发生凝固性坏死，坏死组织被吸收或分解脱落，达到治疗肿瘤的目的。HIFU 治疗头所形成的生物学焦域很小（1.1 cm × 1.1 cm × 3.3 cm），聚能比很大（1 : 3 000），声强很高（>1 万瓦/cm^2），可一次性地破坏肿瘤组织。HIFU 在计算机控制下依次逐点烧灼病变组织，是一个相对费时的过程，烧灼 10 g 前列腺组织大约要 1 h。在治疗过程中采用彩超对癌灶进行实时定位，组织发生凝固性坏死后其 B 超灰度明显改变，从而可以做到实时监控和实时治疗。

除了瞬间热效应，高强度、连续的超声能量还能产生空化效应、机械效应、免疫效应、对放化疗的增敏效应，进一步杀伤肿瘤细胞，并使肿瘤失去增殖、浸润和转移的能力。例如，HIFU 能选择性破坏直径 2 mm 以内的小血管，但几乎不损伤直径更大的血管。这样既阻断肿瘤血液供应，又防止新的血行转移，同时还为紧邻大血管而不能手术的肿瘤提供新的治疗手段。HIFU 治疗后肿瘤组织受到破坏，死亡的癌细胞不断释放肿瘤抗原物质，刺激患者重新产生抗肿瘤免疫能力，从而可能减少肿瘤的复发和转移，有利于人体免疫系统控制全身微小病灶。因此，HIFU 通过高温杀死癌细胞、破坏肿瘤滋养血管和治疗后增加机体抗肿瘤免疫等方面破坏原发的肿瘤组织和全身的微小转移灶，从局部和全身有效地治疗肿瘤，从而能取得较理想的综合治疗效果。

（2）设备：目前主要有法国的 Ablatherm 和美国的 Sonablate 500 等 HIFU 设备。HIFU 由定位系统和治疗系统两部分组成。发射源通过超声换能器产生高频超声波，在 B 超定位系统引导下定向聚焦在治疗部位。治疗前列腺疾病的 HIFU 装置多采用体内聚焦设备，棒状治疗探头置入直肠后，通过声透镜可将超声波聚焦于前列腺部位。

3. 方法

由于 HIFU 发出的超声波在焦域处能量高、强度大，往往超过内脏痛阈值，故在治疗中如采用全麻或腰麻，能最大限度地减轻患者的疼痛，使治疗过程能够顺利完成。患者取截石位或侧卧位。治疗探头置入直肠内，根据超声的扫描图像制订治疗计划。先定位前列腺尖部和测量前列腺长度，然后自距尖部 6 mm 处开始，确定 3 个重叠的靶区域（中间一个、旁边两个），再从尖部到膀胱颈部扫描整个前列腺及邻近的前列腺包膜、精囊。前列腺背侧包膜与直肠黏膜之间的距离确定为 3 ~ 6 mm。治疗探头在电脑控制下自动移动，沿前列腺纵轴点点成线、线线成面、面面成体地蚕食整个前列腺，一次治疗需 1 ~ 2 h，HIFU 对前列腺体积有限定（<50 mL），且不能用于有钙化的前列腺。

4. 疗效

早期的 HIFU 疗效和并发症发生率并不令人满意，Gelet A 等于 20 世纪 90 年代中后期较早报道了他们的早期经验，对 14 例不适合根治术的患者行 HIFU 治疗，尽管患者治疗后的血清 PSA 水平显著降低，平均值由治疗前的 12 ng/mL 下降到 2.4 ng/mL。但活检显示只有 7 例（50%）患者无残留癌。且 14 例患者中有 9 例发生并发症，包括直肠烧伤、尿潴留、尿失禁和膀胱颈狭窄等。随着 HIFU 设备和技术的改进，近年有较多的临床研究报道 HIFU 的疗效和安全性，显示其对各类前列腺癌患者均有疗效，局部控制率达 85%～90%，并且并发症发生率也得到了较好的控制。

目前文献上已报道的前列腺癌 HIFU 病例数还是相对较少，且没有临床随机对照研究、平均随访时间均较短。同时，由于国际上对 HIFU 肿瘤疗效的客观指标还没有统一的标准，各家报道又采用不同的 PSA 阈值判断生化复发，因此还需审慎地评估现有的 HIFU 治疗前列腺癌结果。

5. 并发症

HIFU 治疗前列腺癌的并发症有：尿道瘘、尿路感染、前列腺炎、附睾炎、膀胱出口梗阻、尿潴留、慢性盆腔疼痛、会阴痛、压力性尿失禁、勃起功能障碍等。随着设备的改进以及定位和术中监控技术的成熟，直肠尿道瘘、直肠黏膜灼伤和尿失禁的发生率已基本降低为零。二次 HIFU 治疗时尿失禁和阳痿发生率增高，放疗失败的患者易于发生直肠尿道瘘。

尿潴留是 HIFU 最常见的并发症，几乎发生在所有病例，需要留置尿管或耻骨上造瘘，平均置管时间 3 周左右（12～35 d）。严重者甚至需要行 TURP 或膀胱颈切开以解除膀胱出口的梗阻。大约 12% 的患者发生 Ⅰ 到 Ⅱ 级的压力性尿失禁。55%～70% 的患者发生阳痿。

HIFU 具有微创、安全、痛苦小、并发症少、恢复快、无剂量限制、可以反复进行、失败后仍可行放疗和根治术等优点。通过技术改进如 MRI 介导下 HIFU，借助 MRI 测定 HIFU 靶点的温度，从而可调节声波强度，达到最佳疗效。尽管如此，要将 HIFU 作为前列腺癌的常规治疗手段，还需要大量的研究来证实其中长期的抗癌效果和作用机制。

三、组织内肿瘤射频消融治疗

组织内肿瘤射频消融治疗（RITA）是经皮将射频电极针插入肿瘤组织内，通过电极所产生的射频能量在病灶局部产热，以杀伤肿瘤。RITA 最早应用于治疗良性肿瘤，现已用于治疗肝、肾、肺等器官的癌症。1990 年 Mcgaha 先引入经皮射频消融治疗肝癌的概念，随后临床实际用于晚期肝癌的姑息性治疗。1994 年意大利最早用多极针消融电极治疗恶性肿瘤。

前列腺射频消融最早用于前列腺增生，治疗前列腺癌的临床报道到目前为止仍然较少。根据有限的小样本研究结果，总体而言 TRUS 引导下经会阴穿刺前列腺行射频消融安全、并发症少，可使局部组织凝固性坏死及萎缩，可以调控并能多次实施，可作为前列腺癌的微创减瘤治疗手段。

1. 适应证

从局部治疗的角度，RITA 可用于前列腺癌各个发展阶段的患者。射频消融的最佳目标是代替手术达到完整的局部切除，但从现有的技术条件看还远不能达到根治手术的效果，更多的是用作肿瘤的姑息性治疗，适用于手术不能切除的肿瘤或不能耐受手术的患者，也可试验性地应用于根治术前的减瘤新辅助治疗及术后复发患者的补救性治疗。

2. 原理与设备

射频消融是一种透热疗法，可以在组织内产生 60～100 ℃ 的高温，使组织发生凝固性坏死。射频产热的方式是将电极直接刺入肿瘤部位，通过射频消融仪测控单元和计算机控制，将大功率射频能量通过消融电极传送到肿瘤组织内，激活射频电极邻近组织中的离子，利用肿瘤组织中的导电离子和极化分子按射频交变电流的方向作快速变化，使肿瘤组织本身产生摩擦热，而电极本身并不发热。离子激活的程度和随之产生的摩擦热大小与交流电的电流大小和持续时间呈正相关，当温度达到 60 ℃ 以上时组织干燥脱水，并产生局灶性不可逆的凝固性坏死。只要热量在组织内达到消融温度，理论上就可以彻底杀灭肿瘤细胞。然而血液灌流能带走热量，使消融区内大血管周围残存肿瘤细胞。Ahmed 等发现肿瘤周围组织的阻抗增高可产生烤箱效应，提高射频消融的杀伤效果。前列腺包膜及周围脂肪的阻抗相对较高，有利于射频消融区内的热量蓄积，提高杀伤效果，所以射频消融治疗前列腺癌有一定的应用前景。

3. 方法

可采用单极、双极或多极射频消融仪。单极射频针能量的坏死范围大约 2 cm×2 cm×2 cm，双极能量的坏死范围与两电极的距离及电极的深度有关，为 1 cm×1.2 cm。鞘式多极穿刺针内含多枚可伸缩的子针，伸展时在针前端呈伞状张开。母针内装有温度传感器，能够精确测量消融组织的温度。

可行连续硬膜外麻醉或全麻，患者取截石位，留置尿管。在 TRUS 引导下射频电极经会阴穿刺前列腺，多极母针针尖与尿道或前列腺包膜距离 >0.5 cm 时推出子针。设定初始温度 70 ℃，最终温度 95 ℃，每靶点消融时间 5 min。单极射频能量平均为 10.5W 时，12 min 中心温度达 105 ℃，直肠温度 <38 ℃。消融过程中以超声监测消融范围（消融区表现为逐渐增大的强回声区），一次功率输出结束后更换穿刺靶点，直至整个前列腺呈均匀强回声。直肠内放置温度监测装置，直肠内温度达到高峰值时中断，并降温。术后保留导尿 2~3 周，防止尿潴留。

4. 疗效

到目前为止，只有很少的小样本的临床一期、二期试验探讨 RITA 治疗前列腺癌的可行性和安全性，初步的结果显示对前列腺癌有治疗作用。国内胡志全等采用射频多极针经会阴进路对 5 例前列腺癌患者在直肠 B 超引导下行前列腺癌消融术，并观察术中、术后并发症及治疗效果。5 例手术均获得成功，平均治疗时间 38 min，并发症少，术后前列腺体积明显缩小，PSA 明显降低，取得较好效果。

5. 并发症

射频消融治疗的并发症有肉眼血尿、膀胱痉挛、尿灼感、便秘。Shariat 所进行的一期、二期临床试验中，所有患者（11 例）均利用静脉镇静药物在门诊进行，无 1 例住院治疗。2 例患者因直肠内温度过高而治疗失败。并发症包括一过性大量血尿（10%），膀胱痉挛（9%），排尿困难（9%）。RITA 作为一种微创治疗，前景甚好，但仍需更多临床试验证实其疗效和安全性。

参考文献

［1］叶章群．泌尿外科疾病诊疗指南［M］.3 版．北京：科学出版社，2017.

［2］郭震华．实用泌尿外科学［M］.2 版．北京：人民卫生出版社，2016.

［3］朱有华．泌尿外科诊疗手册［M］.4 版．北京：人民卫生出版社，2013.

［4］夏术阶．微创泌尿外科手术并发症预防与处理［M］.北京：人民卫生出版社，2013.

［5］张元芳，孙颖浩，王忠，等．实用泌尿外科和男科学［M］.北京：科学出版社，2013.

［6］肖民辉，李伟，余闫宏．泌尿系微创实用技术［M］.昆明：云南科技出版社，2014.

［7］张大宏．经腹腔入路泌尿外科腹腔镜手术操作技巧［M］.北京：人民卫生出版社，2012.

［8］张旭．泌尿系内镜检查［M］.北京：人民卫生出版社，2012.

［9］吴在德，吴肇汉．外科学［M］.7 版．北京：人民卫生出版社，2008.

［10］黄健．微创泌尿外科学［M］.武汉：湖北科学技术出版社，2015.

［11］杨登科，陈书奎．实用泌尿生殖外科疾病诊疗学［M］.北京：人民军医出版社，2015.

［12］孙颖浩．实用泌尿外科手册［M］.北京：科学出版社，2016.

［13］邱建宏，孟晓东．泌尿外科临床诊治路径［M］.北京：人民军医出版社，2014.

［14］夏穗生，陈孝平．现代器官移植学［M］.北京：人民卫生出版社，2011.

［15］孙世澜，关天俊，袁海．肾脏病新理论新技术［M］.北京：人民军医出版社，2014.

［16］王忠．下尿路修复重建手术学［M］.北京：人民卫生出版社，2010.

［17］王尊松，崔美玉，王建宁．肾脏病临床诊治［M］.北京：军事医学科学出版社，2010.

［18］张会君，王红霞．泌尿和生殖系统疾病护理［M］.北京：科学出版社，2015.

［19］陆皓，王养民，乔够梅．泌尿外科专科护士手册［M］.北京：人民军医出版社，2015.

［20］刘玲，李晓玲．泌尿外科护理手册［M］.北京：科学出版社，2014.

［21］蒋红，高秋韵．临床护理常规［M］.上海：复旦大学出版社，2010.